História das Epidemias

História das Epidemias

STEFAN CUNHA UJVARI

editoracontexto

Primeira edição de 2003 – Edição revista, ampliada e atualizada

Montagem de capa e diagramação
Gustavo S. Vilas Boas

Preparação de textos
Lilian Aquino

Revisão
Bruno Rodrigues

Dados Internacionais de Catalogação na Publicação (CIP)
Andreia de Almeida CRB-8/7889

Ujvari, Stefan Cunha
História das epidemias / Stefan Cunha Ujvari. –
2. ed., 2ª reimpressão. – São Paulo : Contexto, 2022.
320 p. : il.

Bibliografia
ISBN 978-65-5541-008-2

1. Epidemias – História 2. Pandemias – História I. Título

20-2544 CDD 614.49

Índice para catálogo sistemático:
1. Epidemias – História

2022

Editora Contexto
Diretor editorial: *Jaime Pinsky*

Rua Dr. José Elias, 520 – Alto da Lapa
05083-030 – São Paulo – SP
PABX: (11) 3832 5838
contexto@editoracontexto.com.br
www.editoracontexto.com.br

SUMÁRIO

APRESENTAÇÃO

A covid-19 mostrou a emergência de um vírus mutante de um animal silvestre. O caos se instalou em 2020. Porém, isso não é novidade na história das epidemias, como veremos neste livro: diversas doenças se originaram de animais, ora silvestres, ora domesticados. Descobriremos, além disso, como a ciência atual consegue entender e provar epidemias passadas e, além disso, rastrear sua disseminação. Também veremos histórias de epidemias extremamente letais por vírus desconhecidos em populações da África, Europa, Américas e Ásia. E mais: impérios dizimados por microrganismos.

Descoberta no final de 2019, a covid-19 atacou uma população que não conhecia seu vírus. O número de doentes e mortos cresceu rapidamente. Quem foi o culpado pela covid-19? Acusações não faltaram em meio ao pânico pelo seu avanço. E essa atitude não é inédita. Encontraremos, nesta obra, a história de perseguições a supostos culpados pelo início de diversas epidemias, histórias de portadores de doenças que sofreram preconceito, além de casos de *fake news* e pânico, associados a enfermidades, que resultaram até em massacres.

O mundo nunca assistiu a cidades em quarentena? Claro que sim. Isso já havia ocorrido por ocasião da peste negra do século XIV, que dizimou um terço da população europeia, e nas suas epidemias seguintes, até o início do século XVIII. Descreveremos, no capítulo "A pior epidemia da História", como nasceu a quarentena e suas consequências em diversas epidemias do passado.

Um receio relacionado à covid-19 era sua chegada às favelas e comunidades empobrecidas. Relataremos como, no século XIX da Revolução Industrial, o proletariado foi castigado pelas epidemias da época. Microrganismos reinaram nas famílias de operários que se aglomeravam em pequenos cômodos. Foi a receita ideal para doenças de transmissão respiratória. A mortalidade infantil atingiu proporções nunca vistas: em algumas cidades apenas cerca de metade das crianças conseguiam completar 5 anos de idade.

A covid-19 é, assim, apenas mais uma das diversas epidemias e pandemias da nossa História. E, pior, certamente não será a última. Além disso, os efeitos que esta pandemia de 2020 provoca no comportamento humano ao enfrentar o pânico são exemplos do que já ocorreu no passado.

A GRÉCIA ANTIGA

ATENAS – FINAL DO SÉCULO V A.C.

Certo dia do final do século V a.C., um jovem médico ateniense foi atender uma criança de 11 anos acamada em uma das casas de classe média da cidade. Deixou sua residência com seu caixote contendo ervas e sementes reduzidas a pó preparado para o que iria encontrar. O jovem de poucas palavras, conduta empregada pelos médicos da época, foi conduzido pelo pai da enferma que o buscara em casa.

Ambos caminharam pelas pequenas ruas de cascalho rumo à doente. Suas sandálias de couro entrelaçadas no calcanhar arrastavam no solo enquanto parte dos transeuntes observavam certa ansiedade no ar da dupla apressada. O pai vestia sua túnica de lã crua, enquanto o médico usava um manto branco enrolado acima da túnica, a cobrir os ombros demonstrando sua importância.

Percorreram a agitada rua central com a peculiar agitação dos vendedores de azeite, grãos, vinhos e verduras. Ao fundo, os sons agudos de martelo chocando-se com as peças de bronze das oficinas próximas alternavam-se com outros abafados produzidos pelos escultores, enquanto os oleiros trabalhavam em silêncio. Um murmurinho vinha do grupo de jovens aglutinados à frente dos avisos afixados no muro: era a lista de convocação para o serviço militar. Calado, o par dobrou a esquina da rua tranquila onde vivia a jovem acamada.

O médico cruzou o portão de madeira daquela casa de tijolos feitos com barro cru e telhas de cerâmica. Adentrou o pátio central rodeado pelos cômodos. Notou que uma jovem escrava o acompanhava com o olhar na janela do andar de cima. Passou pela frente dos cômodos em direção aos fundos da residência, seguindo os passos já mais apressados do pai e do cachorro da família. O olhar do jovem acompanhava cada cômodo que fora temporariamente abandonado pelo agravamento da doença da jovem enferma. O tear de madeira aguardava a lã amontoada num canto. As mesas acomodavam a massa pronta para ser assada e transformada em um pão de cevada, pedaços de carne de javali, uma jarra de água recém-vinda das fontes da cidade e, entre as verduras, havia um pequeno favo de mel comprado provavelmente para dar mais energia à enferma. O piso atapetado pela poeira dos grãos recentemente moídos no pilão.

Já no quarto, a mãe da criança ergueu-se da cadeira com semblante angustiado na face ladeada pelos pequenos cachos de cabelo presos atrás das orelhas. Seu corpo tenso se ocultava pelo vestido longo e largo de linho com mangas soltas envolto no corpo e preso por broche nos ombros. A criança foi examinada. A pequena de 11 anos estava ensopada pelo suor e ardia em febre. O médico quis saber detalhes da doença. Os pais, apreensivos, não imploraram aos deuses o restabelecimento da filha e, muito menos, buscaram ajuda entre os charlatões que vendiam poções mágicas. Buscaram o jovem doutor por saberem dos últimos avanços da Medicina. Agora, as esperanças estavam nos revolucionários tratamentos do século V a.C. O que foi essa revolução médica em um tempo tão remoto? Uma revolução que influenciou a medicina até cerca de 150 anos atrás e com resultados que permaneceram como referência por quase 23 séculos.

A PRIMEIRA REVOLUÇÃO MÉDICA

Os povos antigos acreditavam que os fenômenos da natureza, assim como as infecções, eram obra de forças divinas, representadas pelas mais diferentes entidades, dependendo da civilização em questão. Seus líderes e muitas famílias das diversas dinastias desses povos eram representantes das entidades divinas, sendo admirados e respeitados por isso.

Algumas vezes, acreditava-se, doenças infecciosas eram enviadas pelos deuses como ação benéfica ou castigo. Um exemplo ocorreu no final do século VIII a.C., quando Ezequias, rei de Judá, atribuiu a doença à defesa divina de Jerusalém. À época, o exército inimigo assírio sitiou a cidade para conquistá-la, mas uma epidemia virulenta acometeu seu acampamento, que não apresentava boas condições higiênicas, assim favorecendo a contaminação e a disseminação da doença. Em pouco tempo, aumentou o número de cadáveres assírios. O Antigo Testamento relata como obra do Senhor o extermínio de mais de cem mil inimigos de Jerusalém.

O povo grego, civilização que mais influenciou a cultura ocidental, acreditava que as doenças eram enviadas pelo deus Apolo. Mas a esperança de cura residia em seu filho Asclépio. Filho de Apolo com a mortal Coronis, foi criado pelo centauro Quíron, de quem obteve grande conhecimento sobre o poder das plantas medicinais. Se a doença infecciosa era enviada por um deus, nada mais cabível para a cura do que recorrer a um mito. Assim nasceu o mito segundo o qual Asclépio detinha a arte da cura das doenças. O culto a Asclépio iniciou-se no século VI a.C., na Tessália, e permaneceu por quase mil anos com a construção de mais de duzentos templos. No altar, sua figura era representada tendo nas mãos um bastão ao qual se enrolara uma serpente.

Os doentes que se dirigiam a esses templos eram acomodados nos pavilhões e se purificavam por meio do jejum e com banhos e óleos passados na pele. Posteriormente, adormeciam e tinham a chance da cura pelo sono, no qual recebiam entidades que os curavam ou os orientavam sobre procedimentos terapêuticos. Dessa forma, as doenças infecciosas eram encaminhadas ao poder de Asclépio; a morte dos doentes tinha como explicação não uma bactéria, mas o fato de eles não terem se purificado adequadamente ou de serem incuráveis. Entre os muitos templos erigidos a Asclépio, um dos mais famosos foi o de Epidauro, local em que, acreditava-se, ele passou sua infância ou estava seu sepulcro. Após o apogeu no século III a.C., esses templos foram fechados por uma bula do imperador Constantino, já no Império Romano, em 335 d.C.

Asclépio tinha duas filhas: Higeia, responsável pela manutenção e restauração da saúde dos doentes, e que, por isso, deu origem à palavra higiene; e Panaceia, responsável pelo conjunto das substâncias empregadas para a cura de enfermos. Enquanto várias pessoas com infecção se aglomeravam nos templos, era plantada a primeira semente para se compreender as doenças infecciosas de modo mais racional. O percurso para alcançar o entendimento que hoje se tem das infecções foi longo e árduo e envolveu o avanço do pensamento científico. Um dos primeiros passos foi dado na Grécia Antiga, com o nascimento da Filosofia.

Na costa da atual Turquia, uma cidade grega se destacava como centro econômico com crescimento potencial: Mileto. Foi nela que, no século VI a.C., despontou uma força cultural e surgiram os primeiros grandes pensadores que começaram a interpretar a natureza em termos naturais, libertando-se dos mitológicos. Entre esses pensadores estava Tales, considerado um dos primeiros revolucionários de sua época. Ele influenciou os demais pensadores daquele tempo com suas teorias desvinculadas dos mitos e das crenças.

Tales de Mileto, por meio do conhecimento adquirido em observações e do emprego da razão, previu a ocorrência de um eclipse solar. Foi o primeiro a tentar entender o mundo natural, que postulou ser constituído de água em diversas formas. Várias observações contribuíram para a sua teoria: a água transformava-se em pedra nas baixas temperaturas e em vapor nas temperaturas elevadas, as plantas cresciam ao receber água das chuvas e todos os seres vivos necessitavam ingerir água para viver. Nada mais lógico do que pensar que tudo era constituído de água. Tales deixou discípulos que perpetuaram sua escola. A escola de Mileto, fundamental para a formação da Filosofia ocidental, foi destruída em 494 a.C. quando o Império Persa, em expansão no Oriente, conquistou a cidade, berço da Filosofia. Mas as portas para o desenvolvimento da razão estavam abertas.

Os alicerces da mitologia grega se abalaram. Os revolucionários discordavam de que os deuses do Olimpo regiam o dia a dia. Um horizonte se abriu no imaginário humano e a ciência avançaria nos séculos seguintes. Ampliaríamos o conhecimento geográfico, esboçaríamos mapas com extensão que abarcaria a Ásia e África. Aprimoraríamos a Matemática, e emergiriam fórmulas na álgebra, trigonometria e cálculos. Com isso, descobriríamos que a Terra é redonda. E mais. Calcularíamos a circunferência da Terra, o tamanho da Lua, a distância entre a Terra e a Lua, o tamanho do Sol e a distância entre a Terra e o Sol. Tudo através de observações astronômicas a olho nu e cálculos matemáticos.[1]

Apesar de tanto avanço, a origem da matéria, levantada por Tales de Mileto, permaneceu nas discussões filosóficas. Qual o constituinte de toda natureza? Do que somos feitos? E as rochas? A vegetação? Seria apenas água mesmo, segundo levantado por Tales? Não demorou para que discípulos de Tales e novos expoentes posteriores discordassem propondo novas teorias que ampliaram a confusão. Emergiram em diferentes cidades gregas espalhadas pelo Mediterrâneo. Anaxímenes discordou, tudo era constituído de ar e não água.

Xenofanes inferiu que tudo eram formas diferentes do mesmo material: terra. Já Heráclito discordou de todos: tudo se consome pelo fogo, e, portanto, esse era o elemento primordial da matéria.

Afinal, do que seria feita toda matéria: fogo, ar, terra ou água? Empédocles conciliou o conflito e lançou sua teoria. Esses quatro elementos seriam fundamentais no cosmo, e eram as substâncias básicas de qualquer matéria. Tudo era formado pelos quatro elementos básicos: água, terra, fogo ou ar. A proporção de cada um é que determinaria a característica da matéria. Sua teoria reinou absoluta por séculos. Nem mesmo Demócrito, com sua brilhante e assertiva teoria de que toda a matéria era formada pela união de diminutos átomos, suplantou o reinado dos quatro elementos. Até mesmo Platão tentou identificar um elemento básico que formaria toda a matéria,[2] mas foi vencido pelos quatro elementos. Isso tudo tem a ver com a Medicina porque influenciou Hipócrates, o pai da Medicina.

Nascido na ilha de Cós, por volta do ano de 460 a.C., Hipócrates contribuiu para desvincular as causas das doenças das explicações dos deuses. Seus trabalhos, escritos em dialeto jônico, foram reunidos na era de ouro da Biblioteca de Alexandria e constituem o *Corpus hippocraticus.* Acredita-se que muitas das obras do *Corpus* não foram escritas por Hipócrates, mas por médicos sucessores, em épocas distintas.

Os deuses gregos não mais enviavam enfermidades à humanidade. Segundo Hipócrates, haveria uma explicação lógica e racional para todos os males. O seu raciocínio seguia o conhecimento da época: se a natureza era formada pelos quatro elementos, o homem também seria constituído por quatro substâncias. Seriam quatro líquidos, os humores. Nascia, no século V a.C., a nova Medicina.

Os humores constituintes do organismo humano eram o sangue, bile negra, bile amarela e a fleuma. E mais, eles deveriam estar em quantidades e proporções adequadas para o bom funcionamento do corpo. Qualquer alteração causaria doenças. O sangue, quente e úmido, em demasia seria responsável por determinadas doenças, e, no futuro, empregar-se-ia as famosas sangrias nos pacientes febris para eliminar seu provável excesso. A fleuma era eliminada nas lágrimas, no suor e nas mucosas. A bile amarela vinha do estômago, e as doenças causadas pelo seu excesso seriam aliviadas pelo vômito. Já a bile negra localizava-se nos intestinos e o tratamento com substâncias diarreicas, purgantes, também eliminaria seu excesso.

Era, então, fundamental analisar todo líquido excretado pelo doente na investigação de qualquer alteração dos humores. Nascia nosso primitivo laboratório de análises clínicas. Avaliava-se a cor, o cheiro e até mesmo o gosto da urina. Esmiuçavam-se as fezes, o escarro, o suor e o sangue em busca de qualquer alteração na consistência, odor, viscosidade ou elementos estranhos.

As recomendações para o equilíbrio adequado dos humores envolviam uma dieta adequada, ginásticas, massagens, banhos e substâncias que ajudassem na eliminação do excesso desses líquidos. A proporção dos humores também ditava o temperamento das pessoas. Explicávamos o porquê de indivíduos "bem-humorados" e outros ranzinzas e "mal-humorados": tudo dependia da proporção dos humores em cada um. Pessoas com muita bile (grego: *chole* = bile) seriam insuportáveis, coléricos. Os fleumáticos, calmos e tranquilos, tinham predomínio da fleuma. Já o excesso de bile negra (grego: *melan* = negro; *chole* = bile) produziria os melancólicos.

Hipócrates implantou as explicações médicas. A partir de então surgiram teorias e mais teorias. Uma das mais interessantes vem do útero. Você deve conhecer alguma mulher, provavelmente idosa, que fez cirurgia para retirada do útero: a chamada histerectomia. O termo vem de "útero" em grego, *hysteros*. O interessante é que *hysteros* também originou a palavra histeria. Mas o que teria a ver útero e histeria? Uma das teorias malucas da Antiguidade. Acreditava-se que em algumas mulheres o útero pudesse se movimentar pelo interior do abdome.[3] Isso teria uma lógica, afinal esse órgão se dilata ou encolhe em diversas fases da vida feminina desde a puberdade, gravidez e menopausa. Além disso, é temperamental quando se refere a excesso, falta ou interrupção da menstruação. Portanto, um órgão camaleão, e por que não dizer com vontade própria para se desprender e vagar pelo abdome. Aqui entra a teoria da histeria. Ao caminhar para a porção superior do abdome, o útero comprimiria os pulmões com sensação de asfixia. As mulheres relatavam uma "bola na garganta" e falta de ar, que levava a ansiedade, batedeira no peito, suor e agitação. Perdiam a fala e ninguém as segurava naquele momento: ficavam histéricas. Não confundir com o pânico, ou a nossa síndrome do pânico, que ainda era creditada à influência do deus Pan, que difundia o terror nas pessoas.

Hipócrates também deixou relatos sobre epidemias para denominar as doenças febris explosivas que acometiam uma população. *Epidemos* era um termo empregado pelos gregos em referência aos indivíduos que não moravam nas cidades, mas que simplesmente permaneciam algum tempo e depois partiam. Os habitantes fixos, por sua vez, eram *endemos*. Acredita-se que o médico comparou as doenças infecciosas de aparecimento súbito e em larga escala populacional com *epidemos* porque elas não eram originárias da região e iam embora.[4]

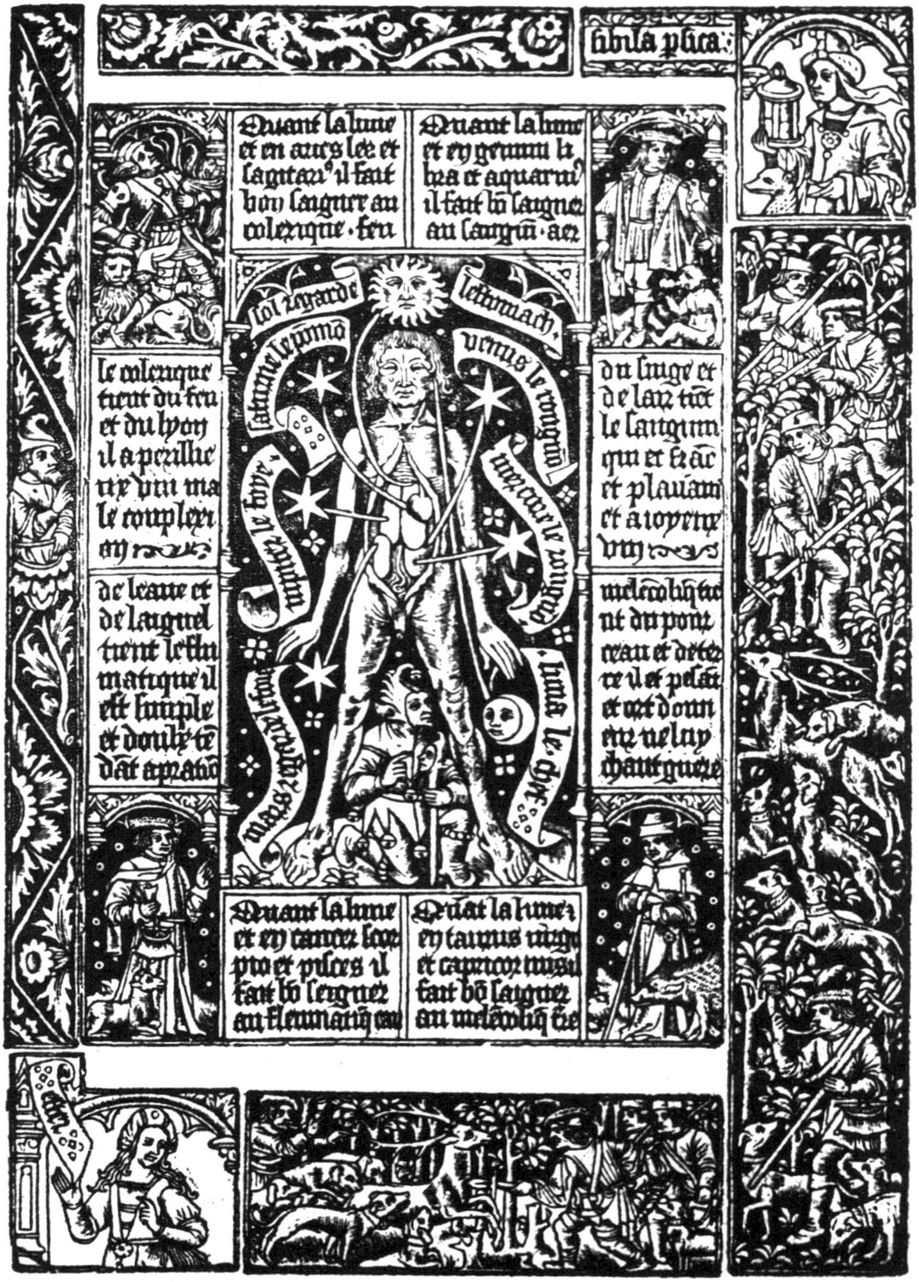

Biblioteca Nacional de Medicina dos EUA

Ilustração em xilogravura de 1501. O homem da figura central está conectado através de linhas com os elementos humorais, fleuma no canto inferior direito e biles no superior esquerdo. Cenas de caças preenchem as margens direita e inferior.

A teoria dos humores foi amplamente utilizada pelos médicos ao longo da História no combate às doenças infecciosas até o século XIX. O tratamento que os médicos prescreviam, na intenção de eliminar o humor em excesso no organismo, tinha por alvo as substâncias causadoras de diarreia ou vômito, e pela mesma razão começaram a ser empregadas na Medicina romana as sangrias para a eliminação do humor sangue. E, com certeza, agravou o estado de muitos pacientes portadores de processos infecciosos.

Foi no período áureo da Grécia Antiga que surgiu uma das grandes epidemias históricas, especificamente em Atenas. Essa catástrofe serve de exemplo de como podemos usar a ciência atual para finalmente elucidar a causa de uma epidemia misteriosa debatida por séculos.

A PESTE DE ATENAS

Na história da humanidade, medidas que procuram evitar as doenças convivem com outras que são responsáveis por seu surgimento. Na Antiguidade, mais do que hoje, as guerras e as destruições foram fatores de expansão de epidemias.

No começo do século V a.C., a Grécia viu-se ameaçada de invasão pelo Império Persa, na Ásia. Esse império tornara-se uma potência no final do século VI a.C., estendendo suas fronteiras da Índia ao Egito e aproximando-se da conquista da Grécia. Em 490 a.C., as forças persas atravessaram o mar Egeu, dando início às Guerras Médicas, que envolveram as cidades-Estados gregas; estas teriam de unir forças contra o inimigo. A população de Atenas partiu para o confronto com os persas numa batalha terrestre que ficou conhecida como a Batalha de Maratona. Mesmo sem a chegada da ajuda solicitada à cidade de Esparta e mesmo não sendo eficaz em guerras terrestres, Atenas acabou por derrotar os persas. Mal acabara a Primeira Guerra Médica, os persas reuniram forças para um novo ataque. Comandados por Xerxes, fizeram em 480 a.C. uma investida maior, o que obrigou novamente as cidades-Estados a se organizarem.

Depois das primeiras batalhas de Termópilas e Salamina, Xerxes manteve o exército persa acampado na região da Tessália. Porém, o inevitável ocorreu: a fome castigou os acampamentos militares. Os persas sentiam os sinais de fraqueza e, segundo relatos talvez exagerados, comiam grama, capim, folhas e cascas de árvore para sobreviver. O caos se instalou com o surgimento de uma epidemia de disenteria nos acampamentos militares improvisados. A contaminação das águas de riachos e lagoas favoreceu a disseminação da doença, que matou muitos guerreiros persas.

A bactéria causadora da infecção intestinal era eliminada pela diarreia no meio ambiente, contaminava a água e os alimentos ingeridos pelo exército, fazendo com que a doença se alastrasse. O contato de mãos com objetos ou substâncias contaminadas pelas bactérias e o contato dessas mãos com as de outros guerreiros e com os alimentos levados à boca provocaram a diarreia generalizada. O debilitado exército persa foi derrotado em Plateias, e a Grécia livrou-se dessa ameaça. A epidemia, conhecida como a Peste de Xerxes, foi descrita pelo historiador grego Heródoto (484-420 a.C.), considerado o "pai da História". Dessa vez, as cidades gregas contaram com a ajuda das doenças infecciosas para a defesa de seu território.

Como decorrência das Guerras Médicas, as cidades-Estados formaram uma associação com a finalidade de acumular fundos para a defesa contra futuros ataques persas. Criada na ilha de Delos, a entidade ficou conhecida como a Liga de Delos. As cidades contribuíam fornecendo navios ou dinheiro. Como Atenas foi a principal responsável pela defesa da Grécia, coube-lhe a administração dos fundos da liga, o que a fortaleceu e lhe proporcionou maior poderio nos anos seguintes. A Liga de Delos transformou-se no Império de Atenas – a cidade influente obtinha recursos e ampliava sua frota naval.

O apogeu do Império Ateniense deu-se no período de comando de Péricles (495-429 a.C.) e durou mais de trinta anos. Foi reconstruída a Acrópole e iniciaram-se edificações grandiosas, como o Partenon, ginásios, teatros, estátuas e templos. A cidade conheceu seu esplendor cultural e intelectual. Os habitantes de Atenas usufruíam dos benefícios do crescimento econômico, social e cultural.

As crianças eram encaminhadas ao ensino com 7 anos de idade, aprendiam a ler e a escrever – condição básica numa cidade democrática que afixava em sua ágora as leis e notícias políticas. A música era ensinada na lira, e a educação física era praticada com corridas, saltos, arremesso de dardo e disco, boxe e luta livre. Com o passar do tempo, multiplicaram-se os professores particulares, os sofistas, que ensinavam todas as matérias para os alunos mais abastados, desde Astronomia e Direito até Matemática e Retórica. Posteriormente, esses mestres foram acusados de charlatanismo, falsidade e de exercerem influência maléfica sobre os jovens; assim, o termo "sofista" tornou-se pejorativo. A cultura aflorava nas diversas partes da cidade, com uma nunca vista profusão de escultores, arquitetos e poetas; em diversos locais, reuniam-se grupos de cidadãos para debates e discursos sobre muitos assuntos.

De tempos em tempos, cidadãos se dirigiam à colina a sudoeste da ágora, local de assembleias, para tomar decisões políticas após a exposição dos oradores que se candidatavam a falar. Nesse ambiente democrático, Sócrates já circulava pelas ruas debatendo com os jovens, o que acabaria sendo interpretado como influência negativa e corruptora e levaria o filósofo a ser condenado à morte. O porto de Pireu transformou-se no centro comercial da parte oriental do Mediterrâneo. Por ele entravam e saíam todas as mercadorias de Atenas. Chegavam o trigo e a cevada importados para sustentar a população cada vez maior, a madeira usada na construção de seu poderio naval de trirremes – tanto comercial como militar – e escravos provenientes da Trácia e da Ásia Menor.

Logo após as Guerras Médicas, uma das primeiras construções feitas pelos atenienses foi o muro que protegia a cidade e se estendia até o porto em Pireu. Essa construção provocou descontentamento em Esparta, a segunda maior cidade-Estado da Grécia, que atribuiu a obra ao interesse exclusivo de Atenas e a considerou uma atitude ofensiva em relação às demais cidades. O estremecimento das relações entre Atenas e Esparta se agravava à medida que Atenas progredia e se destacava com seu império.

Esparta retirou-se da Liga de Delos e estabeleceu uma aliança com as cidades do Peloponeso. A Liga do Peloponeso organizou uma investida contra a hegemonia de Atenas, desencadeando as Guerras do Peloponeso, entre 431 e 404 a.C. Foi durante a Segunda Guerra do Peloponeso, no ataque dos aliados dos espartanos, que Péricles reuniu em Atenas a população de refugiados da região da Ática invadida. Assim, o número de habitantes de Atenas cresceu muito em pouco tempo. Formaram-se aglomerados humanos nas casas existentes e o excedente foi alojado em barracas e cabanas improvisadas ao longo dos muros. A receita para epidemia estava pronta. As condições de higiene desfavoráveis e o aglomerado humano criaram um terreno propício para a sua disseminação.

Em 430 a.C., habitantes de Atenas começaram a apresentar manifestações infecciosas. Rapidamente, o número de cidadãos febris aumentou: era o que ficaria conhecido como a Peste de Atenas, que, partindo da Etiópia para o Egito e a Líbia, chegou ao porto do Pireu numa das numerosas embarcações que ali aportavam. Esse porto, decisivo para o desenvolvimento da cidade, foi também o responsável pela chegada da grande epidemia. No início, os atenienses desconfiaram de que os inimigos haviam envenenado os poços do Pireu.

A doença alastrou-se com facilidade entre os refugiados aglomerados em condições de guerra, que incluem escassez de alimento, fome e estado imunológico debilitado. Esses fatores, que favorecem o surgimento de epidemias, já tinham sido descritos por Heródoto durante a epidemia da cidade de Quios, quando ele traçou a ligação das epidemias com catástrofes e guerras. A de Atenas foi também descrita por Tucídides (460-400 a.C.), o historiador da Guerra do Peloponeso. Ele viveu o momento da epidemia, foi acometido pela doença, mas sobreviveu.

Contemporâneo de Heródoto, Tucídides diferenciou-se por trabalhar com base em dados concretos, sem se valer de opiniões, lendas e boatos, o que valoriza sua descrição da epidemia. A Peste de Atenas foi descrita como uma dor de cabeça súbita no início, uma vermelhidão nos olhos acompanhada de inflamação na língua e boca, com sangramento, espirros, tosse e rouquidão. O quadro era seguido de vômito, diarreia e excesso de sede, além do aparecimento de manchas avermelhadas na pele que podiam ulcerar e causar necrose nas extremidades dos dedos e dos genitais. Geralmente, a morte ocorria entre o sétimo e o nono dia. O doente que sobrevivia ao mal recuperava-se com alteração visual e fraqueza.

A epidemia chegou em uma época quente do ano, o que favoreceu sua disseminação e a mortalidade. Os cadáveres eram empilhados enquanto os moribundos ficavam reunidos nas proximidades das fontes de água, para tentar saciar a sede, ou nos templos, para suplicar por ajuda. Os enterros já não seguiam os rituais da época, eram feitos como se podia e, geralmente, em valas coletivas. Segundo relatos de Tucídides, as pessoas tinham noção da possibilidade de contágio. Assim, os cidadãos atenienses evitavam a proximidade com os doentes por medo de contrair a doença e serem lançados à própria sorte. Muitos morriam em casa, sem auxílio e abandonados.

A epidemia produziu consequências desastrosas para Atenas. Num primeiro instante, ocasionou a fuga das forças espartanas apavoradas da Ática. Porém, depois computaram-se as mortes atenienses. É difícil calcular o número, mas acredita-se que a doença tenha dizimado cerca de um quarto da população de cinco mil homens da força militar de infantaria e cavalaria, o que contribuiu para comprometer o poderio ateniense e facilitar sua posterior subjugação por Esparta. Péricles foi deposto pela população insatisfeita. Acometido pela infecção, morreu em 429 a.C., ano de sua reeleição pelo mesmo povo que o depôs.

Apesar de toda a riqueza de detalhes sobre os sintomas da Peste de Atenas, sempre foi difícil saber qual foi a doença responsável pela epidemia. Alguns autores acreditavam que pode ter sido uma infecção já extinta ou modificada ao longo dos séculos; outros concluíam que, dada a aglomeração de pessoas debilitadas, tenha ocorrido uma epidemia por agentes infecciosos diferentes num mesmo momento, levando à somatização dos sintomas descritos. O mistério permaneceu até o avanço da ciência do século XXI, quando pudemos desvendar a causa dessa famosa epidemia histórica. Como? Pela permanência da bactéria em um inesperado local.

FIM DO MISTÉRIO DA PESTE DE ATENAS

Desde 1870, arqueólogos buscam fragmentos de cerâmica e esqueletos no antigo cemitério Kerameikos no noroeste de Atenas. O solo da região, rico em argila, era usado por oleiros e pintores das cerâmicas. Porém, esses artesãos abandonaram o lugar devido às frequentes enchentes do rio. A produção de cerâmica foi substituída por enterros: Kerameikos se transformou em cemitério. No início, era distante e fora dos muros de Atenas, hoje englobado pelo crescimento urbano.

A exploração arqueológica do cemitério trouxe utensílios de cerâmica e esqueletos, bem como a elucidação do rito funerário grego.[5] Porém, em 1994, uma descoberta surpreendente – um reduto com valas e 150 corpos – trouxe luz à causa da Peste de Atenas.

Muitos esqueletos estavam empilhados e amontoados de modo diferente dos enterros habituais. Tudo indicava que eram valas coletivas. Crianças estavam entre os esqueletos. Restos de utensílios e cerâmicas eram raros, novamente diferente do habitual, apontando para a hipótese de enterro coletivo. A datação do local confirmou a expectativa: aquelas valas datavam da época da Peste de Atenas. Agora, a ciência poderia buscar a causa da epidemia.

Pesquisadores de Atenas aguardaram a ciência. Não demorou para descobrimos técnicas laboratoriais para encontrar o material genético, DNA ou RNA, de diferentes bactérias e vírus. Agora poderíamos utilizar esses métodos modernos na busca. Mas onde? Qual local desses esqueletos poderiam conter ainda fragmentos genéticos de bactérias ou vírus?

Os cientistas buscaram na polpa de dentes dos esqueletos. Ali estaria a oportunidade de encontrar o vilão do século V a.C. Nos momentos finais agonizantes da doença, a bactéria poderia se disseminar pelo sangue e se acomodar na polpa dentária, ricamente vascularizada. Se estivessem certos, poderiam recuperar o material genético. Após esterilizar a superfície dos dentes, os cientistas racharam sua estrutura e adentraram a polpa. Retiraram o material e começaram a busca pelo DNA para diferentes espécies de bactérias e vírus.[6]

Um a um, muitos testes foram negativos, até se chegar ao resultado positivo para uma bactéria: a *Salmonella typhi*. Já não havia dúvidas de que a febre tifoide assolou Atenas naquele período. A doença é transmitida pela ingestão de água e alimentos contaminados com material fecal. Tivemos que aguardar o início do século XXI para desvendar o mistério de séculos. Apesar disso, existe ainda a possibilidade de outras doenças associadas à febre tifoide terem acometido a população ateniense. Pelo relato de diversos sintomas, pode ter havido epidemias causadas por diferentes agentes, mas a elevada mortalidade da febre tifoide a coloca como principal candidata.

Nesse período dourado da Medicina grega, Hipócrates não se limitou apenas à teoria dos humores. Havia uma segunda hipótese como causa de doenças infecciosas, que também reinou absoluta no meio médico até o século XIX: a teoria dos miasmas. Mas essa teoria tem raízes em outros povos anteriores aos gregos.

O IMPÉRIO ROMANO

A crença na origem divina das doenças e epidemias não impediu que povos da Antiguidade já expressassem em sua cultura cuidados com a higiene e o saneamento. Os etruscos, primeiros habitantes da península itálica, davam enorme importância à saúde pública, com a realização da drenagem dos pântanos e o suprimento de água limpa e potável. Os pântanos eram relacionados ao surgimento de doenças infecciosas, as famosas febres, o que os tornava localidades pestilentas.

Evitavam-se construções de cidades próximas a esses locais e, posteriormente, iniciaram-se a drenagem e o aterro dos pântanos ao redor das cidades. Naquela época, ao longo da costa do Mediterrâneo, grassava a malária, responsável pelas febres originárias dos pântanos. O parasito que causa a malária reproduz-se em mosquitos, e o homem o adquire ao ser picado por esses insetos, que inoculam o agente no sangue. Como o mosquito se prolifera em regiões alagadas, a doença era muito comum em tais locais e nos pântanos. Após a drenagem ou aterro de uma área alagada, eliminavam-se os reservatórios de água parada, lugares de reprodução dos mosquitos, e a doença desaparecia. Uma das primeiras observações era a de que as febres, comuns nessas regiões, terminavam.

Jamais se relacionou o aterro ou a drenagem à extinção dos mosquitos, mas sim ao fim do odor desagradável que a região apresentava, ou seja, ao "mau ar" que provocava as febres. Isso deu origem ao nome das febres: malária ("mau ar").

Essas observações influenciaram ao longo do Mediterrâneo a outra teoria de Hipócrates. As doenças infecciosas também vinham de gases venenosos oriundos do solo: os famosos miasmas. Cidadãos que adentravam as proximidades dos pântanos inalavam os miasmas, que eram facilmente reconhecidos pelo odor pútrido característico dessas regiões. Esses gases venenosos trariam as febres que se sucediam. Hipócrates também não as relacionou aos mosquitos que se proliferavam nesses alagados.

A ascensão da República romana, séculos após os etruscos, seguida da Roma Imperial e da extensão de seu território, foi acompanhada das medidas de higiene herdadas dos etruscos e também da disseminação das teorias de Hipócrates. Todo foco estava no equilíbrio dos humores e na prevenção do contato com os miasmas.

Para os habitantes de Roma, era indiscutível que as febres desapareciam graças às medidas destinadas a evitar o mau ar dos pântanos. Essa relação de causa e efeito reforçava, culturalmente, a importância de água limpa e higiene da população. As ruas eram limpas sob vigilância, cabendo aos moradores a responsabilidade de remover as sujeiras ali encontradas. A limpeza dos mercados era fiscalizada, incluindo os bens de consumo à venda.

Alimentos também passavam por rigorosa inspeção, o que evitava a compra de produtos estragados e deteriorados. Os funerais eram proibidos dentro da cidade, restringindo-se às localidades além de seus muros, comuns na Via Ápia. Posteriormente, passou-se ao hábito da cremação.

A importância de consumir água potável obtida em poços surgiu nessa época remota, em que se evitava a ingestão da água do rio Tibre e se construiu o primeiro aqueduto – Água Ápia – no final do século IV a.C., obra do censor Ápio Cláudio Crasso. Cinquenta anos depois, foi necessária a edificação de um segundo aqueduto, Água Anio. Com o constante desenvolvimento da cidade, o número de aquedutos cresceu: foi erguido o Água Márcia, no século II a.C.; e os aquedutos Júlia, Augusto e Virgo, no tempo do imperador Augusto. O Água Márcia fornecia água limpa retirada a 37km da cidade e era um dos 14 aquedutos que forneciam água potável para a população. No percurso dessas construções, havia bacias que funcionavam como piscinas para a sedimentação das impurezas, o que tornava a água ainda mais pura. A população romana recebia 40 milhões de galões de água por dia, cerca de 40 galões por pessoa.

Além de dispor de água para consumo, Roma tinha uma rede eficaz de esgotos. Existiam mais de 150 latrinas públicas em toda a cidade, que encaminhavam adequadamente os dejetos para um sistema de esgoto subterrâneo, e a Cloaca Máxima foi o maior exemplo disso visto até hoje.

Todos sabemos que, ao surgirem os primeiros sintomas de diarreia, tentamos nos lembrar de alguma comida suspeita ou de água contaminada que tenhamos ingerido. As bactérias causadoras de diarreia entram no organismo desse modo, e os romanos correram um risco muito pequeno de enfrentar epidemias desse mal com seus aquedutos e esgoto. E o mais curioso é que esse sistema eficaz construído há dois mil anos em Roma não tenha sido adotado nos séculos seguintes, mas apenas no século XIX. Pelo contrário, as cidades medievais não dispunham de sistemas de esgotos, os dejetos acumulavam-se próximo aos muros e fluíam para os rios, de onde a população muitas vezes retirava a água que ingeria.

A cultura romana também instituiu o hábito e o prazer do banho. A quantidade de termas aumentou naquele período. Os habitantes pagavam a entrada e passavam horas desfrutando dos banhos quentes e frios, além de massagens. No tempo do imperador Diocleciano, estima-se que havia mais de oitocentas casas para banho. Desde pequenos, somos orientados sobre a importância de lavar as mãos antes das refeições e tomar banhos diários. A higiene constante das regiões íntimas diminui a contaminação das mãos com bactérias fecais, o que evita diarreias. O hábito do banho também contribuiu para a prevenção de diversas infecções. Além de dificultar as infestações por pulgas e piolhos.

Apesar de Roma livrar-se das epidemias diarreicas e prezar pela higiene, não conseguiu se livrar de outros males que a espreitavam no Oriente. Era o começo da globalização de algumas epidemias.

AS RECEITAS DAS EPIDEMIAS DE ROMA

Com a República, Roma viveu uma expansão das relações comerciais, dominou as demais cidades da península itálica e conquistou todo o território da região. Enquanto prosperava, eclodiu em 451 a.C. uma epidemia na cidade. As epidemias acompanhariam a história de Roma. Essa de 451 a.C. não foi descrita em detalhes e sua causa tornou-se um enigma. Quase todos os escravos romanos morreram, assim como membros do Senado, quatro tribunos e um cônsul. O que torna a causa da epidemia mais intrigante é o fato de ter afetado também o gado e os carneiros. Para os romanos, pestilento era qualquer fenômeno que ocasionava um mal para os habitantes, e peste era o nome geral dado às epidemias, independentemente do tipo de microrganismo envolvido. Na história romana, muitas dessas pestes podem ter sido provocadas por varíola, sarampo, diarreias, catapora, gripe e outras doenças. Ou, quem sabe, até mesmo por algum agente infeccioso extinto ou que tenha sofrido mutações ao longo dessas centenas de anos, não mais causando doença agressiva ao homem.

Muitas epidemias dessa fase histórica, chamadas apenas de peste, não chegaram a ser suficientemente descritas em termos de sintomas para que se saiba que tipo de infecção lhes deu origem. Outras, referidas com mais detalhes, podem ser presumidas. Mas o pior ainda estava por vir.

As conquistas romanas das cidades gregas do sul da península – a Magna Grécia – aumentaram as rivalidades políticas e econômicas com a outra potência econômica e militar: a cidade de Cartago, antiga colônia fenícia localizada no norte da África. Ambas almejavam o controle comercial das rotas do Mediterrâneo, e a disputa culminou com o acirramento do conflito de interesses econômicos pela ilha da Sicília. Deflagraram-se os embates entre essas duas cidades que seriam conhecidos como as Guerras Púnicas. De um lado, a cidade de Roma com sua população mobilizada para as guerras, abandonando sua economia agrária, suas terras agrícolas, em favor da campanha militar; de outro, o exército profissional de Cartago, com salário estabelecido. As guerras iniciadas em 264 a.C. estenderam-se até 146 a.C. Um total de três guerras e inúmeras batalhas.

A Segunda Guerra Púnica começou com o exército cartaginês do general Aníbal cruzando os Alpes, em 218 a.C., após percorrer toda a Espanha para invadir a península itálica pelo norte. Enquanto as tropas de Aníbal avançavam em plena península, na outra frente de batalha, a ilha da Sicília preparava-se para o confronto entre romanos e cartagineses. Siracusa fora a mais importante cidade do Mediterrâneo no século V a.C. pelo florescimento da cultura grega e por seu porto, grande centro econômico. A cidade se tornou um ponto estratégico, pois quem a conquistasse dominaria a rota naval de Cartago a Roma. O exército romano tentava vencer a eficaz muralha de Siracusa, planejada pelo matemático e cientista Arquimedes. Os romanos fizeram várias tentativas de invasão inutilmente, até que, em 212 a.C., conseguiram penetrar pelo lado norte da cidade, menos guarnecido. E, dessa vez, as epidemias foram aliadas dos romanos.

A invasão foi marcada por atrocidades contra o povo de Siracusa – morreram milhares de cidadãos – e pela pilhagem da arte grega, que os romanos carregaram consigo. O exército de Cartago, que partira em socorro do sul da ilha, foi obrigado a aquartelar-se no delta do rio Anapo, onde já se sabia haver febres. As febres exterminaram milhares de soldados do exército cartaginês incluindo dois generais, que não chegaram a Siracusa. Os soldados cartagineses pagaram um preço elevado por adentrar terrenos alagados e não habitados pelo homem, onde tiveram contato com algum agente infeccioso, provavelmente a malária, presente nas regiões do Anapo.

A vitória romana na Sicília foi importante porque isolou na Itália o exército de Aníbal, cuja base era em Cartago. Roma conseguia dominar a rota naval até o norte da África. Aníbal não resistiria e perderia a Segunda Guerra Púnica em 201 a.C., o que abriu caminho para a definitiva expansão romana no mar Mediterrâneo. Como consequência das vitórias sobre Cartago, Roma não encontrou adversários à altura que a impedissem de ampliar suas conquistas no Mediterrâneo.

Assim, Roma empreendeu sucessivas campanhas militares, somando um número maior de territórios dominados e recebendo um fluxo de dinheiro nunca antes visto, resultante da série de medidas que estabeleceu cada território sob seu poder. Houve saques, impostos, escravidão e indenizações cobradas aos povos subjugados e exploração de jazidas de minérios com transferência de ouro e prata para o Estado Romano. Com a canalização imensa de bens a seu favor, Roma firmou-se como a capital desse império do Mediterrâneo, o principal centro econômico da época. Tornou-se uma cidade de mármore, com uma série de construções opulentas e de monumentos maravilhosos.

Dos territórios dominados eram enviados prisioneiros para trabalho escravo em Roma. Os mais dóceis eram destinados a atividades domésticas, que requeriam menos esforço físico e alguma aptidão intelectual. Aos mais fortes e corpulentos reservaram-se os serviços braçais. Em 256 a.C., Roma recebeu 50 mil escravos cartagineses; em 167, foram 150 mil escravos epirotas da Grécia Antiga; e em 104, 140 mil cimbros e teutões da Germânia. No final da República e do século I a.C., Roma dispunha de três escravos para cada cinco homens livres. A primeira receita para as epidemias estava em andamento: aglomeração urbana.

As migrações que começaram a ocorrer do campo para a cidade de Roma, aliadas à constante entrada de escravos, provocaram um grande crescimento demográfico, que, a partir do século II a.C., foi responsável por mudanças na arquitetura da cidade, com o objetivo de suprir as necessidades de habitação e lazer da população. Circos para as famosas corridas de carros atrelados a cavalos foram construídos ou ampliados. O Circus Maximus, o mais antigo e maior de todos, foi um exemplo desse espaço de lazer e serviu de modelo para os demais. Estima-se que, após sua ampliação, passou a acomodar 150 mil espectadores. O número de corridas realizadas aumentou da República para o Império e de um imperador para outro.

Os anfiteatros – inicialmente erguidos com madeira nos dias de apresentação e depois edificados com pedra – atingiram seu esplendor com a inauguração do Coliseu, em 80 d.C. Neles se davam lutas de gladiadores de regiões diferentes do Império que lutavam e com armas distintas, apresentações de animais selvagens amestrados e lutas de humanos com animais, bem como de animais de espécies diferentes.

As termas públicas romanas se multiplicaram com suas salas para lazer, ginástica e repouso, bibliotecas, jardins e áreas para passeios. Esses locais recebiam diariamente pessoas influentes da política para discussões e mesmo conchavos.

Apesar da grandiosidade romana, a cidade não exibia apenas templos, mármores, colunas e estátuas. Por trás dessa opulência arquitetônica escondiam-se os problemas de toda grande metrópole, um caldeirão para disseminação de epidemias. E, pior, novos vírus estavam a caminho de Roma.

AGLOMERADOS ROMANOS

Um viajante elegantemente vestido com sua toga de lã que se aproximou de Roma logo percebeu seu lado obscuro. A viagem, em algum momento do século II d.C., não foi nada agradável, mesmo na cômoda birota tracionada pelo par de asnos. Os sacolejos pelas rodas no piso de calcário da via romana desgastaram o nobre ancião, ansioso para chegar à capital do Império Romano. Nas proximidades da cidade, o tráfego da via se intensificou pelo encontro com outros viajantes vindos do porto de Ostia. Seu assistente, sentado ao seu lado, informou que estavam próximos da cidade, pois já avistava a névoa de fumaça que caracterizava o horizonte acima de Roma.

Os asnos reduziram a velocidade pelo congestionamento perto da porta da cidade. Um grupo de romanos acompanhava uma carroça com o sarcófago de algum familiar: alguns choravam. Os enterros eram proibidos dentro dos limites da cidade, exceto no caso de crianças pequenas, que podiam ser enterradas nos jardins. O sarcófago de calcário era tradição. Acreditava-se que decompunha os falecidos (*sarco*: carne; *fago*: comedor). A dupla de viajantes transpôs o *pomerium*, onde se reuniam crianças abandonadas. Famintas e sedentas, deixadas pelos pais pela falta de condições para criá-las, aguardavam a chance de serem recolhidas por pessoas sensibilizadas. Outras eram selecionadas como escravas ou pelos donos de bordéis. Transposto o portão, ganhou volume o barulho infernal de Roma, com ruas congestionadas pelos cidadãos, escravos, comerciantes e animais.

As transformações que proporcionaram o crescimento da cidade de Roma foram a causa de uma série de problemas urbanos. A população pobre não parava de crescer; e sem condições financeiras de habitação, as pessoas eram obrigadas a morar aglomeradas em quartos baratos, as *insulas*. O aumento do número de *insulas*, com a construção de prédios que as abrigavam, deu início ao crescimento vertical de Roma.[7]

As *insulas* eram moradias com cômodos pequenos e aluguéis caros. Pior, acomodavam aglomerados de moradores, um caldeirão propício para o contágio de infecções transmissíveis de pessoa a pessoa: varíola, sarampo, gripe, catapora, escarlatina, coqueluche, entre outras.

Eram constantes as ameaças de desastres nesses edifícios, que tinham a base muitas vezes desproporcional à sua altura, o que resultava em desabamentos. O emprego de vigas grossas de madeira e a combustão provocada pelo uso de tochas, velas, lâmpadas fumarentas e aquecedores portáteis causavam incêndios frequentes, como o de 64 d.C., no império de Nero, que devastou uma parte imensa da cidade e durou nove dias.

As ruas romanas constituíam um labirinto, com intenso comércio e dificuldade para se caminhar de dia. Já no século I a.C., Júlio César decretou que as carroças não poderiam transitar em determinados locais durante o dia. Essa lei foi mantida em decorrência do crescente problema de trânsito, de tal forma que um século e meio depois ainda vigorava no período de Trajano.

Roma e outras grandes cidades atraíam aglomerações populacionais. Se um agente infeccioso com o qual essa população ainda não tivesse tido contato fosse introduzido nas cidades, haveria epidemias devastadoras. Por se tratar de um agente novo, quase todos os habitantes estariam sem defesa específica. Os demais centros urbanos dispersos pela península também eram vulneráveis a qualquer agente desconhecido que chegasse. A primeira receita das epidemias romanas estava instalada, bastaria a chegada de agentes desconhecidos na Europa. Como chegariam?

GLOBALIZAÇÃO VIRAL NOS TEMPOS ROMANOS

Roma era agora um Império que se estendia do Oriente à ilha da Grã-Bretanha e chegava ao norte da África. O apogeu das conquistas romanas ocorreu no século II d.C., sob o imperador Trajano, quando Roma inaugurou seu fórum, com a basílica, duas bibliotecas, um imenso mercado coberto e sua coluna de 38 m de altura. O Império Romano era então cortado por um emaranhado de vias ligando diversas regiões da Europa, do norte da África ao norte europeu e da Ásia à ilha da Grã-Bretanha. Essas estradas foram projetadas para atender às necessidades militares do Império, ao deslocamento de suas legiões e destacamentos. Construídas com materiais seguros e resistentes, com boa drenagem e superfície duradoura que facilitava a locomoção, serviram de suporte para atividades civis, intensificando a movimentação de viajantes, migrantes e comerciantes, o que fez com que o trânsito por elas atingisse intensidade elevada, só superada no século XVIII.

Além das rotas terrestres, desenvolveu-se no Mediterrâneo uma circulação marítima também intensa. Grandes embarcações seguiam suas rotas comerciais ao longo da costa. Esse fluxo naval convergia para Roma, o que levou, por exemplo, à ampliação de seu porto de Óstia. A cidade recebia mercadorias de todas as regiões do Mediterrâneo: telhas, tijolos, legumes, frutas e vinho da península itálica; trigo do Egito, Sicília e norte da África; azeite da atual Espanha; carne de caça, madeira e lã da Gália; alimentos da Bélgica; mármore da Toscana, Grécia e Numídia; minérios e corantes da península ibérica; tecidos do Oriente; vidros da Fenícia e da Síria; gado da Itália e da Ásia Menor. Todos os caminhos levavam a Roma. Porém, entre os transeuntes também circulavam os agentes infecciosos.

A locomoção humana sempre esteve associada ao transporte de microrganismos para outras regiões. Pessoas doentes ou que estão incubando germes em seu organismo levam a doença para outros locais e contaminam seus moradores. Novos infectados que então partirem em viagem levarão a infecção adiante. Um a um, vilarejos adoecem em sequência enquanto a infecção segue um trajeto contínuo.

O vasto e eficiente sistema de transporte desenvolvido pelo Império Romano, com a diminuição das distâncias, criou condições para que germes de outros continentes, Ásia e África, chegassem à Europa. E, consequentemente, criou condições para as epidemias percorrerem áreas extensas – as primeiras pandemias da História. O agente infeccioso era introduzido em determinada localidade do Império e, pelas estradas romanas ou pelas embarcações, levado a regiões contínuas por caminhos percorridos pelas pessoas infectadas, como legionários, comerciantes e viajantes. O trajeto seguido pelas epidemias era concordante com os percursos de locomoção humana. E, como todos os caminhos levavam a Roma, a cidade foi o alvo das epidemias. O aglomerado populacional urbano acolheu os agentes infecciosos de diversas regiões do Mediterrâneo e os catapultou a epidemias. Pior, agentes desconhecidos. Foram descritas em Roma onze grandes epidemias, as famosas Pestes Romanas, oriundas das mais diferentes regiões.

Desde o início do Império, Roma conheceu algumas epidemias provenientes da África que foram pouco relatadas e documentadas. Na década de 70 d.C., os romanos comemoravam o esplendor da cidade, com a conquista, por seu imperador, Tito, dos territórios da Judeia, de onde obtiveram os metais preciosos do templo de Salomão. Foi em 79, ano em que ocorriam os preparativos para a inauguração do maior anfiteatro, o Coliseu, que a península itálica conheceu duas grandes tragédias. A primeira, a erupção do vulcão Vesúvio, com a destruição das duas cidades próximas, Pompeia e Herculano; a segunda, a epidemia procedente do Egito, que devastou a região central da atual Itália. Essa pandemia, possivelmente de malária ou *anthrax,* percorreu o Egito, estendeu-se pela Mesopotâmia e o norte da Grécia e chegou à Itália. Em 125, uma nova epidemia procedente da África atingiu Roma – a que seria conhecida como a Peste de Orósio. A descrição de seus sintomas sugere sarampo.

O imperador romano, no século II d.C., agrupou forças militares na Mesopotâmia contra o povo rebelde daquela região, os partos. As tropas romanas avançaram pelo rio Eufrates em 164 para a conquista do território, conseguida após numerosas batalhas. Em Selêucia, antiga cidade da Babilônia, às margens do Tigre, as tropas do general Cássio enfrentaram uma epidemia que causou um grande número de baixas. A tropa assim adoecida foi a responsável, no seu regresso, por levar a epidemia para a Síria, região com maior complexo de entroncamentos viários.

A epidemia alastrou-se pela Ásia Menor, Grécia e Egito e atingiu Roma em 166, onde permaneceu por 15 anos. Na época, era conhecida como a Peste dos Antônios, nome da família do imperador que então governava.[8] No período dessa pandemia na península, estima-se que de um quarto a um terço da população italiana tenha sido dizimada. No auge de sua incidência, foram contadas duas mil mortes diárias em Roma, e o imperador Marco Aurélio se alarmou com cadáveres que eram transportados em carroças e vagões de carga. A epidemia estendeu-se da Pérsia ao rio Reno. Em 180, não poupou Marco Aurélio, que faleceu sete dias após contrair a doença.

Naquela época, vivia em Roma o conceituado médico Cláudio Galeno, que assistia o imperador e que descreveu a epidemia, posteriormente denominada também Peste de Galeno. Nascido em Pérgamo, na Ásia Menor, no ano de 138, Galeno influenciou os médicos de seu tempo, e seus escritos foram lidos nos séculos seguintes, na Idade Média, até o século XVII. Adepto da filosofia de Hipócrates, difundiu o método de sangria como tratamento para retirar o humor supostamente em excesso. Descreveu a peste como um quadro inflamatório de faringe, febre e diarreia, com evolução para erupções cutâneas. Acredita-se, pelos relatos, que tenha sido a varíola. Então, o sarampo e a varíola iniciavam sua globalização: primeira estação na Europa, vindo da Ásia.

No século seguinte, em 250, iniciou-se, na Etiópia, na África, uma nova pandemia. Descrita por São Cipriano – e denominada Peste de Cipriano –, atingiu Roma depois de passar pelo Egito e Cartago, causando enorme mortandade e devastação na cidade de Alexandria. Instalou-se no Império Romano do Egito até a atual Escócia, e os relatos descrevem cinco mil mortes diárias em Roma. Assemelhava-se às pandemias anteriores, incluindo a epidemia de Atenas.

Essas epidemias marcaram a introdução dos vírus do sarampo e da varíola no território europeu. Doenças que se originaram na Ásia e saltaram à Europa. A ciência atual levanta fortes indícios de que esses vírus se originaram de vírus mutantes de animais próximos ao homem. O vírus da varíola teria se originado de vírus mutante do camelo ou mesmo de roedores aglomerados nas imediações das habitações urbanas. O sarampo viera de vírus mutante do gado domesticado. Aqui entendemos as teorias de Hipócrates. Como não havia, na sua época, doenças altamente contagiosas como sarampo e varíola, Hipócrates não lançou a teoria do contágio para explicar as febres. Não testemunhara uma pessoa adoecida seguida de várias outras na mesma casa. Se pudesse presenciar isso, quem sabe, não instituiria a teoria do contágio. Sem grandes contestações, suas teorias dos humores e miasmas reinaram absolutas até o século XIX.

A PESTE NEGRA DEBUTA NA EUROPA

Diversos fatores contribuíram para a crise do Império Romano, entre os quais a escassez de escravos, uma vez que o sistema econômico se baseava no escravismo e na agricultura latifundiária com o término da expansão territorial do império dependente da oferta de escravos, tributos e comércio. Outros relatam a corrupção em suas colônias, o enfraquecimento militar e também número crescente de invasões dos povos bárbaros no século IV, que se estendeu até o século seguinte com as invasões finais, assinalando o fim do Império do Ocidente. Os debates permanecem até os dias atuais. Contudo, as epidemias foram de fato coadjuvantes no declínio desse Império. Tais catástrofes infecciosas causaram, em parte, a diminuição populacional em toda a Europa entre os séculos III e VIII – estima-se que a população caiu de 70 para 30 milhões de habitantes.

Com a decadência do Império Romano, tentou-se uma medida administrativa para salvá-lo. Em 395 d.C., o Império foi dividido em dois, o do Ocidente e o do Oriente; este, futuro Império Bizantino, tinha Constantinopla como capital. Criado pelo imperador Teodósio, o Império Bizantino permanecia fortalecido mesmo com a queda de seu irmão do Ocidente. Tinha início a decadência comercial de Roma, e Constantinopla era, agora, o centro comercial do Mediterrâneo.

O Império Bizantino alcançou seu máximo esplendor na época do imperador Justiniano (527-565). Justiniano dedicou-se à tentativa de reconstituir o Império Romano na totalidade, e para tal se empenhou na guerra de reconquista do Ocidente, mas seu sucesso foi efêmero. Naquele período, Constantinopla desenvolvia-se e crescia, com novos edifícios, templos e as igrejas de Santa Irene e Santa Sofia. O comércio pelas embarcações mediterrâneas agora convergia para essa cidade. Do Egito chegavam embarcações carregadas de trigo, seda e especiarias; estas, porém, provenientes do comércio realizado no mar Vermelho pelos navios procedentes da Índia, berço de várias epidemias.

Essa rota comercial marítima provavelmente transportou ratos infectados da costa indiana pelos porões das embarcações; os ratos sempre foram viajantes clandestinos. Seguindo pelo mar Vermelho, esses animais atingiram o Egito. Os ratos levaram, em suas pulgas, a bactéria *Yersinia pestis,* causadora da peste bubônica e transmitida ao homem pela picada da pulga do rato. Detalharemos a doença mais à frente.

Em 542, iniciou-se a pandemia de peste bubônica conhecida como Peste de Justiniano. Essa pandemia foi bem descrita e, portanto bem definida como tal, por Procópio, historiador que, com riqueza de detalhes, apresentou seu quadro clínico: um estado febril acompanhado de tumorações na virilha, na axila ou embaixo da orelha. Se houvesse ruptura dessas tumorações com supuração, o paciente teria chance de cura; caso contrário, apresentaria piora clínica no quinto dia, com letargia, delírio, vômitos sanguinolentos e morte. A disseminação da peste bubônica também foi favorecida pela eliminação da bactéria na tosse dos doentes quando o acometimento era pulmonar.

A epidemia começou no delta do rio Nilo, em Pelúsio. Embarcações mediterrâneas a levaram para a cidade de Constantinopla. No auge da epidemia, morriam por dia de 5 a 10 mil pessoas.[9] No primeiro ano, acredita-se que tenham morrido 300 mil. As pessoas trancavam-se em casa com receio de que portadores de fluidos sobrenaturais causadores da peste entrassem em suas residências enquanto elas estivessem sonhando. Justiniano foi acometido pela peste bubônica, mas sobreviveu. A epidemia espalhou-se no leste pelas estradas romanas e invadiu os territórios da Síria e da Pérsia.

O comércio mediterrâneo levou a morte para os portos litorâneos da Itália, norte da África e sul da atual França. Várias cidades ficaram desabitadas em razão da morte da população. A infecção espalhou-se por terra pelo interior dos continentes, porém sempre próximo ao litoral, poupando regiões mais centrais.

Procópio descreveu não só o quadro clínico da peste bubônica, como também sua disseminação, avançando das cidades litorâneas para o interior da costa do Mediterrâneo. Foi uma das epidemias mais devastadoras ocorridas até aquela época, e não se sabe por que desapareceu da Europa depois disso. Quando retornou, em 1347, mostrou que continuava sendo a epidemia mais terrível.

UMA FALSA EPIDEMIA

Após a queda do Império Romano, iniciou-se na Europa o período conhecido como Idade Média. A Igreja adquiriu um poder excepcional. O cristianismo, com a pregação da crença em um único Deus, difundindo a ideia de que os sofredores ganhariam o reino do Céu, alcançou grande aceitação já na sociedade romana, caracterizada por seu grande número de escravos e pobres. Seu crescimento foi tal que, já no século IV, o cristianismo se tornou a religião oficial do Império Romano. Posteriormente, com o auxílio da conversão de Clóvis, rei dos francos, ao cristianismo, a Igreja ampliou seu reconhecimento e poder. No período medieval, firmou-se como grande proprietária de terras em toda a Europa. Os senhores lhe doavam terras com o objetivo de obter conforto para sua consciência pecadora e conseguir o perdão divino. A acumulação de terras transformou a Igreja na instituição mais rica da Idade Média, além de ter um grande poder.

Na Europa medieval pessoas compartilhavam aldeias e terras aráveis, onde plantavam a alimentação necessária – trigo, centeio, cevada –, muitas vezes em quantidade limitada, já que os métodos agrícolas eram rudimentares e as colheitas dependiam do clima anual. Nos bosques, os moradores obtinham a lenha, importante para as atividades diárias, e criavam animais, geralmente suínos, para a alimentação complementar. Nas aldeias, transformavam as matérias-primas, produzindo óleo, queijo, vinho, manteiga e farinha. Havia também oficinas artesanais destinadas à produção de utensílios necessários e serviços de alfaiate, ferreiro, armeiro, sapateiro, fundidor, carpinteiro e pedreiro.

Por esse sistema, fica claro que a riqueza principal do homem era a posse da terra – motivo pelo qual ocorriam constantes disputas – e, com essas guerras, os cavaleiros adquiriam grande importância social. Pequenas rotas comerciais supriam algum bem necessário, como, por exemplo, o sal.

Enquanto a Igreja se expandia e se fortalecia, arrematava para sua responsabilidade o conhecimento intelectual, inclusive o da Medicina e os cuidados com os doentes. O conhecimento da escrita e da leitura restringia-se aos membros do clero, responsáveis pela sua manutenção, enquanto o continente abrigava uma população grande de analfabetos. Os tratados médicos eram copiados e permaneciam vivos nas bibliotecas católicas. Entre as tarefas de caridade cristã, encontrava-se a de cuidar dos enfermos, além de dar água a quem tinha sede, dar de comer a quem tinha fome, hospedar estrangeiros, agasalhar os que sentiam frio e sepultar os mortos.

Com a finalidade de auxiliar os doentes, foram construídas pensões temporárias, que depois se transformaram nas obras do *nosocomium*. Eram as primeiras edificações com esboço de hospital para abrigar os enfermos e tratá-los, e delas originou-se o termo nosocomial (relativo a hospital). A principal obra com esse propósito foi feita na Capadócia, na atual Turquia, por São Basílio, ao lado de seu convento, no século IV. Desenvolveu-se tão bem que se tornou uma cidade dentro da cidade.

A medicina monástica expandia-se pela Europa. São Bento de Núrsia fundara no início do século VI sua ordem monástica, a dos beneditinos. Com a eleição do papa Gregório, essa ordem foi usada como meio de difusão do cristianismo. Instalou-se primeiro em Monte Cassino, na atual Itália, com a construção do principal mosteiro. Recebia pessoas influentes de toda a Europa. Tornou-se um centro importante de conhecimento médico, um depósito valioso de manuscritos clássicos, tanto originais como cópias. A doutrina de São Bento difundiu-se pela Europa e instalou-se na Inglaterra, em Oxford, Cambridge e Winchester; na França, em Tours; na Alemanha, em Fulda; e na atual Suíça na cidade de Saint Gall. Os mosteiros multiplicaram-se pelo continente europeu. Suas instalações anexas funcionavam como *nosocomium*. Proliferavam nos entroncamentos das rotas de peregrinação e comércio.

A Igreja fazia parte da vida cotidiana das cidades, ajudava os doentes, auxiliava os mendigos, dedicava-se à atividade cultural com bibliotecas. No início do florescimento das universidades, Teologia era o curso mais concorrido. Essa dominação era tal que, praticamente, reconhecia-se uma cidade nova apenas quando sua igreja era construída. A Igreja influenciou, com todo o seu poder, a aceitação pela imensa população cristã europeia de seus dogmas e crenças, que eram seguidos de olhos fechados. E isso foi parte da causa de termos vivenciado uma falsa epidemia iniciada no século XII.

No início da Idade Média, a Europa apresentou uma regressão nas ocorrências das epidemias desastrosas, em parte pelas locomoções humanas não serem mais tão frequentes quanto na época do Império Romano. O principal motivo dessa diminuição na mobilidade foi a autossuficiência das aldeias. Cada região se isolava das demais, pois tinha tudo de que precisava; assim, deixavam de ser necessários os intensos intercâmbios comerciais e, menos ainda, as migrações. As antigas e desenvolvidas vias romanas caíram em desuso, ficaram desabitadas e abandonadas. Os moradores das cidades eram visitados com frequência por infecções que até mesmo se transformavam em epidemias, mas já não ocorria transmissão dos agentes bacterianos para outras localidades. Os agentes restringiam-se à cidade e se esvaíam no momento em que não havia mais indivíduos suscetíveis a contraí-los. Mas essa situação estava com os dias contados.

Nos séculos IX e X, a população europeia se recuperou e voltou a crescer, graças às condições favoráveis para isso. A escassez de epidemias e de grandes guerras proporcionou uma diminuição da mortalidade. Também naquela época foi documentada uma alteração climática na Europa que favoreceu a agricultura e aumentou a oferta de alimentos. Os arados de madeira foram substituídos pelos de metal, usados com cavalos, não mais com bois. Essas mudanças elevaram a produtividade agrícola e incentivaram a utilização de maiores áreas no plantio da cevada, alimento básico para os cavalos. Surgiram assim os arroteamentos, com o desmatamento e o aterro de pântanos para ampliação das áreas de plantio. O aumento da produtividade fez surgir o excedente para comercialização, e intensificaram-se as antes esparsas transações comerciais entre regiões distantes. A população urbana crescia na Europa.

Um novo fato ocorreu em novembro de 1095, quando o papa Urbano II abriu o Concílio de Clermont. Uma imensa população de devotos acomodados em diversas tendas, das mais luxuosas às mais humildes, ouviu o apelo do papa para que se iniciasse uma grande marcha de cristãos armados para reconquistar as terras sagradas, em especial Jerusalém, em poder dos muçulmanos. Começavam as cruzadas. A cruzada seria considerada uma guerra santa, portanto, garantindo perdão para que se cometessem atos violentos contra os infiéis.[10] Os combatentes teriam por recompensa uma indulgência para ganharem o reino do Céu, livres de pecados.

O espírito religioso, aliado ao de aventura, incentivou grande parte da população europeia, descontente com os períodos de fome e com a falta de perspectivas da vida cotidiana. O apelo do papa alastrou-se por todo o continente e alcançou tal poder que acabou mobilizando muitas pessoas de regiões e classes sociais bastante diferentes e distantes. Iniciava-se a primeira cruzada. Nos acampamentos cristãos e nas cidades sitiadas, durante a marcha das cruzadas no Oriente, foram comuns as epidemias de diarreia por contaminação da água e dos alimentos com bactérias fecais.

As cruzadas impulsionaram as transações com mercadorias originárias do Oriente, os artigos de luxo cobiçados pelos nobres feudais. Com a ascensão das transações comerciais, foram expandidas ainda mais as cidades europeias, que novamente possibilitaram aglomerações humanas, favorecedoras das epidemias de maior importância. Do século XII ao XIV, essas cidades cresceram de maneira assustadora. A atividade comercial fervilhava, intensificava-se a tal ponto que o aumento do número de artesãos fez crescer o de corporações para que se organizasse o comércio. Novos muros tiveram de ser erguidos nas cidades para englobar as residências construídas do lado de fora em razão do crescimento urbano.

Construções e ordens religiosas surgiam sem cessar. A população, que era de cerca de 42 milhões no ano 1000, passou a ser de aproximadamente 73 milhões em 1300. O número de habitantes da França praticamente triplicou naquele período. Em resumo, a Europa voltava a ter grandes aglomerados populacionais, o que favorecia a disseminação de infecções e epidemias. Essas concentrações humanas se interligavam novamente pelas rotas comerciais, que propiciavam o deslocamento dos microrganismos responsáveis por infecções de cidade para cidade. Porém, não se vivenciou uma epidemia nesse momento, mas uma falsa epidemia.

OS FALSOS CULPADOS

A lepra, originária provavelmente da Índia, circulou de maneira tímida pela Antiguidade. Acredita-se que tenha sido levada para as proximidades do Mediterrâneo pelas conquistas de Alexandre, o Grande, rei da Macedônia, que se estenderam da Grécia à Índia. Durante as campanhas romanas, partiu do Egito e do Oriente para a Itália. Porém, ganhou pouca importância. O surgimento de um maior número de leprosos no território europeu e sua disseminação veloz coincidiram com a época das cruzadas. O agente causador da lepra, presente no Oriente e no Egito, deve ter sido levado da Terra Santa para a Europa pelos combatentes cristãos. Ao circular pelas cidades europeias, encontrou aglomerados humanos e ocasionou um rápido aumento do número de pessoas portadoras das lesões cutâneas provocadas pela doença. Mas agora estávamos sob o comando da Igreja. Os poucos leprosos encontrariam um novo inimigo. Pior, os não leprosos também pagariam preços elevados pela doença.

Desde a ascensão ao papado de Inocêncio III, em 1198, seu pontificado seria marcado por uma série de acontecimentos que dariam à Igreja a supremacia na punição de hereges. Desde então, iniciou-se a guerra para vencer a heresia. Bispos de algumas cidades medievais nomeariam membros para vigiar e procurar os hereges, que estariam à disposição do tribunal eclesiástico. Qualquer pessoa poderia procurar hereges e denunciá-los à Igreja, que futuramente cuidaria de sua prisão e interrogatório e, posteriormente, instituiria a tortura. Aumentavam a busca e a punição aos cristãos desviados dos dogmas da Igreja. Cresceriam entre a população as acusações de realização de magia. Descrever-se-iam mais ritos satânicos, com atitudes desrespeitosas à Igreja. Os futuros inquisidores descobririam, outra vez com aplicação da tortura, seitas que faziam rituais noturnos, recebiam Satã encarnado num bode, realizavam libertinagem, profanavam a hóstia e renegavam Cristo. Esses ritos seriam pela primeira vez denominados "sabá" e perseguidos. A Igreja comandaria a vida cotidiana dos europeus, ditaria regras, julgaria e condenaria atos da população. E a lepra também seria alvo da Igreja.

Com o aumento do número de leprosos pela bactéria vinda do Oriente, a Igreja tomou a dianteira do controle desses casos, sob a orientação de suas crenças. No Antigo Testamento hebreu, o *Levítico* descreve doenças de pele como impurezas da alma que afloram e, por isso, as pessoas que as possuem devem ser banidas da comunidade para sua purificação. Não há referência nessas Escrituras ao nome *lepra*, nem mesmo há indícios de leprosos à época. No século III d. C., nas atividades da Biblioteca de Alexandria, a doença do *Levítico* foi traduzida para o grego como lepra. E foi assim que diante do aumento de casos com o retorno dos cruzados, a Igreja sustentou que as lesões cutâneas eram sinais de impurezas pelas quais as pessoas estavam sendo castigadas por Deus.

Cada cidadão que surgia com manchas na pele tinha sua moral julgada pelos vizinhos. Para manter o mundo cristão livre de imoralidades e pecados, era necessário procurar os que Deus estava punindo e bani-los das comunidades. No final do século XI, ocorreu o início da grande perseguição aos leprosos, que se perpetuaria por três séculos. Foi caracterizada pela procura e descoberta de muitas pessoas com lepra, e estas foram segregadas das comunidades sob orientação da Igreja. Fica a dúvida sobre se o aumento de casos da doença foi uma epidemia verdadeira ou uma perseguição alucinada e frenética comandada pelos dogmas da Igreja, segundo os quais diversas doenças de pele recebiam um só diagnóstico: a lepra. A doença não é adquirida de maneira fácil, diferentemente de outras como a varíola, que se torna epidemia em pouco tempo. Quando um paciente apresenta a lepra, seus familiares são orientados a manter a rotina domiciliar normal, sem nenhuma alteração.

Pelo fato de não ser uma doença de contágio simples, é difícil explicar como apareceram tantos casos de lepra na Europa no período da perseguição. E mais, não é todo paciente que, ao entrar em contato com o agente causador da doença, vai desenvolvê-la. Portanto, além de a doença não ser tão contagiosa, quem a adquire precisa ser suscetível ao agente transmissor. É difícil, pois, acontecer uma epidemia dessa doença, embora ela possa ter um comportamento endêmico. A epidemia de lepra deve ter sido "criada" em razão do dogma religioso, ao qual um imenso número de seguidores da Igreja obedecia com rigor participando da busca de casos entre a população.

Além disso, as pessoas com suspeita de ter a lepra, ou seja, as pessoas impuras, pecadoras, sem moral – portanto, punidas por Deus com a doença – eram submetidas a exame de confirmação por um júri nada eficaz. Não se tinha experiência em relação a essa nova doença, o que tornava difícil seu diagnóstico apenas pelo exame das lesões. Os júris eram compostos basicamente por pessoas comuns ou do clero, e muitos erros se cometiam. Dessa forma, milhares de indivíduos com qualquer outra doença de pele foram expulsos das cidades e condenados ao anonimato e à segregação, ingressando nas colônias de leprosos ou mendigando na periferia das cidades.

O leproso identificado era excluído da comunidade por uma cerimônia religiosa, a "missa dos leprosos". Era apresentado diante do altar com um capuz negro a cobrir-lhe a cabeça e recebia sua sentença. Sob pena de excomunhão, era proibido de exercer atividades diárias na cidade, lavar-se ou usar as fontes públicas, entrar em lugares religiosos e tocar nas pessoas, principalmente nas crianças. Após as proibições, recebia um par de luvas, pão e um instrumento sonoro – uma matraca de madeira e ferro ou pequenos sinos para anunciar sua chegada a lugares públicos. Após a cerimônia, era levado ao portão da cidade, onde jogavam punhados de terra em seu corpo. Isso representava o ato final de banimento do leproso na sociedade medieval.

Com o número crescente de leprosos expulsos das comunidades, foi necessário hospedá-los, uma vez que a Igreja os afastava para aguardar sua purificação. Surgiram, assim, moradias específicas para eles, os leprosários. A dimensão dessa epidemia de lepra pode ser estimada pela quantidade de leprosários abertos na Europa naquele período: cerca de 19 mil. Só na França, houve mais de 2 mil colônias de leprosos.[11]

No começo, os leprosários eram construções simples com capacidade para abrigar um pequeno número de doentes, e sua função era apenas asilar os excluídos da sociedade. Com o passar dos anos, foi dada maior atenção ao bem-estar desses excluídos – houve melhorias nas suas instalações e construções de capelas. Com a introdução da Ordem dos Hospitalários nos leprosários, esses esforços de melhoria intensificaram-se. Homenageavam-se São Lázaro e Santo Egídio, chamando-se os leprosários de lazaretos ou "casas de Lázaro". No futuro, os lazaretos teriam suas funções ampliadas de modo que acolhessem enfermos de outras doenças – dada a maior demanda nas epidemias – e também serviriam como locais de quarentena.

De vez em quando, essa organizada conduta aos leprosos era quebrada. De tempos em tempos, os leprosos eram alvo de acusações e perseguições. Uma grande perseguição dessas ocorreu no ano 1321, quando o rei da França, Filipe V, organizou uma assembleia em Poitiers com a finalidade de arrecadar fundos para financiar uma nova cruzada de reconquista da Terra Santa. Na mesma época, surgiam suspeitas, levantadas pelo bispo da cidade de Pamiers, Jacques Fournier, de que os leprosos estariam planejando o envenenamento dos poços da França, o que contaminaria toda a população. Os líderes do plano, se vitoriosos, se tornariam reis.

Informado, Filipe V reuniu-se com um conselho de inquisidores dominicanos, incluindo o bispo de Pamiers, e decidiram organizar uma perseguição em

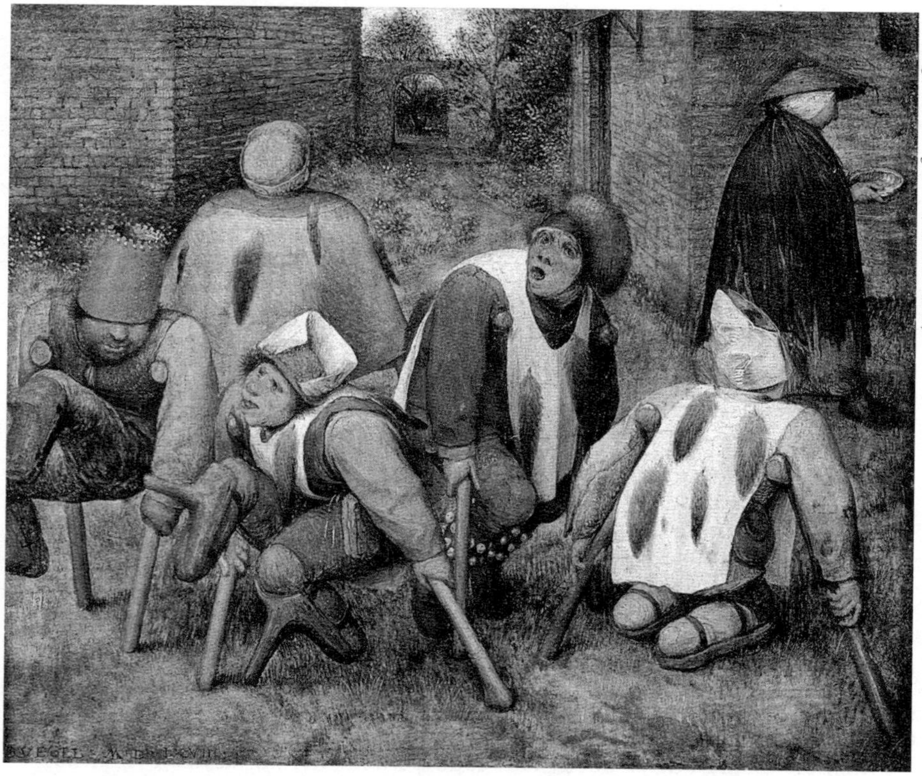

Os mendigos, Pieter Bruegel, 1568 (óleo sobre madeira)

Cinco homens pedintes, aleijados e dependentes da caridade alheia (uma senhora porta uma tigela com alimento). Estudiosos levantam a hipótese de serem leprosos pela tradição local de os doentes segregados usarem rabos de raposas afixados nas roupas. Além disso, um deles apresenta sinos aderidos na calça.

massa aos leprosos para pôr fim à conspiração. Milhares de leprosos suspeitos de envolvimento foram perseguidos. Por meio de tortura, já em prática pelos inquisidores, obtiveram-se confissões que levaram a outros cúmplices, nada difíceis de incriminar. Os inquisidores "descobriram" que comunidades judaicas estariam patrocinando o plano dos leprosos, e mais, que os fundos para a ação partiam da Babilônia e do rei muçulmano de Granada. Dessa forma, a Igreja "descobria" um plano de todos os que não adotavam o dogma católico: os leprosos, os judeus e os muçulmanos.

Por um decreto de junho de 1321, Filipe V exigiu que os leprosos condenados fossem queimados e suas propriedades confiscadas. Seguiria as atitudes que seu pai, Filipe IV, o Belo, tomou ao perseguir a ordem religiosa dos Cavaleiros do Templo, os templários, os quais condenou e dos quais confiscou as posses, enriquecendo a Coroa.

Milhares de leprosos foram mortos nas fogueiras. Tornou-se uma perseguição em massa feita pela população, que já não seguia nenhum critério de julgamento. Concediam-lhe uma espécie de direito de matar leprosos. Acredita-se que dois terços dos que então viviam na França foram mortos. Uma década depois, em 1334, um dos maiores responsáveis pela mortandade foi coroado papa. Era Jacques Fournier, que reinou como Benedito XII. Finalmente, em 1336, o papa Benedito XII admitiu que a perseguição de 1321 fora injusta, que os leprosos eram inocentes e que haviam sido vítimas de um plano fabricado pelos burocratas.

No século XIV, houve uma diminuição da perseguição a esses doentes. Ao que tudo indica, a Igreja voltou-se mais para perseguir judeus, bruxas e hereges. Outro fator da diminuição do número de casos foi a inovação judicial que colocou médicos no júri responsável pelo diagnóstico de suspeitos de lepra. E por fim, em 1363, o médico do papa, Guy de Chauliac, lançou manuscritos com a descrição das lesões mais específicas para o diagnóstico da doença, o que limitou em muito o número de casos em razão do critério utilizado. Então, a incidência de lepra diminuiu no século XIV. A Europa entrava num século marcado pela grande tragédia da peste bubônica, que colocou a questão dos leprosos em segundo plano ou ocasionou a morte de um grande número deles por já estarem debilitados pela doença.

A PIOR EPIDEMIA DA HISTÓRIA

Como vimos, com o florescimento das cidades medievais e do comércio, a Europa novamente criava condições de comunicação entre as diferentes regiões. Havia, assim, a possibilidade de deslocamento dos microrganismos entre as localidades e seu encontro com aglomerações, o que favorecia sua rápida disseminação, propiciando o aparecimento de epidemias. As vias comerciais de longas distâncias foram reatadas, dessa vez em condições mais difíceis – estradas estreitas e lamacentas pela má conservação. O transporte de mercadorias por esses caminhos era dificultado também pelos altos pedágios que os proprietários de terras cobravam e pela insegurança causada por frequentes saqueadores.

Pelas rotas marítimas, as cidades italianas mantinham íntimas relações comerciais com o Oriente. Veneza, Gênova, Pisa e Amalfi disputavam cidades mediterrâneas do Oriente para o comércio. No outro polo, cidades nórdicas europeias, como Bruges, na atual Bélgica, tinham rotas comerciais que incluíam as cidades do mar Nórdico. Ambos os polos comerciais se encontravam durante o ano nas famosas feiras de Champagne, realizadas em Troyes, Provins, Lagny e Bar-sur-Aube. Eram feiras que recebiam mercadores de todo o continente, que nelas comercializavam tecidos e lã das regiões nórdicas e especiarias do Oriente, como pimenta e canela; além de metais e pedras preciosas, sal, corantes, açúcar, vinhos, grãos e peles.

Nessa trama comercial das potências europeias, Gênova criou uma relação comercial no litoral oriental, inclusive na região da Crimeia, no mar Negro. As mercadorias do Oriente chegavam a esse território terminal da rota onde se encontravam os comerciantes genoveses, cada vez em maior número. Assim, foram se tornando mais frequentes as chegadas e partidas de suas embarcações, que levavam mercadorias para a Europa. A harmonia quebrou-se no final de 1347, quando a Crimeia foi atacada pelos tártaros, originários da Ásia. Tinha início, então, a pior epidemia da História.

No ano de 1347, os tártaros atacaram a cidade de Kaffa (hoje, Feodósia), sede comercial dos genoveses. Montaram um cerco enclausurando os genoveses no interior dos muros. Durante essa ação, nos acampamentos dos tártaros, disseminou-se uma doença infecciosa letal, a peste bubônica. Os tártaros adoeciam um a um, e o número de mortos aumentava a cada dia, o que os impediu de continuar o cerco à cidade e os obrigou a recuar e abandonar o ataque. Há relatos de que os mortos eram arremessados por cima dos muros por catapultas, com a intenção de espalhar a doença entre os genoveses, o que representou uma das primeiras tentativas de guerra bacteriológica da História.

Não se sabe quanto conhecimento os tártaros tinham sobre a doença, mas essa atitude pode refletir que tivessem algum, talvez de seu contágio. Os genoveses ficaram aliviados quando os inimigos recuaram. Voltaram à reconstrução das áreas danificadas, mas, com a epidemia que lhes fora levada pelos tártaros, circulavam pela cidade ratos com o bacilo da peste em suas pulgas. Esses roedores habitavam as áreas de armazenagem de alimentos e mercadorias, locais próximos aos navios; foi assim que os genoveses retornaram ao Mediterrâneo, levando nas embarcações um viajante novo, que seria responsável pela maior calamidade vista na Europa até então, a bactéria causadora da peste bubônica, a *Yersinia pestis.*

APRESENTAÇÃO DA DOENÇA

Um enredo microscópico se desenvolvia. Os órgãos dos ratos eram tomados pelo microrganismo. Esses roedores habitavam o interior das casas medievais nutrindo-se do lixo humano descartado. Restos de alimentos no solo ou grãos catalisavam o aumento do exército de roedores em uma harmonia milenar nascida com o desenvolvimento da agricultura. Ratos agônicos ou mortos surgiram nas soleiras das portas, nos quartos de mantimentos, nos depósitos de grãos, abaixo dos pisos de madeira e pelas ruas medievais. Mas, antes de darem o último suspiro, suas pulgas haviam sugado o sangue repleto do microrganismo. Primeiro, os ratos morriam para depois o mal atingir homens, mulheres e crianças. Ninguém associava os ratos à doença humana: também pareciam ser vítimas e não a causa. Enquanto isso, a peça teatral microscópica prosseguia.

As pulgas se infectavam ao sugar o sangue contaminado dos roedores. Ingeriam poucas centenas de bactérias que se proliferavam no seu estômago de inseto. As pulgas abandonavam o roedor morto em busca de nova oferta sanguínea. Avançavam nas roupas para pastarem na pele humana. A bactéria, por sua vez, lançava sua estratégia adquirida pela evolução: se proliferava até atingir dezenas de milhares de descendentes e obstruir o intestino da pulga. Quando a pulga ingeria o sangue humano, o líquido vermelho não progredia pelo intestino obstruído, e, ao final da sucção, o sangue regurgitava pela presa da própria pulga e retornava ao vaso sanguíneo humano. Mas, dessa vez, trazendo mais de dez mil bactérias provenientes do estômago do inseto.[12] A pulga, com apetite feroz provocado pela ineficácia da alimentação, partia para o ataque humano com maior frequência. Conclusão: a peste negra se alastrava.

Uma vez na pele humana, as bactérias deslizavam pelas avenidas dos vasos linfáticos para alcançarem os gânglios, também conhecidos como ínguas. Ali encontravam terreno ideal para se proliferar. Em horas, atingiam milhões de bactérias descendentes com consequente inchaço, vermelhidão e dor nos gânglios linfáticos da pessoa. Nesse momento, acompanhavam-se dores pelo corpo, dor de cabeça, mal-estar, prostração e febre. As mordidas nas pernas precipitavam gânglios inflamados na virilha e picadas no braço inflamavam axilas ou pescoço. Esses tumores dolorosos eram chamados de bubões, daí também o nome de "peste bubônica". Às vezes, esses bubões entumecidos estouravam na pele com eliminação de secreção purulenta.

As bactérias também podiam alcançar a corrente sanguínea, onde se multiplicavam para ocasionar uma forma muito mais grave da doença. Essa disseminação sanguínea acarretava um quadro semelhante à conhecida infecção generalizada. O sangue se tornava ácido, a pressão arterial despencava e, consequentemente, os tecidos deixavam de ser oxigenados. Os dedos delatavam a falta de oxigênio aliada à queda de circulação sanguínea: enegreciam. Daí o outro nome da doença, "peste negra". O sangue transportava aos pulmões as bactérias, que lá se instalavam.

Essa disseminação precipitava pneumonia, falência da função pulmonar e, consequentemente, redução na oxigenação sanguínea. Pior, pacientes com essa "forma pulmonar" eliminavam bactérias pela tosse e infectavam os mais próximos. A doença se disseminava então tanto pelas pulgas como pela tosse.

Por isso, a peste bubônica pôde ser introduzida numa região com o aparecimento de ratos infectados ou com a entrada de imigrantes acometidos pela doença. O deslocamento humano por migração, o comércio e a guerra são fatores que ajudaram na chegada da peste bubônica a regiões diferentes.

As cidades medievais, ao contrário das romanas, criaram um caldeirão propício para a catástrofe da peste negra. Bastava a chegada bacteriana. A vida medieval propiciava uma série de condições para superpopulação de ratos e para a transmissão da peste de pessoa para pessoa. Os transeuntes das cidades medievais passavam por ruas e becos estreitos, com pouca iluminação, muitas vezes lamacentos por causa das chuvas. Não era raro que das janelas se jogassem excrementos nesses becos. As pessoas nem se apercebiam da quantidade de ratos ali existentes em tempos quentes. Poucas localidades contavam com ruas pavimentadas. Os habitantes das cidades muradas tinham por hábito a criação de animais como porcos, por exemplo. Um comércio comum era o que se fazia nos matadouros, alguns dos quais construídos de maneira que os miúdos e as carcaças pudessem ser lançados nos riachos ou córregos, muito comuns e também repletos de ratos.

A privacidade não era importante para a população medieval. As pessoas dormiam juntas num mesmo quarto. As famílias de posses tinham uma cama larga na qual dormiam várias pessoas; os pobres podiam não ter cama, mas também dormiam num mesmo recinto. Nessas casas, eram colocadas de tempos em tempos tinas de água para o banho. As famílias travavam uma luta constante contra as pulgas, que dificilmente eram derrotadas. Quando um de seus membros adoecia, era tratado pelos demais. Como todos habitavam um mesmo quarto, se essa pessoa tivesse a forma pulmonar da doença, poderia propagá-la ao tossir e expelir a bactéria. Caso o doente fosse picado pelas pulgas, estas se infectariam e, por sua vez, transmitiriam a doença para os demais membros da família. Os muros das cidades limitavam a acomodação da população, cada vez maior, o que aumentava a aglomeração humana.

Assim, o rato foi um instrumento fundamental para a disseminação da peste bubônica no século XIV, fornecendo a bactéria em suas pulgas. Outro instrumento foram as cidades, que propiciaram um meio excepcional para a proliferação da doença. Apesar de o rato ser sempre incriminado nas epidemias de peste, a transmissão homem para homem também foi um fator importante, senão o principal, na devastadora propagação. Nota-se uma disseminação maior da doença pelos caminhos da locomoção humana – por exemplo, nas estradas. Isso sugere que a bactéria era levada pelos homens doentes ou por suas pulgas.

Além disso, nos primeiros seis meses da chegada da peste bubônica, que coincidiu com o inverno europeu – época em que as pessoas ficam mais aglomeradas, favorecendo as transmissões de infecção por via respiratória –, a doença se alastrou muito mais velozmente que nos meses seguintes, de período quente. E ainda, em Londres, a forma pulmonar predominou no inverno, enquanto a bubônica, transmitida mais pela picada da pulga, na estação quente.

O INÍCIO DA TRAGÉDIA

As cidades medievais acordaram numa certa manhã de outubro de 1347, pelos sinos das igrejas, como se fosse um dia qualquer. Os membros do clero acompanhavam as horas pela queima das velas ou pelo relógio de água (clepsidra). Outros, em algumas cidades, já dispunham dos relógios mecânicos nas torres, invenção do final do século anterior. Fosse qual fosse a medição do tempo, o clero despertou a população para o dia de trabalho pelos sinos das igrejas. Os mercados seriam abertos e permaneceriam até as badaladas seguintes que comandavam seu fechamento. O comércio estruturado pelas corporações iniciava sua rotina.

As pessoas transitavam pela rua dos padeiros, dos açougueiros, dos artesãos, pelo mercado e assim por diante. As praças recebiam os moradores para encontros comerciais ou simples conversas; alguns patíbulos, quem sabe, estariam em atividade do lado externo dos muros, assim como alguns pelourinhos. Em determinadas cidades, artesãos experimentavam óculos inventados no final do século anterior e, após várias tentativas com os aros, finalmente acharam as lentes que possibilitariam melhor visão para o trabalho. Nesse impreciso dia, os europeus ainda não sabiam que um navio genovês rumava à ilha da Sicília, e que isso mudaria a história de suas cidades.

As embarcações genovesas chegaram às cidades litorâneas do Mediterrâneo. A primeira a notar o aparecimento de uma nova doença que fazia sucumbir a população, com grande número de mortos, foi Messina, na Sicília, no final de 1347. A seguir, outras cidades conheceram a crueldade daquela doença. Sicília, Gênova e Veneza foram as portas de entrada da peste bubônica na Europa.

Na época da chegada daquele mal, os habitantes europeus viviam momentos difíceis. Na transição do século XIII para o XIV, a Europa tinha uma superpopulação em razão do crescimento demográfico dos séculos anteriores. Não havia mais terras para o plantio, sendo impossível, assim, aumentar a produtividade de alimentos. A situação piorou quando houve uma mudança climática na Europa; a temperatura do continente diminui e ampliaram-se as áreas de geleiras no norte. Além da ausência de espaços suficientes para plantar, a população foi privada de boas colheitas nas regiões da Escandinávia e da Inglaterra pelo frio. As colheitas supriam suas necessidades alimentares de forma justa, sem excedentes para armazenar, o que ocasionava expectativa da população por uma boa safra e pavor de fenômenos naturais que acarretassem má colheita e, portanto, fome.

Dessa forma, a Europa entrou no século XIV enfrentando as primeiras grandes fomes. As piores ocorreram entre anos de 1315 a 1317, quando grande parte da população morreu em decorrência da falta de comida e de surtos de diarreia. Algumas cidades perderam de 5% a 10% de seus habitantes, como Ypres e Bruges.[13] Na França, alterações climáticas foram responsáveis pela má safra que levou às grandes fomes de 1338 e 1343. Para agravar a situação agrária, em 1337, uma década antes da chegada da peste bubônica, começou uma guerra entre a França e a Inglaterra, aquela que seria a Guerra dos Cem Anos. Com esse conflito, a Europa perdeu mais terrenos aráveis e ficou sujeita às calamidades da fome.

As colheitas não foram satisfatórias, na Inglaterra, Itália, Áustria e Alemanha. Foi nesse momento de crise agrária, com boa parte da população desnutrida, predisposta a doenças, que a peste bubônica chegou. Alguns autores apontam essa situação de fragilidade dos habitantes como fator contribuinte para a alta mortalidade ocasionada pela peste bubônica na Europa, onde a doença matou cerca um terço da população em apenas três anos.

As primeiras notícias diziam respeito às cidades do sul da Europa que registravam um grande número de mortes em pouco tempo. Depois, a doença foi levada para as cidades do norte, e a Itália foi um dos primeiros países alcançados por ela. As cidades italianas, atingidas uma a uma, sem piedade, sofreram uma das maiores mortandades por epidemia ocorridas na Europa. Perderam metade dos seus habitantes – os italianos jamais desconfiaram de que as dezenas de ratos em suas casas, que se alimentavam nas soleiras das portas, eram portadores de tamanho mal; jamais suspeitaram de que, ao se aglomerar nos leitos dos quartos, uma pessoa poderia estar passando a peste bubônica para as demais pela tosse. E mais, acreditavam que os ratos que tombavam mortos pela doença eram vítimas do mesmo mal e não a causa.

Em janeiro de 1348, a doença já alcançava as localidades do norte da Itália. Em Pisa, morriam quinhentas pessoas por dia. A construção da grande Catedral de Siena, que seria a maior do mundo, foi paralisada por falta de mão de obra, uma vez que metade da população da cidade morrera. As grandes cidades, com mais de cem mil habitantes – Florença, Veneza e Gênova –, perderam de um a dois terços de sua população. Os moradores abastados buscavam refúgio em vilas fora da cidade para esperar a passagem daquele mal que acreditavam ser transmitido pelo ar: lembremos a teoria dos miasmas. Isso inspirou Giovanni Bocaccio em sua obra *Decameron*, uma reunião de contos cujos narradores são um grupo de dez moradores de Florença refugiados da peste em uma vila.

No final do século, com a permanência de epidemias de peste no continente, nasceria a quarentena. Devido ao retorno da peste bubônica pelas embarcações procedentes do Mediterrâneo, Veneza resolveu tomar uma atitude radical. Sua administração urbana decidiu que todas as embarcações permanecessem isoladas na baia por quarenta dias antes que seus ocupantes pudessem desembarcar – era a "quarentena". Por que quarenta? Pela influência religiosa na cidade cristã, pois várias passagens bíblicas foram descritas com duração de quarenta dias ou anos. Os isolamentos se instituíram pelas cidades. Quando a doença atingiu Pisa e Luca, os moradores de Pistoia foram impedidos de regressar à sua cidade por ordem dos órgãos municipais.

De janeiro a março de 1348, a peste bubônica entrou na França por Marselha, alastrou-se pela região do Languedoc, atingiu Avignon e a Espanha; em julho, alcançou Paris e a Normandia.[14] Na chegada da peste bubônica à França, até o papa Clemente VI ficou isolado em seus aposentos, próximo da lareira, sob a orientação de seu médico, Guy de Chauliac. Esse país também não foi poupado: morriam cerca de quatrocentas pessoas por dia em Avignon, e metade da população foi exterminada. Os dias amanheciam com filas de cadáveres às portas das casas e nas ruas. Os mortos eram, então, colocados em carroças lotadas e transportados aos cemitérios para as valas coletivas. Posteriormente, passaram a ser jogados nos rios.

Paris, com mais de cem mil habitantes, viu metade da sua população sumir pela doença: os cemitérios não conseguiam receber os oitocentos cadáveres que apareciam todos os dias. Os habitantes da cidade assustavam-se diante da possibilidade de uma morte fulminante, que não lhes permitisse sequer fazer suas confissões e os levasse a ser enterrados sem orações. O papa sentiu-se obrigado a decretar o perdão a todos os que morressem em decorrência da peste bubônica.[15]

Em meados de 1348, a doença foi levada da França para a Inglaterra, e, saindo da Itália, atravessou os Alpes e chegou às regiões da Suíça e da Hungria. Em Londres, foram construídas valas para enterros coletivos, os bispos autorizavam as confissões mútuas. Agora, qualquer cristão poderia receber confissões de outros nos momentos finais por não haver membros do clero suficientes para tamanha demanda. Vilas inglesas inteiras deixaram de existir e até hoje se veem suas ruínas nos terrenos em que um dia foram erguidas. Em 1349, a peste bubônica completava sua migração ao atingir a Escócia, a Irlanda, os Países Baixos, a Noruega, a Suécia e, finalmente, a Rússia.

Uma a uma, as cidades eram tomadas pela nuvem da mortandade que se disseminava pela Europa; nos primeiros seis meses, no inverno, alcançou o norte da França e o leste na península ibérica e, em dois anos, havia atingido todo o continente.[16] As cidades viam os habitantes sucumbirem à doença em proporções nunca imaginadas. As mortes variaram de um oitavo a dois terços da população das cidades. Ao todo, a Europa perdeu um terço de seus habitantes. Estima-se que a peste bubônica tenha matado 20 milhões de pessoas em apenas dois anos.

AS EXPLICAÇÕES PELO PÂNICO

A população em desespero nunca ouvira nada igual antes, e coube à Igreja orientá-la quanto às explicações e métodos para evitar aquele mal. Segundo os membros do clero, a peste era decorrente de castigo enviado por Deus para punir os pecados da humanidade. Deus estava enraivecido pela quantidade de blasfêmia, avareza, usura, luxúria, cobiça e falsidade cometidas pelos mortais. Aumentaram, assim, as penitências na tentativa de evitar o castigo. Várias pinturas, tempos depois, reproduziam a figura de Deus a lançar flechas com a doença na humanidade. O caráter súbito do castigo era representado com a queda de pessoas em contato com doentes, como médicos, carregadores de caixão e familiares. Esses temas repetiram-se nas pinturas nos séculos seguintes.

A Europa buscou em São Sebastião a salvação para a peste bubônica. Esse santo havia resistido à morte pelas flechas dos arqueiros romanos do imperador Dioclesiano, mas acabou executado depois de se restabelecer, tornando-se mártir cristão. A população acreditava que São Sebastião afastava as flechas da peste bubônica enviadas por Deus e o promoveu protetor contra a doença; ele assim permaneceria pelos séculos seguintes. Os sermões proliferavam, bem como o culto ao santo protetor. As ruas das cidades testemunhavam constantes procissões de desesperados na tentativa de conter a ira de Deus. Súplicas e rezas ecoavam pelas cidades e, muitas vezes realizadas aos gritos, tentavam atingir os ouvidos de Deus.

Entre as pessoas que não fugiram da peste destacaram-se aquelas que permaneceram exercendo seu papel na comunidade, membros do clero e dos conselhos municipais. Algumas delas continuaram aglomeradas e enclausuradas e assim foram vítimas do mal. Todos os agostinianos de Avignon morreram, bem como todos os franciscanos de Carcassone e Marselha, que eram em torno de 150. Dos 160 franciscanos de Maguelone, 153 morreram; em Montpellier, sobraram apenas 7 franciscanos dos 140 ali existentes. A doença disseminava-se entre pelos mosteiros: entre os padres, perecia um em cada três e, entre os bispos, um em cada vinte.

A Igreja foi obrigada a se manifestar diante das inúmeras condutas desencadeadas pelo pânico da população, e, entre elas, sobre a onda de autopunição que se alastrou pela Europa. Iniciou-se com grupos de flagelantes, entre duzentas e trezentas pessoas, que entravam nas cidades e pregavam a autoflagelação com chicotes de couro que tinham pontas de ferro e faziam sangrar as costas. Sem se alimentar e dormindo ao relento, essas pessoas pregavam a punição como forma de pagar os pecados cometidos e fazer cessar a ira de Deus. Essa prática ganhou adeptos nos lugares por onde os flagelantes passaram fazendo pregações e condenando condutas da Igreja, o que ocasionou sua repressão.

Em meio ao caos a que os conselhos municipais tentavam pôr fim, esses membros da administração tinham de lidar com suas próprias baixas. Veneza e Hamburgo perderam cerca de 70% dos membros de seu conselho; Montpellier, 83%; em Béziers, todo o conselho municipal foi dizimado pela doença.

As explicações não se restringiram à religião. Todos tentavam entender aquele mal que assentou no continente. Inclusive os homens da ciência da época. No século XIII, cem anos antes da chegada da peste bubônica, surgiram as primeiras universidades da Europa, impondo gradualmente sua aceitação por parte da Igreja. A princípio, destacaram-se as de Bolonha, Paris, Oxford e Montpellier, seguidas por Cambridge, formada por dissidentes de Oxford, e Pádua, por fugitivos de Bolonha. Foi na Universidade de Paris, consultada para explicar o fenômeno da peste bubônica, que nasceu a primeira teoria científica sobre a doença. Acreditava-se que o mal era transmitido pelo ar contaminado: os reinantes miasmas. A emanação venenosa teria ocorrido por fenômenos naturais de conjunção de planetas e cometas. Havia três anos, dera-se uma conjunção de Saturno, Júpiter e Marte. A conjunção de Saturno e Júpiter trouxe morte e desastres, enquanto a de Júpiter e Marte trouxe a peste bubônica. Júpiter, quente e úmido, teria feito com que se formassem vapores no ar; e Marte, quente e seco, teria inflamado os vapores, causando a doença.

Assim, disseminaram-se pelas cidades medidas para impedir o contato com esse ar contaminado, e máscaras foram adaptadas para evitar que se respirasse diretamente o ar; fogueiras eram acesas nas esquinas na tentativa de interromper a contaminação; as casas dos doentes eram isoladas e seus pertences queimados; cadáveres eram enterrados o quanto antes; vinagre, água de rosas e perfumes, entre outras substâncias aromatizantes, eram espalhados pelas casas; as janelas eram trancadas para evitar esse ar; a limpeza das ruas e dos mercados foi intensificada.

Os médicos punham máscara de couro para atender aos doentes, e muitas vezes a embebiam em substâncias aromatizantes; mesmo assim, o número de baixas entre eles foi grande. Dos 24 médicos de Veneza, 20 morreram; da famosa escola de Medicina de Montpellier, quase todos pereceram. Enquanto as sangrias e as substâncias para provocar diarreia ou vômito não surtiam efeito, o lancetar dos bubões, com a saída do material purulento, gerava esperança de cura.

OS "CULPADOS"

De todas as medidas desesperadas tomadas pela população para conter a mortandade, a que gerou consequências mais desastrosas foi a tentativa de encontrar um culpado para o castigo divino, ou mesmo um culpado para o fato de o mal ter se espalhado pelas cidades. E entre esses culpados encontrava-se o povo judeu.

Inimigos do cristianismo, os judeus já eram segregados na vida cotidiana das cidades medievais havia muito tempo, marginalizados das atividades comerciais e impedidos de trabalhar nos ofícios diários. Também não podiam empregar cristãos, exercer a profissão de médico de cristãos, casar-se com cristãos, possuir terras e construir sinagogas.

Em decorrência dessa segregação, os judeus viviam em bairros e comunidades relativamente fechadas. Restava-lhes, entre outras coisas, realizar transações financeiras e empréstimos a juros,[17] esta última atividade um trabalho autônomo então realizado por falta de opção. Mas a Igreja condenava o acúmulo de riquezas, assim como a avareza, reprovando tal ocupação. Pela orientação religiosa, bem como pela quantidade de devedores dos judeus, a população não os via com bons olhos. Assim, eram alvo de constantes acusações e perseguições.

Após a primeira cruzada, as perseguições aumentaram – os judeus eram acusados de envenenamento de alimentos, tanto que um conselho de Viena proibiu, em 1267, a compra da carne que eles vendiam. Além de serem difamados como sequestradores de crianças cristãs e apontados como o anticristo. Eram também acusados de envenenar os poços nos quais a população buscava água. Isso porque a incidência de diarreias nas comunidades judaicas era menor que na dos cristãos. Graças a seu hábito religioso de lavar as mãos antes das refeições, apresentavam nelas uma quantidade menor de bactérias. Portanto, ao manipularem os alimentos, tinham menos possibilidade de se contaminarem. Bem diferente do que fazia a população cristã que, ao usar roupas de lã, se coçava e contaminava as mãos com bactérias fecais das regiões íntimas, o que causava a diarreia. Além disso, os judeus usavam água dos rios e não tanto dos poços, o que fez a população desconfiar da possibilidade de terem receio da água dos poços provavelmente porque sabiam do mal que ali existia. Daí, concluiu-se que os judeus teriam envenenado os poços.

Então, quando a peste bubônica atingiu a Europa, e a população sucumbiu a um mal não justificado, nada mais comum do que atribuir a culpa aos judeus, acusando-os de desencadear a doença. Logo, deveriam ser excluídos das comunidades para que o processo da peste terminasse. O que naturalmente favoreceria também àqueles cristãos a quem haviam feito empréstimos: se livrariam das dívidas. A conclusão diante do pânico era óbvia: se a doença era um castigo de Deus, a aceitação das comunidades judaicas poderiam ser um dos motivos de tal castigo.

A perseguição iniciou-se na época em que a peste bubônica acometeu o sul da França, na primavera de 1348. A população local, tomada pelo desespero, acusou os judeus locais de envenenamento e os perseguiu. As primeiras perseguições ocorreram em Narbonne, Carcassonne e Provença, com judeus queimados em fogueiras. Provavelmente, esse fato poderia ter ficado isolado na região se não fosse o velho costume, eficiente, de se obter por tortura a confissão dos acusados.

Na Savoia, aconteceram os primeiros julgamentos dos judeus. Sob tortura, vários acabaram confessando o envenenamento, o que resultou na morte de 11 deles na fogueira. A conspiração teria começado em Toledo, na Espanha, de onde teriam partido judeus carregando para o mundo cristão os potes com veneno. Essas notícias chegaram a todos os reinos europeus em cartas de alerta; estava aberta a caça aos culpados. Daí em diante, o que se viu foi perseguição e assassinato em massa dos judeus.

A perseguição seguiu o caminho da peste bubônica, alastrando-se na mesma velocidade e trajetória da doença, do sul para o norte da Europa. Quanto mais a peste se aproximava, mais rápido se dava o extermínio dos judeus.[18] Começando no lago de Genebra, a doença propagou-se em direção ao norte; em novembro de

1348, os judeus foram proibidos de entrar em Zurique, e na Basileia já haviam sido construídas casas de madeira para queimá-los vivos.

De novembro a março de 1349, o extermínio seguiu pelas cidades de Solothurn, Stuttgart, Landsberg, Landau, Burren, Menningen, Freiburg, Ulm, Speyer (onde os corpos eram colocados em imensos barris e atirados ao rio), Gotha, Eisenach, Dresden, Worms, Baden e Erfurt. O extermínio caminhava ao lado da peste bubônica. Em Estrasburgo, semanas antes de a doença chegar, a população já sabia da sua aproximação. Dessa forma, mais de 2 mil judeus tinham sido queimados; na noite de São Valentino, foram queimados vivos 900 judeus. Acredita-se que só nessa cidade 16 mil judeus tenham sido mortos. A perseguição recomeçou quando a peste bubônica se aproximou de Mainz e Colônia: 12 mil judeus queimados.[19] O enredo era sempre o mesmo. Com a aproximação da peste na cidade, os judeus eram massacrados para evitar sua chegada, mas de nada adiantava, e a cidade seguinte repetia a conduta.

De nada valeu a tentativa do papa Clemente VI de pôr fim ao massacre. A população endoidecida e convicta da culpa dos judeus continuou a persegui-los com ferocidade. O papa editou uma bula condenando esse movimento, sob pena de excomungar os que o levassem adiante; de nada adiantou. O pânico gerava atitudes irracionais e desesperadas. No total, foram exterminadas mais de 60 grandes comunidades de judeus, além de outras 150 de menor porte. Ocorreu uma grande fuga dos sobreviventes para as regiões que os acolhiam, e muitos se alojaram em terras da Polônia e Lituânia, onde permaneceram em descanso até o fatídico ano de 1939, início da Segunda Guerra Mundial, quando se deflagraria nova perseguição.

A Europa jamais testemunhara tragédia como aquela. Em pouco tempo, um terço da sua população desapareceu. Os campos e as cidades ficaram desabitados, raras foram as famílias que não perderam alguns de seus membros. Essa diminuição da população foi um dos fatores da grande depressão do século XIV.

No ano de 1300, o papa Bonifácio VIII havia criado o jubileu da Igreja Católica, o que motivou uma peregrinação maciça a Roma, incentivada pela oferta de indulgências. O jubileu, que seria realizado em intervalos de cem anos, alcançou tamanho sucesso que o papa Clemente VI reduziu o intervalo para cinquenta anos, decretando um jubileu em 1350. Novamente, Roma viu suas ruas tomadas por peregrinos para compra de indulgências e a iniciativa de doações por uma população muito mais desesperada por ter visto a morte se aproximar durante a pandemia da peste negra. Não sabiam ainda que iriam conviver com aquele mal por mais tempo.

OS QUATRO SÉCULOS DA PESTE

Após essa grande epidemia de peste bubônica, a Europa albergou o agente infeccioso da doença. Agora, os ratos que circulavam provocavam epidemias isoladas de tempos em tempos nas cidades. A peste bubônica tornou-se motivo de pânico constante na vida dos europeus nos quatro séculos seguintes. A doença retornava com frequência às cidades. A peste só desapareceria da Europa no ano de 1720, com a última epidemia acontecida em Marselha.

Mesmo no século da grande peste negra, várias epidemias voltaram a ocorrer em cidades isoladas. A mortalidade no continente europeu nunca mais seria igual à dos fatídicos anos de 1347 a 1350; porém, em cada nova epidemia de peste bubônica, a mortandade não seria diferente. Ainda no século XIV, diferentes regiões da Europa veriam o retorno dessas epidemias, como Inglaterra, França, Bélgica e Itália.

Entre 1347 e 1536, a França sofreria 24 epidemias da doença e, entre 1536 a 1670, mais 12 surtos. No século XV, quando as caravelas portuguesas ainda não tinham chegado à região sul da África, Paris foi atingida pela peste bubônica, que matou 40 mil habitantes. No século XVI, já com a chegada das novas epidemias de sífilis, que veremos adiante, cresceu o pânico da população.

No final do século XV, as cidades do norte da Itália foram castigadas pelas epidemias. A primeira começou em 1477, alastrando-se por Milão, Brescia e Veneza. Os lazaretos ficaram lotados, administrando o contingente de doentes pela peste que chegava todo dia. Os esforços médicos, inúteis numa época em que se desconhecia a causa da doença, não evitaram a morte de 22 mil pessoas em Milão, 34 mil em Brescia e 30 mil em Veneza. Esta última, grande centro comercial que recebia embarcações de diversas regiões, incluindo o Oriente, sofreu várias epidemias de peste. O ano de 1575 ficaria guardado na lembrança de Veneza pelo acometimento da metade de sua população de 180 mil habitantes. Mesmo tendo experiência nas medidas de controle, com o isolamento dos doentes e a queima de seus utensílios e roupas, os órgãos de saúde não evitaram a morte de 50 mil moradores.

A Guerra dos Trinta Anos (1618-1648) foi um período marcante nas epidemias de peste bubônica nas cidades europeias, mescladas com as epidemias de tifo, que veremos adiante. O norte da Itália foi intensamente atingido no ano de 1630, com a morte de 32% da população de Veneza, 51% da de Milão, 63% da de Verona e 77% da de Mântua.

Naquele período, o serviço prestado pelos capuchinhos à população ganhou popularidade no continente; eles foram considerados heróis em tempo de peste bubônica, assistindo os doentes de todas as formas preconizadas pela Igreja. Um fato que ajudou a difusão dessa ordem pelas monarquias católicas.

As cidades francesas viveram os piores anos da peste bubônica, desde a sua chegada, nas 28 epidemias que ocorreram entre 1625 e 1640. Novos cemitérios apareceram naqueles anos, os mortos eram queimados onde se conseguisse lugar. A cidade mais castigada foi Lyon, em 1628.

No período que se seguiria ao fim da Guerra dos Trinta Anos, o panorama não seria diferente. Em 1649, Sevilha, um dos principais portos comerciais do continente, perderia 60 mil habitantes do seu total de 110 mil. Três anos mais tarde, a peste bubônica chegaria a Barcelona, não poupando metade de sua população de 44 mil pessoas. Nápoles, em 1656, registraria 250 mil mortes de seus 400 mil a 450 mil habitantes. Em Londres, foram exterminados 40 mil cães e 20 mil gatos por uma população desesperada para encontrar a causa de uma nova epidemia – que mataria cerca de 68 mil dos seus 460 mil habitantes. Fugiram da cidade cerca de 200 mil pessoas, entre elas, e para o bem da ciência, Isaac Newton.

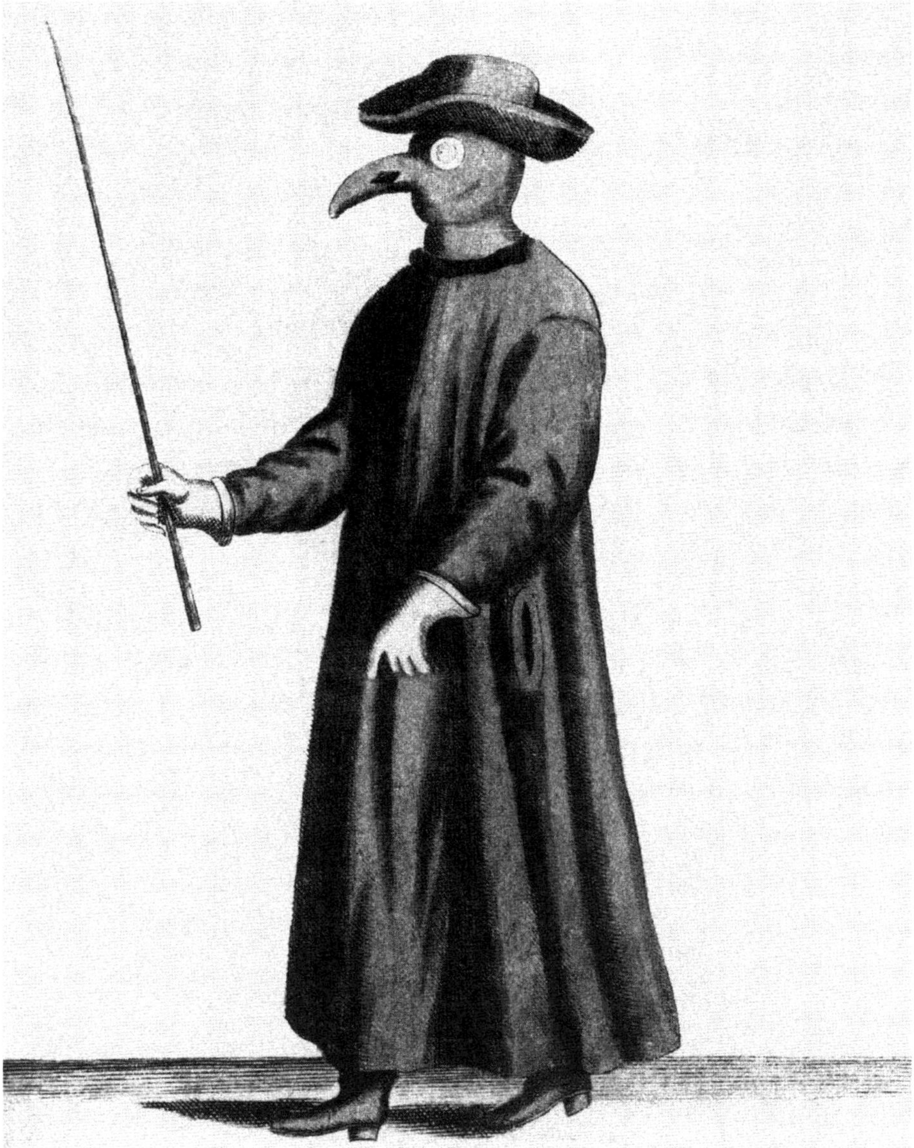

Germanisches National-museum, Nuremberg

Gravura de 1720 ilustra vestuário médico contra a peste. Uma roupa de couro que cobre todo o corpo com oculares de vidro para enxergar e a famosa vara para evitar manipular objetos dos doentes. Na máscara, orifício com forma de "bico" para colocar substâncias aromáticas que bloqueassem a entrada dos miasmas.

Na segunda metade do século XVII, foi a vez de os países do centro-leste europeu documentarem seus piores anos da peste bubônica. Em 1663, a doença iniciou sua onda de epidemias na Alemanha, Áustria e Suíça. Chegaria a Viena em 1679, procedente dos Bálcãs e da Turquia. A cidade ficava no entroncamento das rotas comerciais do leste e oeste europeus, suscetível à chegada do agente infeccioso.

Finalmente, a Europa se viu livre das epidemias de peste bubônica com a última delas em Marselha, na França, em 1720, que matou metade dos 100 mil habitantes. Naquele ano, a peste caminhou para a Europa por uma embarcação mercante nos mares do Mediterrâneo, procedente da Síria. Chegou em maio de 1720, quando o Grand St. Antoine atracou no porto de Marselha anunciando a presença de tripulantes doentes. As medidas de quarentena empregadas pelos órgãos competentes poderiam ter dado resultado se não fosse o contrabando de roupas que provavelmente albergavam pulgas contaminadas.

Com os primeiros casos da doença na cidade, ocorridos entre os compradores das roupas contrabandeadas, adotaram-se medidas de queima do vestuário, o que não foi suficiente para conter a epidemia. Os órgãos municipais demoraram dois meses para reconhecer que era mesmo epidemia, por temor de que as medidas de quarentena afetassem o comércio; mas este foi prejudicado pela morte de um terço a metade da população de Marselha.

Não se sabe ao certo o motivo de, depois disso, a doença ter desaparecido na Europa, mas é fato que no terceiro decênio do século XVIII aconteceu a última epidemia, não havendo registro de outra, apenas de casos esporádicos de pessoas infectadas. Nesses quatro séculos de epidemias, a história se repetia na maioria das cidades acometidas. No início, os membros dos conselhos administrativos municipais tentavam de todas as formas conter o pânico da população com falsas conclusões. Eram comuns diagnósticos tranquilizadores, pela suposição de que fossem casos esporádicos, bem como os que negavam tratar-se de peste bubônica. Dessa forma, omitiam-se números oficiais das mortes e dos acometimentos, ganhando-se tempo para o controle.

Com isso, retardavam-se medidas deletérias à vida comercial e financeira da cidade, como a temível quarentena, que interrompia o comércio. Eram medidas protelatórias, logo desmentidas pelo número crescente de mortes que afloravam aos olhos da população já assustada.

As cidades novamente esvaziavam-se, os moradores trancavam-se em casa com medo do ar corrompido, os miasmas, que transmitiria a peste bubônica; o comércio parava; as ruas ficavam desertas. Mas o que não faltavam eram os corpos espalhados pelas calçadas, aguardando as carroças que os levassem amontoados para enterros coletivos em valas comuns. Numerosos relatos de pilhas de cadáveres nas ruas são encontrados em documentos, assim como de corpos que saíam das janelas das casas por cordas ou que eram até mesmo arremessados.

As casas dos doentes eram lacradas com madeira e seus pertences, queimados; apareciam oportunistas e saqueadores das residências e dos corpos abandonados pelo pavor do contágio. Os familiares dos doentes eram enclausurados em seu domicílio até serem autorizados a sair. As fugas aceleravam-se, as cidades esvaziavam-se. Somente depois de passada a peste é que os moradores voltavam, de maneira ainda tímida. Os mais abastados colocavam antes um criado no domicílio para se certificarem que o mal se fora.

Todas as medidas de tratamento adotadas pelos médicos da época falhavam. Sangrias debilitavam ainda mais o corpo doente; cristais de arsênico e pedras preciosas aplicados à superfície do corpo enfermo eram inúteis, do mesmo modo que os unguentos, preparados de diversas formas – com excrementos de animais, cebola, mostarda ou terebintina. Até as providências contra os bubões não surtiam o efeito desejado: a cauterização com ferro quente, a aplicação de folhas de repolho e o emprego de sanguessuga, ou mesmo seu corte com navalha, pouco mudavam o destino final dos doentes.

Além do apelo religioso a uma entidade superior que livrasse a população do mal, tentava-se encontrar responsáveis pela epidemia. Essa procura de culpados prosseguia. Os estrangeiros eram os primeiros suspeitos. Em 1596, os espanhóis acometidos pela peste bubônica acusaram estrangeiros dos Países Baixos; Lorena, em 1627 e 1636, responsabilizou primeiro os húngaros e depois os suecos; Toulouse, em 1630, incriminou as pessoas provenientes de Milão. Isaac Newton, ao fugir da peste bubônica de Londres, acreditava que os holandeses eram os responsáveis por ela.

Muitas vezes, a culpa atribuída aos estrangeiros era também dirigida a moradores da cidade. O medo coletivo fazia as pessoas perderem a razão, e o fato de se achar um culpado era uma esperança de pôr fim à mortandade diária que surgia a cada epidemia. Assim, em Milão, na peste bubônica de 1630, o comissário de saúde Piazza e o barbeiro Mora foram vistos passando uma substância pegajosa nas portas das casas e nos muros da cidade. Supostamente teriam sido encontradas as pessoas que estavam espalhando a doença e que deveriam ser banidas. Esse delírio fez com que o Senado investigasse os dois. Sob tortura, eles, como seria de esperar, confessaram o crime. Foram castigados com ferro quente, suas mãos, decepadas; os ossos, quebrados; e, mortos, foram queimados.

A religiosidade preponderava nas cidades atingidas. Penitências proliferavam, assim como as súplicas dos habitantes. Eram muitos os sermões coletivos seguidos de procissões gigantescas que percorriam as ruas acompanhadas de rezas ininterruptas; quanto mais barulho se fizesse, maior seria a chance de Deus ouvir a população desesperada. Os sinos tocavam todo o tempo. Surgia um novo protetor contra a peste bubônica, São Roque, que suplantaria a fama de São Sebastião. Roque teria sido acometido pela doença na Itália e expulso de Piacenza. Refugiara-se numa cabana afastada, sendo alimentado e tratado por Gottardo, um patrício que o hospedara. Curado, teria voltado à sua cidade natal, Montpellier, onde foi acusado de ser espião. Morreu na prisão, e o calabouço em que estava se iluminou. Perto de seu corpo, puderam ser lidas inscrições que o referiam como protetor da peste bubônica.

NOVOS MUNDOS, NOVAS DOENÇAS

Portugal foi um dos pioneiros europeus na expansão ultramarina, lançando-se energicamente à exploração marítima ao longo do século XV. Suas embarcações afastavam-se das costas litorâneas para se aventurar em mar aberto. A bússola, inventada no século XII e originária da China, começava a ser utilizada nas embarcações europeias. Guardada em caixas de madeira, recebeu seu nome em siciliano – "caixa", bússola. Com a referência da estrela Polar, as embarcações portuguesas dirigiam sua expansão para o sul do planeta. As ampulhetas feitas com mármore negro triturado mediam o tempo no mar; e as descobertas dos diferentes tipos de vento e correntes marítimas orientavam as embarcações, criavam novas cartas náuticas para os navegantes. Diante de tamanha aventura, houve uma batalha que alavancou a ambição portuguesa por mais explorações: a Batalha de Ceuta.

Portugal envolveu-se na campanha da conquista de Ceuta, cidade dos muçulmanos no norte da África, no outro lado do estreito de Gibraltar. A cristandade ansiava pela expulsão dos infiéis. A conquista deu-se no ano de 1415, sob o comando de Dom Henrique, o Navegador, e fixou um novo marco na campanha de expansão marítima portuguesa. Por quê? Dom Henrique, com a tomada de Ceuta, descobriu uma relação comercial dos muçulmanos com territórios do sul dessa região, de onde provinha o ouro.

Assim, alavancou-se uma grande infraestrutura de navegação com base científica, cuja finalidade era possibilitar às embarcações contornar a costa ocidental da África e chegar à entrada de grandes rios que levariam a tais regiões, supostamente ricas em ouro. Todos os esforços eram direcionados à construção e ao aprimoramento de novas embarcações e à elaboração de novas cartografias. Surgem cartas celestes de navegação para o hemisfério sul com a orientação da constelação do Cruzeiro do Sul, até então desconhecida. Os ventos que auxiliavam a trajetória naval eram topografados, assim como as correntes marítimas. Começaram a migrar para o país banqueiros que financiavam esses empreendimentos e engenheiros navais responsáveis pelos projetos de construção. Entravam em Portugal matemáticos, astrólogos, geógrafos, astrônomos, especialistas em construção naval e cartógrafos da Espanha, Itália e Alemanha. Vários desses, judeus.

Os navegantes portugueses rumavam cada vez mais para o sul da costa africana usando seus instrumentos de orientação, aos quais posteriormente acrescentariam o astrolábio e o quadrante. Em 1434, descobriram o cabo Bojador, cuja transposição graças às caravelas marcaria o início da exploração sistemática do litoral africano. As ilhas de Cabo Verde seriam descobertas em 1446, e seu cabo, ultrapassado. Quatorze anos depois, os portugueses chegaram a Serra Leoa, no mesmo ano em que morreu Dom Henrique. Em 1471, ultrapassaram a linha do Equador.

À medida que exploravam a costa africana, os portugueses descobriam uma fonte de riqueza bem diferente da que os incentivara a princípio. Iniciaram a exploração de escravos, ouro, marfim e pimenta-malagueta. O lucro obtido com esse comércio propiciava o financiamento de novas expedições e ainda enriquecia os cofres da Coroa. O litoral africano era então batizado, por sua fonte de riquezas, de Costa do Ouro, Costa dos Escravos e Costa do Marfim. Na década de 1480, Portugal já construía a Fortaleza de São João da Mina.

Já nesse "singelo" começo conseguimos ter noção do que viria a ser a catástrofe futura dos indígenas americanos. As novas terras descobertas pelos portugueses, ainda no século XV, nos mostram o possível estrago causado pelo transporte de microrganismos para povos que os desconheciam.

Os portugueses começaram a colonizar suas ilhas descobertas próximas à costa no século XV e, com isso, promoveram alterações ecológicas nesses lugares, então isolados havia muitos séculos. Já na década de 1430, foram soltos vários animais, entre carneiros e ovelhas, nas ilhas dos Açores. Sem encontrar nenhum predador natural, esses animais se multiplicaram na vegetação das ilhas.

Foi no arquipélago das ilhas Madeiras que os colonizadores portugueses conheceram seu poder de destruição do sistema ecológico. Ao chegarem à ilha de Porto Santo, deixaram um casal de coelhos. Sem predador natural e encontrando vegetação abundante para sua sobrevivência, esses animais procriaram tanto que, mais tarde, a ilha não pôde ser habitada pelos portugueses.[20] Os coelhos disseminaram-se de tal modo que acabaram por destruir todas as plantações iniciadas pelos europeus. Mesmo exterminando muitos desses animais, não foi possível vencer seu alto índice de proliferação, propiciado pelas condições da ilha.

Com a vegetação nativa destruída pelos coelhos, os ventos e as chuvas completaram as erosões do terreno. Os portugueses foram forçados a abandonar sua colônia promissora. Partiram, então, para a ilha da Madeira, que recebeu esse nome por ter o terreno totalmente coberto de árvores. Na intenção de limpá-lo para fazer moradias e plantações, atearam fogo na vegetação da ilha e, muitas vezes, perdido o controle, fizeram com que grandes áreas fossem consumidas pelas chamas. A ilha queimou durante sete anos.

Finalmente, entre erros e acertos, os portugueses puderam aproveitar um terreno para benefício próprio. Em 1452, enquanto os coelhos dominavam a ilha de Porto Santo, a Coroa portuguesa autorizou a implantação do primeiro engenho de cana-de-açúcar na ilha da Madeira. Nos vinte primeiros anos, a produção de açúcar da ilha saltou de 6 mil arrobas anuais para 15 mil, atingindo a marca de 140 mil arrobas no início do século XVI. O número de habitantes da ilha colonizada passou de 80 pessoas nos primeiros anos para cerca de 19 mil no final do século.

Portugal começava seu império de produção de açúcar – conhecido no Oriente, amplamente aceito pelo mercado consumidor europeu e implantado pela primeira vez no Ocidente. Entre as alterações ecológicas ocorridas com a chegada dos europeus aos mares do Atlântico nenhuma foi tão dramática quanto a que estava por vir para a população ainda tranquila da América: a vinda de microrganismos.

As ilhas Canárias, ao contrário das anteriores, eram habitadas pelos guanchos. Esse povo originário da costa norte da África permaneceu por muitos séculos em isolamento. Vivendo de forma primitiva, não conhecia as ferramentas de ferro, contentando-se com os utensílios de paus e pedras. Não tendo habilidades náuticas, ficou no isolamento das ilhas do arquipélago, sem nenhum contato com o continente, vivendo da agricultura, caça e pesca. O grande problema enfrentado pelos guanchos foi desconhecer os agentes infecciosos que se instalaram na Europa, o que os tornou presa fácil das doenças que os europeus lhes trariam com sua chegada.

Entre 1415 e 1466, os portugueses organizaram expedições para a conquista desse arquipélago. Em diversas invasões, vários guanchos foram capturados como escravos para o trabalho nos engenhos da ilha da Madeira. Invasões com mais de 2 mil portugueses e mais de cem cavalos foram registradas no período. Enquanto os guanchos eram obrigados a viver em menos ilhas, sua cultura sobrevivia. Em 1475, os reis católicos da Espanha, Fernando e Isabel, entram na disputa pelas terras dos guanchos, e organizam a conquista final do arquipélago. Os povos nativos estavam, agora, aglomerados em apenas três ilhas – eram sete no início. Portugal foi obrigado a travar batalhas com a Espanha pela conquista das ilhas Canárias, cabendo a vitória ao povo espanhol. Mas, dessa vez, com a ajuda dos agentes infecciosos que acompanharam sua armada.

Em 1478, homens, cavalos e canhões desembarcaram na ilha Gran Canária para a conquista que só se consolidaria após cinco anos de luta com as guerrilhas dos guanchos ali refugiados. Além dos homens e armamentos, os espanhóis contaram com um aliado europeu desconhecido dos guanchos: a infecção pela *modorra*. Não se conhece a causa da modorra, dada a falta de descrição suficiente de seu quadro clínico. E esse tipo de infecção contagiosa permanece uma incógnita. Sem saber por que, os guanchos começaram a adoecer e morrer.

A epidemia ajudou os espanhóis matando três quartos dos nativos da ilha. Em 1483, cerca de 2 mil guanchos sobreviventes se renderam ao poderio espanhol, e assim abriram-se as portas para a implantação do primeiro engenho de açúcar no ano seguinte.

Entre 1492 e 1495, os espanhóis conquistaram as duas últimas ilhas do arquipélago em posse dos guanchos – La Palma e Tenerife. Após invasões malsucedidas, essas ilhas foram conquistadas pelos espanhóis, e novamente com o auxílio da modorra. Foi uma das primeiras infecções europeias a disseminar-se por povos isolados desse continente, deixando antever as consequências que um agente infeccioso causaria ao ser introduzido em uma população que nunca tivera contato prévio com o microrganismo – o que se repetiria depois no continente americano.

As infecções também não poupavam os navegantes. À medida que as grandes navegações cobriam distâncias maiores, surgiam problemas para a manutenção da viagem. Diariamente, fornecia-se para cada tripulante uma quantidade fixa de vinho e biscoito, alimentação básica; mas podia ser também manteiga, azeite, açúcar e vinagre. A carne era muitas vezes transportada viva no convés – ovelhas, porcos, cabras e aves, que eram abatidos de acordo com a necessidade.

Frequentemente, a calmaria dos ventos fazia com que a viagem se estendesse mais que o esperado e a escassez de alimentos causava a fome. Proliferavam ratos e baratas nos porões, disputando os alimentos armazenados, e estes se deterioravam nos locais quentes e úmidos em que eram guardados; biscoitos emboloravam, e a água estagnada nos tonéis se contaminava com bactérias, ocasionando diarreias na tripulação. Se uma doença resultou dessas navegações, sem dúvida, foi a diarreia infecciosa. Acometia a tripulação por meio da alimentação contaminada, aliada à má condição de higiene, como a inexistência de banheiro – faziam-se as necessidades em assentos pendurados nas amuradas.

Além das diarreias, relatam-se várias doenças febris, não detalhadas, que acometiam a tripulação. Apesar das doenças infecciosas, o maior temor, e também o maior problema diante das grandes distâncias, era a carência de vitamina C na dieta, que causava o mal das gengivas – hoje denominado escorbuto –, descrito na viagem de Vasco da Gama às Índias em 1498. Quando a frota de Vasco da Gama atingiu a costa oriental da África, a doença começou a manifestar-se na tripulação.[21] De acordo com a descrição, ocorria o crescimento das gengivas com apodrecimento e odor fétido – sendo necessário cortá-las para que não cobrissem os dentes –, além de inchaço nos pés. Como se não bastasse, o retorno era muitas vezes incerto, registrando-se alta mortalidade nas viagens pela quantidade de doenças, infecções, naufrágios, guerras e combates.

Os marinheiros, grumetes e pajens dormiam espalhados pelo convés, expondo-se ao frio e às chuvas, o que aumentava a incidência de infecções pulmonares. Muitas vezes, no regresso havia menos que a metade da tripulação original. Na viagem de Vasco da Gama, que partiu com 170 homens, apenas cerca de um terço da tripulação retornou. Houve a mesma proporção de perdas entre a tripulação que regressou da viagem de Pedro Álvares Cabral, iniciada com 1.500 homens.[22]

Enquanto Portugal conquistava de forma organizada e programada o hemisfério sul, o genovês Cristóvão Colombo propunha ao rei Dom João II, de Portugal, o descobrimento do caminho das Índias navegando para o Ocidente. A proposta não foi aceita, uma vez que a expedição de Bartolomeu Dias chegou informando ter conseguido transpor o famoso cabo das Tormentas, no extremo sul da África, em 1488. Essa proeza fez com que esse nome fosse mudado para cabo da Boa Esperança. Dessa forma, ficava mais concreto o sonho de atingir as Índias contornando o sul africano.

Rejeitado por Portugal, o plano de Colombo foi posteriormente aceito pelos reis católicos de Castela e Aragão. Sucesso para felicidade dos espanhóis. O intercâmbio de animais e vegetais de regiões diferentes, dessa vez entre Europa e Américas, teria mais um capítulo com o descobrimento do novo continente em 1492, e, pior seria, com a troca de vírus e bactérias.

O encontro da América marcou o deslocamento de espécies para outras terras. A Europa conheceu novos alimentos originários da América, como o milho, a mandioca e a batata. Mais rentável que o trigo europeu, a batata supriria as necessidades da população miserável, ajudando a amenizar a fome. O chocolate, consumido pelos índios da América Central, foi introduzido na Europa, onde, encontrando o açúcar, adquiriu gosto agradável, não mais amargo, e se difundiu pela Europa. Chamado pelos maias de *cacao* e pelos astecas de *cacahuatl*, seu nome foi modificado pelos espanhóis.[23] Em contrapartida, as plantações de açúcar originadas na Ásia e já presentes na Europa seriam transferidas às Américas. O embaixador francês em Lisboa, Jean Nicot, enviou à Catarina de Médici, na França, a planta do tabaco originária da América, que difundiu pela Europa o hábito de fumar e cuja substância ativa foi posteriormente chamada de "nicotina" em homenagem a esse embaixador.[24]

As embarcações europeias levavam cavalos e gado para as terras americanas. O cavalo foi muito utilizado pelos exércitos espanhóis para ataques aos indígenas. Transportados por Colombo na expedição de 1493, proliferaram no nordeste mexicano e multiplicaram-se na América do Norte. As primeiras tentativas de colonização do rio da Prata deram origem à criação de gado e cavalos nas planícies dessa região. Com os assentamentos espanhóis em Buenos Aires, a chegada dos portugueses ao sul do Brasil e a chegada dos jesuítas, estima-se que o número desses animais tenha alcançado 48 milhões de cabeças em 1700. Também em 1493, o porco foi introduzido na América e criado como fonte nutriente. Reproduziu-se e, tornando-se selvagem, difundiu-se das Antilhas para a América do Sul e a costa dos Estados Unidos. O mesmo ocorreu com cabras, carneiros, galinhas e gatos.

Grandes transtornos foram causados por algumas espécies levadas à América pelos europeus, como a dos ratos pretos. Transportados nos porões das embarcações, desembarcaram nas terras americanas e disseminaram-se com facilidade. Em 1607, fundou-se na Virgínia, nos Estados Unidos, o povoado de Jamestown. Com a proliferação dos ratos, os alimentos armazenados foram destruídos em 1609, assim como as plantações. A fome, com o auxílio de alterações climáticas, atingiu o povoado e quase o extinguiu. A população sobreviveu com grande dificuldade, graças à caça e à pesca. Na mesma época, a comunidade de franceses instalada em Port Royal, na Nova Escócia, enfrentava problemas iguais.

Apesar de toda a migração de espécies animais e vegetais entre os dois continentes, o maior impacto para ambas as civilizações foram as trocas de suas espécies microscópicas. As embarcações transferiam agentes infecciosos desconhecidos de um continente para outro – no início entre a Europa e a América, depois também foram incluídos agentes originários da África.

CHEGA A SÍFILIS: A NOVA PESTE NA EUROPA

Não há registros de que a modesta frota de três embarcações da primeira expedição de Cristóvão Colombo tenha levado alguma doença infecciosa para os indígenas. No entanto, acredita-se que no retorno dos espanhóis, em 1493, as embarcações Nina e Pinta tenham transportado para a Europa uma forma agressiva de infecção: a sífilis. Vários relatos históricos e científicos indicam a propagação da sífilis no sentido Novo Mundo para o Velho Mundo. No retorno da expedição, o comandante da Pinta foi acometido por enfermidade semelhante à sífilis, contraída em relações sexuais com as indígenas da ilha Hispaniola (atual Haiti e República Dominicana). O médico Ruy Diaz de Isla, que trabalhava em Barcelona na época, descreveu a epidemia de sífilis naquela cidade após o retorno triunfal dos espanhóis.

A sífilis seguiu, então, para as outras cidades portuárias da Espanha e da Itália. Na segunda viagem de Colombo, de acordo com relatos do monge Roman Pane, a doença era amplamente presente na ilha Hispaniola. Posteriormente, o frei Bartolomé de Las Casas, defensor dos indígenas, registrou sua ocorrência entre os índios americanos; Gonzalo Fernandes de Oviedo descreveria espanhóis acometidos pela sífilis na sua chegada à ilha Hispaniola; e durante a incursão de Hernán Cortez ao México, seu companheiro Bernardo Díaz de Castillo registraria o adoecimento por sífilis do exército espanhol naquele território. Os europeus passaram a conhecer uma nova doença.

Se fontes históricas já fornecem indícios para que se acredite que a doença teve origem na América, a arqueologia reforça isso. Muitas vezes, a sífilis causa acometimento ósseo, levando a deformações que podem ser avaliadas em esqueletos. Quando se estudam os esqueletos europeus, raramente se encontram lesões compatíveis com a sífilis antes do Descobrimento da América, e as poucas que existem criam controvérsias sobre terem sido realmente causadas pela doença. Por outro lado, esqueletos de índios americanos anteriores à presença dos europeus na América revelam uma ampla coletânea de achados compatíveis com a sífilis, que existia no continente muito antes da chegada dos espanhóis.

Às vésperas da chegada da sífilis à Europa, o terreno para epidemia já estava preparado. Existia no continente promiscuidade sexual – bordéis eram aceitos nas cidades e a prostituição admitida como prática comum. Os prostíbulos acomodavam garotas pobres e até mesmo sem família. Era comum esses locais receberem viajantes, garotos jovens e recém-chegados. Em Roma, existiam, na época da chegada da sífilis, mais de 6 mil prostitutas; e em Veneza, no início do século XVI, mais de 11 mil. A doença entrou pelas cidades portuárias da Espanha, França e Itália, espalhou-se pelos prostíbulos e daí, por mercadores e comerciantes, para outros portos do Mediterrâneo. Com a aceitação da promiscuidade sexual, a sífilis proliferou-se nas comunidades litorâneas europeias. Mas faltava algo para que a bactéria pudesse transpor o litoral europeu e varrer o continente. E ela encontrou: a guerra.

Em 1494, deu-se o início das guerras entre espanhóis e franceses pelo domínio dos territórios italianos. O exército francês marchou para sua conquista de Nápoles. Enquanto Leonardo da Vinci se preparava, em Milão, para pintar a *Última ceia*, seu patrocinador e protetor Ludovico, da família Sforza, que dominava a corte daquela cidade, permitia a passagem do exército francês pelo seu território rumo a Nápoles. Após paciente descida pela península, o exército francês, com 30 mil mercenários, finalmente chegou ao reino de Nápoles para dominá-lo sem dificuldade. Seus mercenários não sabiam, mas a sífilis os aguardava.

Nápoles era uma das cidades mais populosas da Europa, com 150 mil habitantes, superando outras potências mercantis como Veneza, com 100 mil habitantes,

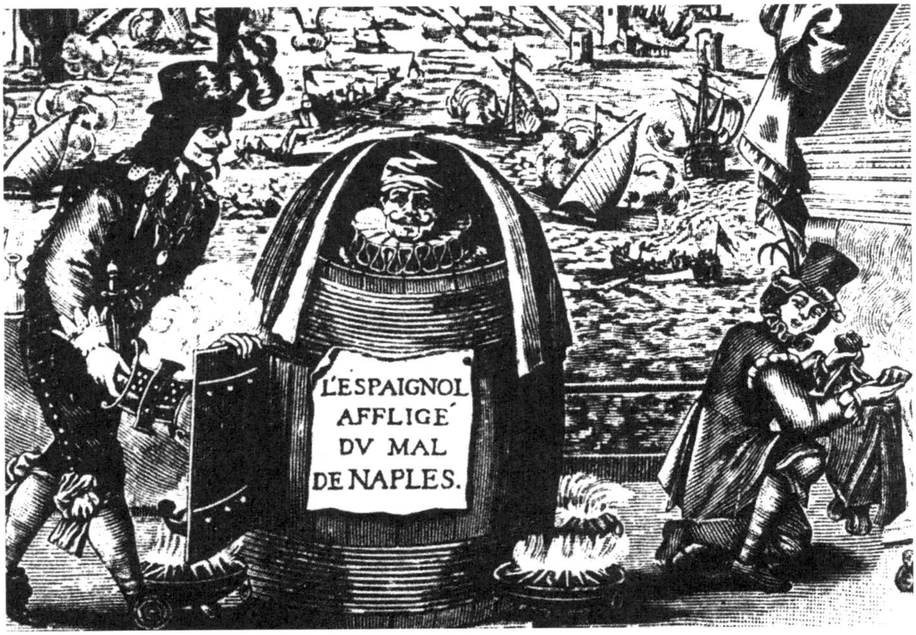

Gravura francesa do século XVII, anônimo

Soldado espanhol sendo submetido ao tratamento por aquecimento contra a sífilis. Note a descrição da doença como "o mal de Nápoles".

Lisboa, com 50 mil, e Sevilha, com 40 mil. Recebia comerciantes e viajantes de todo o mundo; sua baía estava sempre abarrotada de embarcações. Essa aglomeração de estrangeiros, oriundos de diversas partes, tornava a cidade sujeita a doenças transportadas pelos viajantes. Dessa forma, a sífilis chegou e permaneceu em seus prostíbulos. Com a vitória dos franceses, os combatentes comemoraram nos prostíbulos da cidade durante dias, sem saber da presença desse novo habitante europeu.

O grande exército francês era formado por combatentes mercenários da Espanha, França, Suíça, Alemanha, Inglaterra, Polônia e Hungria, entre outras nações. Com o retorno de cada combatente para sua terra de origem, a sífilis disseminou-se pela Europa. Em 1495, estava na Alemanha, na França e na Suíça; em 1496, já se manifestava na Holanda e na Grécia; em 1497, na Inglaterra e na Escócia; e finalmente, em 1499, chegou à Hungria, Polônia e Rússia.[25]

Logo se evidenciou a ligação entre a nova doença e os prostíbulos. Ter a sífilis era sinal de mau comportamento, de relações sexuais pecadoras. Os doentes nem sequer podiam esconder as manchas na pele que ela causava, e por isso se viam denunciados. A posição da Igreja diante da infecção reforçava o caráter pecaminoso das pessoas, que estariam sendo castigadas por Deus com esse mal. Diante do preconceito em relação à sífilis, nenhuma nação queria ser responsabilizada por sua origem. Assim, os europeus discutiam o nome que deveria receber – os franceses a chamavam de "doença napolitana"; os italianos, de "doença espanhola"; e os espanhóis, de "doença francesa". Cada nação empurrava seu sinônimo a outra. Erasmo de Roterdã, de modo imparcial, batizou-a de "a nova peste".

Somente em 1530 o italiano Girolamo Fracastoro publicou seu poema "Syphilis Sive Morbus Gallicus", que contava a lenda de Sífilo, um pastor vaidoso que teria prestado homenagens a seu rei como se este fosse uma divindade. Essa atitude ofendeu o deus Apolo, que o puniu com a doença. Nada mais punitivo que uma doença com lesões de pele pavorosas em uma pessoa vaidosa. A obra ganhou reconhecimento em várias regiões da Europa, e o mal foi batizado, então, de sífilis.

É interessante notar como a história da sífilis se repetiu quase cinco séculos depois, na época do surgimento da aids. Ainda temos na lembrança as explicações para o seu aparecimento na década de 1980. Membros da Igreja diziam que a doença fora enviada por Deus como castigo às imoralidades sexuais dos primeiros pacientes, uma vez que no início sua incidência aparentava ser maior entre os homossexuais masculinos. Muitos acreditavam que a aids surgira para conter o avanço da liberdade sexual que estava implícita em um contexto de imoralidade. O preconceito estava caracterizado nos diversos sinônimos que a doença recebeu, como "doença dos *gays*" e "peste *gay*". Esse mesmo preconceito se reflete na postura de esconder os familiares ou amigos que apresentam a doença. Na década de 1980, dizer que alguém tinha aids era o mesmo que declará-lo homossexual, vergonha à época. Os doentes mantinham a informação como um segredo guardado a sete chaves pela família, assim como na sífilis do século XVI.

AS PERSEGUIÇÕES

A sífilis influenciou a perseguição aos prostíbulos nas décadas seguintes, alavancada pela Reforma Protestante do início do século XVI. A doença foi empregada como um pretexto, interpretada como uma forma de castigo divino à imoralidade que dominava o mundo.

O reformador Martinho Lutero tinha uma grande arma na mão inventada no século anterior, a imprensa. Os panfletos e folhetos se multiplicavam de maneira inacreditável e se difundiam pela região, fazendo com que todos os habitantes da Europa setentrional tomassem conhecimento das teses que condenavam o comportamento da Igreja. Entre as condenações, encontrava-se a prostituição reinante na Europa renascentista.

Prostitutas de elite, de classe social e econômica elevada, eram culturalmente aceitas com naturalidade no continente e até tinham membros do clero entre a sua clientela. Lutero lutava por uma reforma moral, pela purificação, defendendo o sexo para finalidade de procriação e não pelo prazer, atacando, portanto, a prostituição. Em 1520, escreveu seu *Discurso à nobreza alemã,* com ataques ao meretrício.

As críticas de Lutero, com o aconselhamento da reforma moral, e o surgimento da sífilis, interpretada como castigo divino, impulsionaram a perseguição à prostituição. Além disso, a crise econômica do século XVI desencadeou uma série de perseguições a pessoas que pudessem ser responsabilizadas pelas catástrofes das comunidades, como as chuvas – que prejudicavam as colheitas e geravam a fome – e as epidemias. Foi nesse contexto que se deu também a "caça às bruxas", que seriam mulheres solitárias aliadas ao diabo e responsáveis pelas catástrofes. Assim, a perseguição às prostitutas ganhou cada vez mais força na Europa.

Várias medidas de controle foram adotadas no combate à epidemia de sífilis. Algumas cidades passaram a proibir a entrada de pessoas suspeitas de ter a doença e até a expulsá-las. Os enfermos eram encaminhados a hospitais especiais para tratamento. Em Bamberg, não era permitida a entrada de sifilíticos em igrejas e hospedarias. O fechamento de prostíbulos e a expulsão de seus membros começaram na Alemanha, berço da Reforma, onde as prostitutas foram banidas de Augsburgo em 1532, de Ulm em 1537, de Resensburg em 1553 e de Nuremberg em 1562.

Em algumas cidades da Inglaterra, impuseram-se castigos às prostitutas e seus rostos foram marcados com ferro quente. Na França, em certas regiões, cortavam-se suas orelhas. Na cidade francesa de Gaillac, além da expulsão, foram relatados o espancamento e a imersão no rio como formas de castigo. A Contrarreforma da Igreja Católica, na tentativa de reorganizar-se e moralizar-se, também atacou o comportamento sexual imoral, acentuando a perseguição. Agora, as prostitutas eram atacadas de ambos os lados. Em 1566, o papa Pio V assinou decreto de expulsão das prostitutas de Roma, fato que gerou polêmica no conselho municipal pelas consequências econômicas desse ato para a cidade.

Foi assim que a sífilis, castigo de Deus aplicado por causa da imoralidade reinante na Europa, associada à intenção de moralização que a Reforma e a Contrarreforma pretendiam, desencadeou a perseguição às prostitutas do século XVI. No século seguinte, ocorreu uma regressão dos casos da doença, tornando-a endêmica (com número de casos constantes ao longo dos anos) e livrando a Europa de sua forma epidêmica e mais sintomática. Provavelmente essas perseguições e a maior moralização sexual contribuíram para o controle da sífilis. Enquanto os europeus combatiam a sífilis ofertada pelos indígenas americanos, estes também duelavam com vírus lançados ao Novo Mundo.

INDÍGENAS AMERICANOS: AS PRÓXIMAS VÍTIMAS

Enquanto a sífilis se alastrava pela Europa, persistia entre Portugal e Espanha uma guerra de espionagem na exploração marítima. As cartas e estratégias de navegação eram guardadas a sete chaves. Haja vista que quando Dom Manuel teve notícias do descobrimento do Brasil, em 1500, manteve o fato em segredo para o reino da Espanha durante praticamente um ano, para evitar reivindicações do adversário. Nesse contexto de disputas que se acirraram com o descobrimento da América, os reis católicos solicitaram a aprovação pontifícia, e lhes foi dada a posse de todas as terras que descobrissem.

Portugal respondeu com um tratado antigo, que garantiria suas terras a partir do paralelo das ilhas Canárias. O início das negociações ocorreu com a divisão dos territórios a partir de cem léguas das ilhas de Açores e Cabo Verde. A parte do ocidente ficou para a Espanha e a do oriente, para Portugal. Mas Dom João II, rei de Portugal, insistiu em ampliar essas delimitações para 370 léguas, justificando a mudança como necessária em virtude de suas viagens à Índia.

No início de 1494, a Espanha enfrentava turbulências diplomáticas com a França em razão de uma guerra iminente, motivada pela sucessão no reino de Nápoles – guerra que, como foi visto, influenciou a disseminação da sífilis. Esse fato obrigou a Espanha a resolver as negociações com Portugal, evitando conflitos no seu flanco ocidental. Dessa forma, para certificar-se de que nada perderia com o novo posicionamento da linha divisória a 370 léguas, enviou a segunda expedição de Colombo para localizar melhor as novas terras.

Nesse contexto de desconfiança e disputa, a segunda expedição de Colombo partiu de Cádiz, em setembro de 1493, com caráter militar, agregando 17 embarcações que levavam de 1.200 a 1.500 homens. Depois do reconhecimento das terras e da verificação de que não haveria perda de nenhum território com a nova linha divisória, foram enviadas informações aos reis católicos – e por fim eles puderam negociar, em 1494, o Tratado de Tordesilhas. Foi nessa grandiosa expedição que o historiador Francisco Guerra se baseou para levantar a hipótese de introdução de agentes infecciosos no Novo Mundo.

Em sua segunda expedição rumo à colonização da América, os espanhóis levaram animais. Partiram com embarcações carregadas de gatos, cachorros, porcos, galinhas e plantas das ilhas Canárias. A viagem seria mais uma das muitas realizadas pelos mares se não fosse pela presença de viajantes microscópicos que causaram uma epidemia e uma mortalidade consideráveis a bordo. Chegando à sua base de colonização no Caribe, a ilha Hispaniola, a tripulação doente desembarcou em terras americanas e a epidemia disseminou-se pelos nativos. Atribui-se a doença ao vírus da gripe, o *influenza,* dados os sintomas de prostração e febre, mas acredita-se que pode ter ocorrido uma associação com outras doenças, como disenteria.

Na viagem, Colombo transportava de volta sete índios que levara à Espanha para mostrar aos reis católicos. Cinco deles morreram no trajeto vitimados pela epidemia, do que se deduz que a mortalidade entre os habitantes da ilha Hispaniola acometidos pela doença não foi insignificante. Dos espanhóis levados para a colonização, mais da metade morreu, sendo incalculável o número de nativos que pereceram. A primeira cidade espanhola na América, Isabela, fundada em 1494, ficou deserta e desabitada pela mortandade, vindo a tornar-se cidade-fantasma com o surgimento de São Domingos em 1496.

A cada viagem, novos colonos eram levados ao Caribe e, com eles, agentes infecciosos desconhecidos dos nativos. A tripulação de espanhóis era muitas vezes acometida por infecções em decorrência das condições impróprias de navegação, com aglomeração humana e fome. Chegavam às ilhas caribenhas verdadeiras embarcações de epidemia. Foi assim que Nicolás de Ovando transportou 2.500

colonos, em 1502, para a ilha Hispaniola. Logo na chegada, cansados e vivendo situação de fome, muitos adoeceram com um quadro febril – e assim morreram cerca de mil espanhóis, o que forçou a fundação do primeiro hospital na América em 1503.[26]

Essa elevada mortalidade não foi nada em comparação à registrada entre os nativos, incalculável. Segundo relatos do frei Bartolomé de Las Casas, nos oito anos seguintes à chegada dos espanhóis ao Caribe, morriam nove em cada dez índios por doenças trazidas pelos europeus. Essas infecções alastravam-se nas ilhas de Porto Rico, Jamaica e Cuba. Assim, enquanto os índios brasileiros viam Américo Vespúcio reconhecer o território recém-descoberto pelos portugueses, o Caribe era invadido pelas epidemias, com a diminuição vertiginosa de sua população. Nesse momento, a situação na Europa também não era animadora: o continente revivia epidemias de peste negra.

No início do século XVI, as cidades da península ibérica prosperavam com a economia fortalecida pelas novas terras e rotas descobertas. Nelas crescia o número de casas, habitantes e ruas, assim como, por consequência, a pobreza e a miséria. Dirigia-se a elas um fluxo grande de imigrantes, mercadores e estrangeiros, que as colocavam sempre sob ameaça da infecção pela peste, que poderia voltar a qualquer momento, o que ocorreu com frequência em todo o século XVI.

As medidas de controle adotadas em cada epidemia não surtiam efeito, sendo inúteis as fogueiras nas ruas, o isolamento de doentes e a oclusão de suas casas com pedras e cal. Muitas dessas epidemias atingiram a corte portuguesa. Em 1415, faleceu a esposa do rei Dom João I, Philippa de Lancaster; em 1437, o rei Dom Duarte. Em 1505, aportava em Lisboa um navio italiano que levava à cidade, além da tripulação, o agente da peste, como tantas vezes ocorria. Mas dessa vez, a situação seria bem diferente, pois a epidemia se alastraria por todos os centros ibéricos. Em Lisboa, a peste permaneceu de 1505 a 1507, forçando a inauguração de dois cemitérios ali. Disseminou-se pelas cidades espanholas: Sevilha perdeu 28 mil habitantes; Barcelona, 3.500; Madri, 3 mil; e Valladolid, 7 mil. O ano de 1507 ficou conhecido como o "ano da grande peste".

OS IMPÉRIOS AMERICANOS DEVASTADOS

Era previsível que epidemias devastadoras atingissem a América espanhola, em razão do grande trânsito marítimo que se instalara. Só em 1508, 45 embarcações partiram da Espanha para a ilha Hispaniola; e, entre 1509 e 1515, o Caribe recebeu 185 dessas embarcações. Em 1514, chegou à ilha Hispaniola a expedição de Pedro Árias de Ávila, com 17 embarcações e 1.500 homens recrutados em Sevilha, portando nova remessa de agente infeccioso que, dessa vez, seria responsável pela morte de dois terços da população indígena local. A doença descrita pode ter sido causada pelo vírus da gripe, o *influenza*.

Enquanto as embarcações espanholas circulavam pelas ilhas do Caribe, os astecas – povo indígena que habitava o planalto central do México – não imaginavam o futuro desastroso que os aguardava. Sua capital, Tenochtitlán, fundada no século XIV, era uma das cidades mais populosas do mundo, com milhares de habitantes. Construída acima de um lago, era abastecida diariamente por centenas de barcos. O centro era formado por edificações cerimoniais aglomeradas ao redor do santuário Templo Maior, com construções ornamentadas com pedras preciosas. Apesar de o império ter grande extensão territorial, nunca houve dados que documentassem seu contato com os incas, no Peru. A união desses impérios se daria por sua conquista pelos espanhóis, que primeiro acabariam com a tranquilidade da capital asteca.

Em 1518, partia para o continente mexicano a expedição de Hernán Cortez, com o objetivo de explorar terras e conquistar territórios indígenas ricos em ouro e prata. Cortez chegou ao litoral mexicano e iniciou sua exploração a partir do interior, percorrendo as cidades indígenas até chegar a Tenochtitlán. Seu exército deparou-se com uma população altamente organizada, até então não vista no Novo Mundo. A cidade era cerca de quatro vezes maior que os principais centros europeus, como Sevilha e Gênova. Possuía casas de pedra bem construídas, organizadas, e sistema de abastecimento de água.

Na chegada de Cortez e seu exército a Tenochtitlán, a população e o rei Montezuma os acolheram cordialmente. Cortez foi alojado no palácio e passou a receber presentes e a conhecer a cidade. Mas essa relação cordial foi efêmera. Cortez acusou Montezuma dos ataques que os espanhóis haviam sofrido no continente e o aprisionou, interferindo na administração local. Essa situação permaneceu por cerca de seis meses, com o rei cativo e os espanhóis à procura de metais preciosos. Os invasores foram finalmente expulsos depois de terem ultrajado os deuses astecas. A fuga espanhola para as cidades vizinhas ocorrida durante a noite ocasionou perdas e a redução do exército a centenas de soldados e dezenas de cavalos. Enquanto Cortez organizava um novo exército para outro ataque à capital asteca, um poderoso aliado tinha sido enviado das ilhas do Caribe: um aliado microscópico.

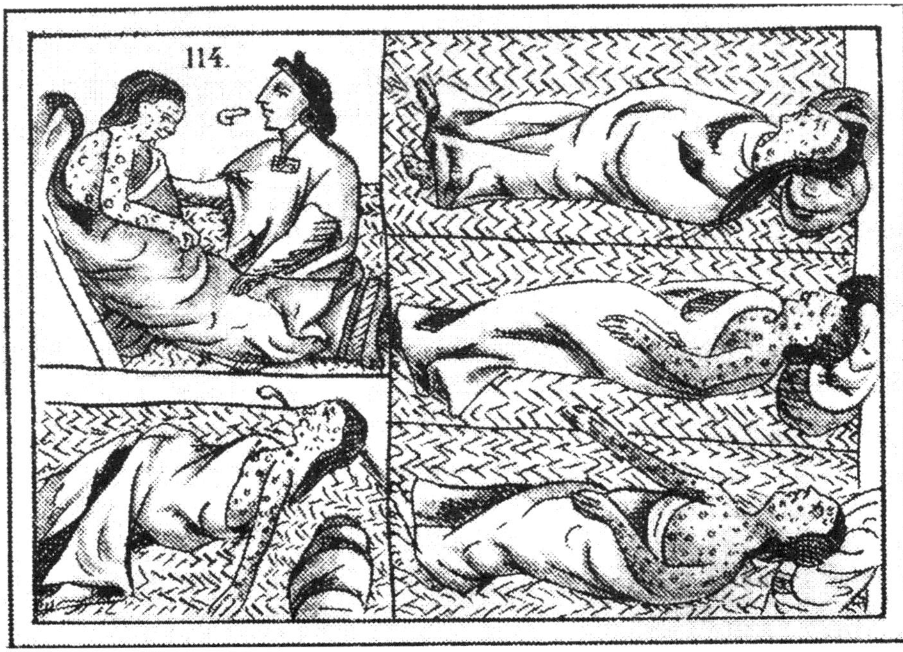

Historia general de las cosas de la Nueva España, Bernardino de Sahagún, século XVI

Ilustração do *Florentine Codex* do século XVI sobre a história dos indígenas no México. Indígenas do povo nahuas acamados, infectados pela varíola com lesões cutâneas.

Em dezembro de 1518, uma nova doença europeia chegava à ilha Hispaniola: a varíola. Desembarcou nos portos, atingiu uma grande parte da população indígena suscetível, mas poupou os espanhóis, provavelmente por já terem tido contato prévio e estarem imunizados. Os monges Luis Figueroa e Alonso de Santo Domingo escreveram para o monarca espanhol Carlos V, em 10 de janeiro, relatando a morte de um terço dos nativos da ilha. A população de cerca de 300 mil indígenas seria ainda reduzida para apenas mil nos primeiros cinquenta anos que se seguiram à chegada dos espanhóis. A varíola alastrou-se nas ilhas de Porto Rico e, posteriormente, em Cuba, com a morte de um terço a metade dos índios. Estava em curso a primeira pandemia de varíola na América.

No México, Cortez reorganizava seu exército com indígenas aliados, os tlaxcalas, enquanto aguardava a chegada de reforço militar já solicitado. Ele ainda não sabia, mas o que seria aparentemente um problema foi a solução com a chegada de Pamphilo de Narvaez.

Cortez partiu para a conquista do território mexicano sob as ordens de Diego Velásquez, tenente da ilha de Cuba; todavia, ignorou Velásquez ao relatar suas conquistas nas cartas que enviou diretamente ao rei da Espanha. Velásquez não aceitaria esse menosprezo com facilidade e, por isso, enviou Narvaez uma expedição ao continente com a missão de punir Cortez por ter desobedecido suas ordens superiores. O confronto entre espanhóis foi resolvido na diplomacia. Cortez conseguiu conter o exército de Narvaez e o convenceu a acompanhá-lo em seu caminho na conquista do território asteca, usando como estímulo a existência de ouro e prata na região. O que Cortez não sabia era que, quando Narvaez partiu de Cuba, a epidemia de varíola já grassava ali, e, por conseguinte, alguns de seus homens haviam contraído a doença e levaram o vírus para o continente.

Na chegada a Cozumel, eclodiria a epidemia entre os indígenas do continente. A doença foi carregada para a cidade de Vera Cruz e, finalmente, para o interior, ao encontro do exército de Cortez. Esse exército reagrupado e reforçado pelo de Narvaez era acompanhado pela varíola.

Assim partiu Cortez com sua aliada invisível, a varíola, para a conquista de Tenochtitlán. A cidade foi bloqueada e, consequentemente, cortado o suprimento de água e alimento para a população indígena, que sucumbiu ao cerco. O golpe final seria dado com a chegada da varíola à cidade. Não é possível calcular quantos indígenas morreram, dada a falta de registros precisos, mas sabe-se que na entrada da cidade rendida jazia um grande número de corpos, espalhados pelas ruas e boiando no lago – vários em estado avançado de decomposição. A varíola foi a grande responsável pela destruição asteca, e não o exército espanhol. Uma história que se repetiria, agora, nos Andes.

Na época em que os astecas faziam sua expansão territorial na América Central antes da chegada dos espanhóis, também ocorria a ocupação das cordilheiras da América do Sul pelos incas. Sob o comando de Tupac Yupanqui seria formado o maior império da América, com cerca de 900.000 km^2. Suas terras eram interligadas por uma rede de estradas que cobriam todo o território, com postos de parada e descanso, somando cerca de 20.000 quilômetros de rede viária. Isso tornar-se-ia uma desvantagem contra as epidemias.

A manutenção da ordem no Império Inca era garantida não só pelo sistema de comunicação das diversas regiões, mas também pela maneira como se dava a conquista dos povos, em que a língua era imposta aos derrotados e ensinada aos seus chefes. No momento em que Colombo chegava às Antilhas, Tupac Yupanqui foi assassinado, ascendendo assim o décimo primeiro inca ao poder, Huayna Capac.

O explorador Francisco Pizarro tomou conhecimento do Império Inca e retornou à Espanha em busca de autorização para conquistá-lo. Lá abundavam ouro e prata. Em seu retorno, em 1530, Pizarro encontrou o império abalado pela guerra civil que se iniciara após a morte de Huayna Capac. Seus filhos Atahualpa e Huascar lideravam as duas facções rivais desse conflito e Pizarro soube tirar proveito dessa desunião. Atahualpa e seus principais líderes caíram numa emboscada armada por Pizarro, foram cercados numa praça; os espanhóis trucidaram os maiores assessores do imperador com seus cavalos, armas e canhões. Atahualpa foi feito refém e, apesar da montanha de ouro oferecida pelos indígenas para a sua libertação, foi executado.

O assassinato do líder e dos que pertenciam à classe dominante dos nativos ajudaria na conquista de seu império pelos espanhóis, mas nada comparado à contribuição das epidemias de varíola e sarampo. O exército espanhol, mesmo possuindo cavalos e espadas, era pequeno em número de soldados para vencer os incas. A varíola foi, então, fator importante na década de 1520 para essa vitória; depois, o sarampo também mostrou seus efeitos nos nativos.

O vírus do sarampo chegou em 1530 às ilhas do Caribe para iniciar sua epidemia na América, passando pelo México e disseminando-se pelo norte e o sul. Acredita-se que o vírus tenha sido levado por escravos africanos que partiram de Sevilha numa embarcação com destino ao Caribe. No início, exterminou dois terços dos nativos restantes de Cuba e cerca da metade dos de Honduras antes de continuar avançando para o continente.

Até a década de 1530, já haviam entrado na América a varíola, o sarampo e o *influenza*. As frequentes epidemias que os indígenas sofreram, somadas às perseguições e aos massacres impostos pelos espanhóis, quase os levaram à extinção no século XVI. Estima-se que essa população inicial foi dizimada em até 90%, permanecendo vivo um décimo do total de índios que existiam nessas porções da América quando Colombo chegou.[27] Na ilha Hispaniola, de um milhão de nativos, calcula-se que havia apenas quinhentos em 1548; no México, ocorreu uma redução de 25 a 30 milhões de índios, existentes antes da chegada de Colombo, para cerca de 3 milhões em 1568, com a varíola matando mais de 70% deles; nos Andes, onde viviam cerca de 8 milhões de incas, avalia-se que havia apenas 1 milhão em 1553.

OS INDÍGENAS BRASILEIROS

O litoral brasileiro não escapou dessa invasão microbiana. Desde os primeiros anos que se seguiram ao Descobrimento do Brasil, eram constantes as expedições portuguesas trazendo agentes infecciosos aos indígenas. Além de sua interação com os portugueses, os nativos também entravam em contato com os navios franceses clandestinos que vinham buscar o pau-brasil para tintura de sua produção têxtil no noroeste francês. Os índios derrubavam a madeira e a armazenavam ao longo da costa, em locais já determinados, e então aguardavam as embarcações, tanto portuguesas quanto francesas, para fazerem o escambo, troca do pau-brasil por artigos diversos, badulaques trazidos pelos europeus. Não sabiam que também recebiam nessas trocas agentes causadores de infecção.

Estudos sobre a baía de Cabo Frio, região de escambo do pau-brasil, estimam que cerca de trezentas embarcações ali chegaram até meados do século XVI; os índios tiveram contato com aproximadamente dez mil europeus. Com a intensificação da colonização portuguesa e o ingresso de um maior número de estrangeiros, elevou-se a mortalidade indígena pelas epidemias.

A consolidação da conquista na segunda metade do século XVI aumentou os núcleos populacionais, que receberam assim mais agentes infecciosos. As tribos reagiram a essa intensificação da colonização de duas maneiras. Aquelas que se aliavam aos portugueses mantinham com eles uma convivência pacífica. As que se opunham a eles eram atacadas, aprisionadas e escravizadas pelas tribos rivais associadas aos lusos. Mas todas sofriam a investida de um terceiro inimigo, muitas vezes mais potente, que eram os agentes infecciosos procedentes da Europa.

Entre 1549 e 1554, alastrou-se por São Paulo uma epidemia nas tribos indígenas que acometeu os tupinambás até o litoral norte. O alemão Hans Staden, quando prisioneiro dessa tribo, descreveu a infecção e o pavor dos índios, acrescentando ser a doença um castigo de Deus em resposta à conduta dos nativos, a antropofagia.[28] A melhora e a cura de alguns índios contribuíram, em parte, para a salvação do alemão. Chamada de "peste de pleurisia", a doença foi possivelmente causada pela gripe europeia, com complicações pulmonares.

Com a falência das capitanias hereditárias, partiu de Lisboa em fevereiro de 1549 a expedição que trazia ao Brasil seu primeiro governador-geral, Tomé de Sousa. Composta de três naus, duas caravelas e um bergantim, a armada transportava também o primeiro grupo de jesuítas chefiados por Manuel da Nóbrega, que formaria os aldeamentos indígenas acometidos mais tarde pelas epidemias de maneira constante. Os jesuítas tinham por missão a formação desses aldeamentos para a conversão indígena ao cristianismo, por meio de educação e aprendizado, sendo contrários à escravidão. Não previam que aldeamento significava aglomeração indígena, um terreno fértil para eclosões epidêmicas.

Em 1553, Manuel da Nóbrega subia a serra de Paranapiacaba, em São Vicente, e fundava uma dessas comunidades indígenas. O aldeamento foi formado pela união dos líderes das aldeias indígenas dos tupiniquins, tibiriçás, caiubis e tamandibas, no planalto de Piratininga, entre os rios Tamanduateí e Anhangabaú. Tibiriçá, aliado dos portugueses, chefiou esse aldeamento, iniciando-se a catequese. Ajudou a criar a "escola dos meninos", construindo igreja e colégio. Em 1554, realizou-se a primeira missa no recém-construído Colégio de São Paulo. Tibiriçá, que tanto contribuiu para o aldeamento, morreu em 1562 numa epidemia que fora levada à região pelos portugueses.

A França sempre cobiçara um pedaço de terra na costa brasileira, incentivada pela quantidade de pau-brasil. Depois de realizar estudos secretos sobre o litoral, escolheu a baía de Guanabara como local de invasão e conquista pelo fato de ser um ancoradouro estratégico, com facilidade de defesa, e por estar no

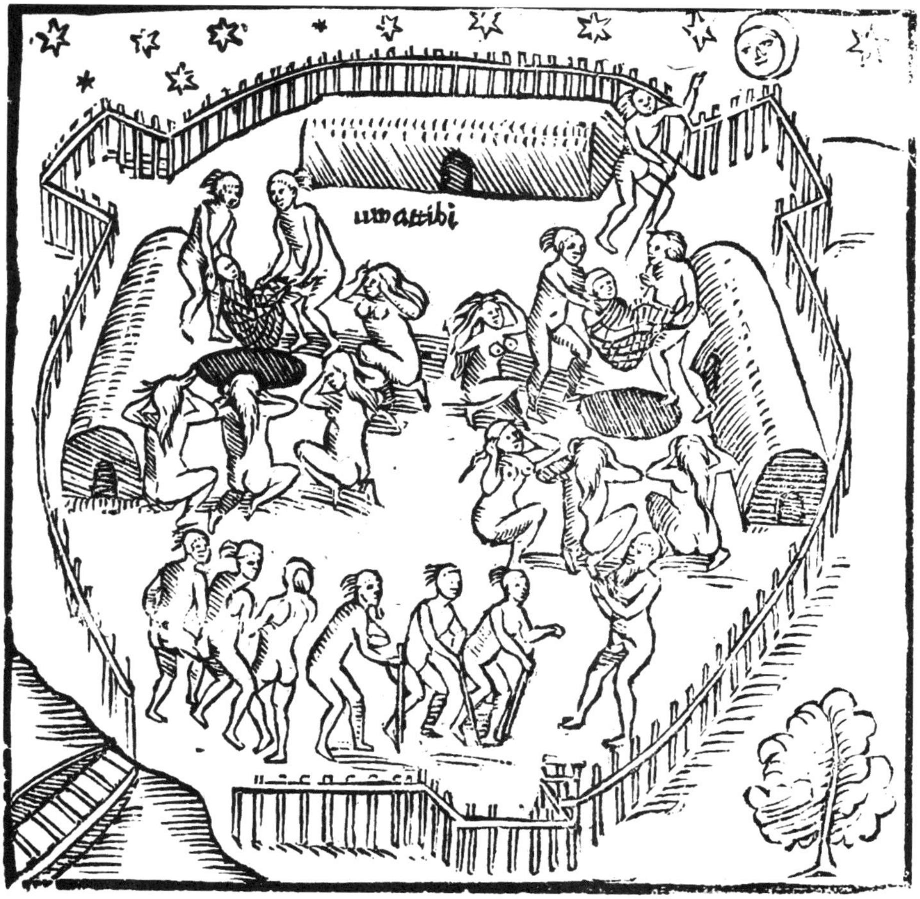

Viagem ao Brasil, Hans Staden, 1557 (BBM digital)

Hans Staden presenciou epidemias indígenas enquanto cativo dos tupinambás no século XVI. Seu livro de relatos fez sucesso na Europa. Aqui vemos uma xilogravura da primeira edição do livro de Hans Staden com enterro de vítimas de uma epidemia.

território da tribo tamoio, aliada dos franceses. Em 10 de novembro de 1555, chegaram as primeiras embarcações francesas chefiadas por Nicolau Durand de Villegagnon. Era, então, fundada a França Antártica e construído o Forte Coligny na ilha de Serigipe.

Enquanto ocorriam divergências e brigas internas entre os franceses em consequência da convivência de adeptos da Igreja Católica e da religião reformada, os portugueses passaram a preparar a expulsão dos intrusos. Para isso, o então governador-geral Mem de Sá reuniu portugueses e índios da Bahia, partindo pelo mar em janeiro de 1560. Recebeu reforços no trajeto em Ilhéus, Porto Seguro e no Espírito Santo, porém a região já era castigada por uma grande epidemia. Chegando à Guanabara em fevereiro, recebeu uma armada de apoio vinda de São Vicente. Haviam reunido uma esquadra com 120 portugueses e 140 índios oriundos de diversas partes do litoral. O cenário estava armado para a combinação de guerra e epidemia.

A tomada do Forte Coligny não foi difícil, tendo em vista os canhões portugueses que partiram do continente e a falta de água e alimentos a que os franceses foram submetidos. Entre os franceses na baía de Guanabara iniciou-se uma epidemia de varíola que durou de 1555 a 1562. Propagou-se pela costa brasileira matando metade dos indígenas acometidos. Várias vilas jesuítas perderam seus índios em fase de cristianização – há relatos de morte de até 30 mil deles.

A epidemia, que em 1559 castigou o litoral do Espírito Santo, apresentava sintomas de diarreia sanguinolenta associados a outros parecidos com os de coqueluche ou de *influenza*. Avançou pelo litoral até a Bahia, São Paulo e Rio de Janeiro, facilitada pela campanha militar de Mem de Sá.

O início da década de 1560 foi marcado pela epidemia decorrente de doença com sintomas variados. Houve casos descritos como diarreia hemorrágica e sintomas pulmonares, assim como a varíola na sua forma mais grave, a hemorrágica. Essa famosa epidemia pode ter decorrido, na verdade, de associações de agentes. Assim, foram atingidas diversas localidades do litoral: São Vicente, em 1561; Itaparica, em 1562; e a Bahia, em 1563. Uma a uma, a epidemia eclodia nas aldeias pelo vasto litoral. Em 1565, uma nova epidemia visitava o Espírito Santo. Iniciou-se pelo contato de dois jesuítas acometidos pela varíola.

As populações europeia e brasileira já caminhavam juntas na História, e com elas se aliaram os agentes infecciosos. Cada vez mais, desembarcavam na costa do Brasil agentes invisíveis para os nativos e que também colonizariam essas terras – agentes que, indiretamente, ajudariam no processo. Portugal enviava mulheres e crianças para os homens que habitavam o território brasileiro. Muitas vezes as epidemias influenciavam essa leva de imigração. Em 1570, chegava às terras brasileiras a nau de João Fernandes, conhecida também como a "nau das órfãs" por transportar uma grande quantidade de meninas que haviam perdido os pais durante a peste que assolou Lisboa à época.

As ondas de invasão microscópica se intensificavam no nosso litoral. Assim, desembarcavam nos portos brasileiros a peste, a rubéola, a varíola, a gripe, o sarampo e a varicela. Os tupis assustavam-se com esses novos visitantes; e a varicela recebeu a denominação tupi de catapora, "fogo que salta".

A segunda metade do século registrou o aumento do plantio da cana-de-açúcar e do número de engenhos pelo litoral. As províncias que mais prosperaram com esse cultivo foram Pernambuco e Bahia, locais em que se encontrava a maioria dos engenhos. No início da década de 1560 ocorreram no Nordeste dois fatos decisivos para a redução da população indígena, com a consequente diminuição da produção dos engenhos de cana-de-açúcar e a definitiva substituição do trabalho escravo dos índios pelo do negro africano, mão de obra que seria a base da colonização do século seguinte.

O primeiro fato foi a perseguição aos índios caetés da Bahia. Em 1556, naufragou na costa de Pernambuco a nau Nossa Senhora da Ajuda, e alguns dos sobreviventes foram mortos e devorados pelos caetés. Como entre os devorados estava um bispo português, Pero Fernandes Sardinha, tomou-se a decisão de punir a tribo. Quando Mem de Sá venceu os franceses na baía de Guanabara, em 1562, decretou a guerra justa aos caetés pelo crime cometido. Essa foi uma oportunidade de ouro para os colonos aprisioná-los e escravizá-los, e assim suplementar a mão de obra já escassa nos engenhos do Nordeste. A perseguição contribuiu para que a população indígena fosse rapidamente reduzida.

O segundo fato foram as duas epidemias de varíola na Bahia, em 1562 e 1563, que dizimaram índios dos aldeamentos jesuítas e provocaram sua fuga para o interior. O número de mortes e de fugas entre os indígenas foi tão expressivo que não se encontravam mais nativos para os trabalhos da agricultura, sobrevindo assim a escassez de alimentos e a fome para a população europeia. Estima-se que morreram 30 mil índios em dois ou três meses.

As epidemias, os combates a tribos aliadas a portugueses e franceses e a perseguição e escravatura indígenas praticamente dizimaram a população de índios do litoral brasileiro no final do século XVI. O problema quanto ao que fazer com os nativos motivou assembleias especiais, das quais participaram o governador-geral, o bispo e o ouvidor-geral, visando a medidas de proteção aos indígenas contra a sua escravização pelos colonos dos engenhos.

Em 20 de março de 1570, o rei Dom Sebastião decretou normas favoráveis aos pareceres dos jesuítas, e assim protegeu os indígenas, ainda que sob os protestos dos donos de engenho. Estava proibida a escravidão dos índios convertidos e só ficariam cativos os prisioneiros feitos pela guerra justa decretada por um soberano, o que incluía os nativos que combatiam os portugueses e seus aliados.

AS EPIDEMIAS AVANÇAM PELO LITORAL

Em 1578, Dom Sebastião morreu na Batalha de Alcácer-Quibir, travada contra os mouros do norte da África. Com a morte precoce do rei português e a falta de herdeiros, o trono de Portugal ficou vago e foi reivindicado pelo rei da Espanha, Filipe II, casado com a irmã do pai de Dom Sebastião, portanto seu tio, já falecido à época. Aceitas as pretensões de Felipe II, a península ibérica foi unificada em 1580 sob seu reinado; Portugal entrava na sua fase histórica sob domínio espanhol, que terminaria somente em 1640.

A Espanha começava a criar medidas intervencionistas nas colônias portuguesas. Pela primeira vez, o Brasil era visitado pela Inquisição, com a vinda do Santo Ofício em 1591. Chegando à Bahia e seguindo para Pernambuco, Itamaracá e Paraíba, os tribunais infligiram perseguições aos cristãos-novos, nome dado pelos portugueses aos judeus convertidos ao cristianismo, por cinco anos. Após um longo período distante da Inquisição portuguesa, os degredados e fugitivos perdiam a tranquilidade na costa brasileira em 1593, 14% dos brancos que habitavam Pernambuco eram cristãos-novos, um prato cheio para o Santo Ofício recém-chegado.

Ao mesmo tempo em que se preocupava com os atos religiosos dos habitantes brasileiros, a Espanha intensificava suas rivalidades com as nações europeias, em especial a França, a Inglaterra e a Holanda. E, com isso, seus inimigos iniciaram ataques constantes ao litoral brasileiro, sem que a Espanha se esforçasse por defendê-lo, dirigindo sua atenção para as colônias fornecedoras de ouro e prata. Enquanto isso, Portugal tentava garantir os domínios das áreas atacadas, aumentando a colonização, o que incluía o envio de degredados para o norte e nordeste do Brasil. As guerras persistiam e, com elas, as condições propícias às epidemias.

Expulsos da baía de Guanabara, os franceses iniciaram ataques e tentativas de se instalar no Nordeste. À medida que eram forçados a deixar as localidades, partiam para regiões mais ao norte. Dessa forma, instalaram-se consecutivamente em Sergipe, na Paraíba, no Rio Grande do Norte, no Ceará e, finalmente, no Maranhão, onde fundaram uma cidade em homenagem ao santo francês São Luís.

Vários conflitos de portugueses e franceses nessas guerras de conquista e reconquista provocaram o surgimento de epidemias. Em 1597, novamente ocorreria um encontro entre eles, que incluiria também indígenas aliados em uma disputa de territórios na Paraíba. Esse contato favoreceu o ingresso da varíola, que levou à morte 10 em cada 12 índios, forçando os portugueses a suspenderem o conflito. Acredita-se que essa epidemia tenha chegado à Bahia em navios franceses.

Em 1599, um navio espanhol com destino a Buenos Aires fez parada no Rio de Janeiro. Parada rápida, porém não tão rápida ao ponto de evitar a entrada de uma epidemia não identificada que ocasionou, em três meses, a morte de cerca de 3 mil indígenas e portugueses, segundo relato de viajantes ingleses.

No século XVII o panorama infeccioso não mudaria. Frequentemente, as infecções chegavam às moradias dos nativos, principalmente a varíola. Em 1660, essa doença alcançou o Maranhão, alastrando-se no litoral e em Belém, onde dizimou mais de 50% dos índios doentes. A epidemia disseminou-se pelo rio Amazonas entre as missões jesuítas fundadas ao longo de seu leito, atingindo a cidade de Manaus. Cerca de 44 mil nativos morreram nessa epidemia.

As doenças infecciosas – trazidas pelos europeus de maneira inevitável – ajudaram praticamente a exterminar os nativos brasileiros. Ainda seriam utilizadas para consolidar a conquista territorial no final do século XVIII, só que dessa vez de forma consciente. Os goitacás moravam em palafitas nas áreas pantanosas da região dos rios Paraíba do Sul e Itabapoana. Extremamente violentos, constituíam tribos difíceis de ser combatidas e permaneceram na região do campo de Goitacás por muitos anos. Até o dia em que os portugueses descobriram um meio de vencer os 12 mil índios resistentes usando a varíola como arma bacteriológica.[29] No final do século XVIII, esses nativos foram dizimados por uma epidemia da doença espalhada entre eles de maneira proposital pelos portugueses.

Do século do Descobrimento até o fim da escravidão em 1888, estima-se que 3 milhões de índios tenham sido exterminados pelas doenças infecciosas que os europeus trouxeram ao país. Um dos últimos exemplos disso ocorreu na tribo dos índios ianomâmis, que vivem nas proximidades do rio Orinoco, na fronteira do Brasil com a Venezuela. No final da década de 1960, o sarampo foi introduzido nessa população, o que causou a morte de quase 10% de seus membros. A mortalidade só não foi maior em razão das vacinas e da aplicação de medidas médicas.

As dificuldades encontradas no emprego de mão de obra indígena nos engenhos aumentaram no transcorrer do século XVI: fugas, suicídios e resistência ocorriam de forma intensa e eram agravados pela ação protetora dos jesuítas e pela mortandade provocada pelas epidemias. Cada vez mais, os donos de engenho se interessavam pela mão de obra escrava africana. Assim, a adotaram definitivamente, e a vinda de africanos foi intensificada. Em 1590, a Bahia já importava um número seis vezes maior de negros, e estes predominavam não somente ali, mas também em Pernambuco. Partiram da costa da Guiné; depois, do Congo e de Angola. Estavam abertas as portas para novas globalizações de vírus, bactérias e parasitos.

NOS NAVIOS NEGREIROS

O mapa do novo continente no século XVII deixava claro quem eram os donos de suas terras. Os espanhóis batizaram as terras da Nueva Granada, Nueva Andalusia, Nueva España, Nueva Galícia e ilha Espanhola. Ninguém tinha dúvida de seus domínios. Seu fervor religioso também ditaria o nome da ilha de la Trindade baseado na santíssima trindade e a cidade de São Francisco.

Os ingleses não ficaram atrás. Também deram nomes a cidades e territórios, rotulando-os como suas possessões. A cidade de Jamestown em homenagem ao rei James. O território da Virgínia em referência à rainha Elizabeth (a "rainha virgem"), assim como Maryland como a terra de Maria, esposa do rei Carlos I.[30]Ainda homenageariam o rei Carlos II com a Carolina e a cidade de Charlestown. Cada nova futura conquista, um novo batismo. Assim também nomearia suas terras florestais o aristocrata William Penn: *Penn's sylvan* – floresta de Penn – Pensilvânia. Os franceses nomearam as terras da Nova Francia ao norte, e ainda tomariam posse das terras sulinas que, em homenagem ao rei Luís XIV, chamaria Luisiana.

Nas regiões recém-nomeadas fincavam-se as bandeiras de cada potência europeia. Afinal de contas, o continente recém-descoberto era o quintal europeu, a horta do Velho Continente com fluxo constante das colheitas, enquanto os espanhóis ficavam com a melhor fatia do bolo: ouro e prata. Ingleses recebiam embarcações abarrotadas de açúcar, tabaco, arroz, índigo para corante azul e algodão. Os franceses entraram pelo rio São Lourenço com postos fortificados em Quebec, e, posteriormente, avançados ao interior em Montreal. Permutavam com os nativos e recebiam peles de castor, lince, raposa e marmota trazidas pelos indígenas, muito valorizadas na Europa para a fabricação de vestuário, chapéus e cintos. Em troca, não custava muito fornecerem aos índios do norte seus machados, facas, caldeirões e bebidas alcoólicas.

Todo proveito do novo continente era explorado, até mesmo plantação de cacto. Isso mesmo, a Espanha plantava cacto. Parece algo exótico, mas tinha um motivo rentável. Sua superfície era parasitada por um inseto facilmente coletado, e, da fêmea, se extraía um suco com coloração avermelhada semelhante a valorosa púrpura. O novo e caríssimo corante vermelho americano rivalizava com o dos europeus a preço estratosférico.

O trânsito comercial pelo Atlântico já era intenso nessa época. Porém, o que os europeus não viram foi a chegada de um vírus novo à América, o vírus da febre amarela que chegou ao Caribe. Como ele foi transportado?

A CARONA DA FEBRE AMARELA À AMÉRICA – 1647

Um jovem robusto negro recostado nas tábuas laterais de uma embarcação observava a movimentação à sua volta. Ele não se encontrava no convés, mas um pouco mais abaixo, no local reservado à sua estadia na travessia do Atlântico: o alojamento dos escravos africanos.

O barulho vindo do convés silenciara. A embarcação se aproximava do seu destino após semanas de jornada. Os ruídos das aves e dos porcos acomodados no deque sumira: foram abatidos para consumo da carne durante a viagem. As poucas cabras ainda forneciam leite. Apesar disso, sua alimentação se concentrou em inhame com óleo de palmeira, pão e água. Proteína animal raramente. A pouca luz penetrava pelo quadrilátero do solo central do convés por onde desciam baldes de água para sanar a sede dos escravos aglomerados e levar suas fezes e urina.

Nosso jovem seminu e febril lutava contra a infecção que o abatera no trajeto final. Os escravos na mesma situação não o entendiam. Provinham de tribos com dialetos diferentes.

Não seria agora que entregaria os pontos depois de tanto sofrimento desde a sua captura no interior africano, e tão próximo ao destino final. Enfrentou dias de caminhada até o litoral africano e ali aguardou, despejado em barracões, o momento da venda para aquela embarcação negreira. Sabia do embarque quando o empurraram ao homem branco que vistoriou seus dentes, pele, olhos, abdome, e certificou-se da rigidez de sua musculatura dos braços e pernas. Embarcou rumo à América já exausto e depauperado.

A travessia foi árdua. Os excrementos e o suor dos negros aglomerados tornaram o ar nauseante. Os baldes erguidos por cordas e repletos de excrementos não foram suficientes para manter a higiene. Começaram os vômitos e as diarreias. A desidratação derrubou alguns nas encostas de madeira. Provinham de tribos dispersas do Senegal, Gambia, Biafra, Costa do Ouro e Benin. Uma sinfonia de diferentes dialetos tomou conta, mas os gestos denunciavam os pedidos: alguns rezavam ao seu ou seus deuses enquanto outros pediam insistentemente por mais água. O choro das mulheres e crianças reverberava ao fundo.

A proximidade dos doentes ajudava a disseminar doenças contagiosas como o sarampo e a varíola. Mas eram as diarreias que predominavam pela ingestão de água e alimentos contaminados. O destino de muitos doentes era o mesmo: gemidos e suspiros seguidos do corpo imóvel. A morte chegara, era questão de tempo para o cadáver ser lançado ao mar. Não se admira que, no futuro, aquelas embarcações negreiras seriam apelidadas de tumbeiros, dada a alta quantidade de cadáveres. Estima-se que cerca de 10 milhões de escravos tenham cruzado o Atlântico e que 10% deles tenham morrido na travessia. A taxa de mortalidade nas travessias variava de 10% a 25%, sendo maior nas viagens de longo trajeto. Entre os anos de 1795 e 1811, o número de mortes foi maior nas viagens entre Moçambique e o Brasil (23%) do que entre Angola e o Brasil (9%), assim como morriam mais negros de Angola para o Caribe do que para o Brasil. A mortalidade era tamanha que, em 1811, Dom João VI assinou decreto oferecendo recompensa aos capitães que conseguissem diminuir esse índice de mortes nas viagens para 2%.[31] Os europeus viriam, no futuro próximo, a se preocupar com essas perdas de escravos durante a travessia. Instituiriam bônus ao capitão que sofresse poucas mortes de escravos. Regulamentariam a quantidade e qualidade da água e do alimento fornecidos aos negros. Estabeleceriam o número máximo de escravos de acordo com a tonelagem da embarcação e fincariam um cirurgião barbeiro por navio negreiro.

Nosso personagem, agora cambaleante, desceu em solo firme pelo trapiche. Sem saber, desembarcava em Bridgetown, na ilha de Barbados, colônia inglesa. Seu corpo ardia em febre. Sua agonia não condoía os brancos que o empurravam. A indiferença pelo seu sofrimento não surpreende, afinal de contas era uma sub-raça, provinha de povos sem Deus e sem religião decente, de regiões que sacrificavam crianças, capturados de guerras tribais por povos bestiais. Mas sem saber, trazia consigo a vingança contra aqueles homens brutais de pele clara.

O capitão não sabia, mas as febres que se sucederam nos negros vinham do vírus da febre amarela. Muitos não adoeceram por terem tido a doença na infância e estarem imunes. Os febris forneciam sangue repleto de vírus aos mosquitos *Aedes* que transitavam pelo convés e porão e se reproduziam nas tinas de água parada acondicionadas para matar a sede durante a travessia. Enquanto uns morriam da doença ou se reestabeleciam, os mosquitos transmitiam aos sãos. Por fim, o vírus chegou em Barbados. Desembarcou no sangue do nosso enfermo ou por mosquitos infectados que deixaram a embarcação rumo à cidade de Bridgetown.

A chegada da dupla vilã, mosquito e vírus, encontrou terreno propício para a eclosão da epidemia somente naquela década de 1640. Se tivesse vindo uma década antes não teria tanto sucesso de se estabelecer em Barbados e nem de ocasionar epidemia. Qual condição foi essa que, em uma década, preparou o terreno para a epidemia de febre amarela? Qual transformação na ilha seria tão intensa em tão pouco tempo?

BARBADOS, UM LABORATÓRIO PARA A FEBRE AMARELA

A embarcação negreira que aportou em Bridgetown encontrou uma ilha com seu verde já desbotado. O desmatamento para plantações estava em curso e a todo vapor. Os ingleses colonizaram a ilha havia apenas 20 anos. Desembarcaram com apenas 80 colonos e alguns escravos e serventes. A ideia inicial? Construções de casas e pequena fortaleza para iniciar as plantações do rentável tabaco para exportação europeia.

Encontraram uma ilha coberta de floresta tropical com árvores de mais de 60 metros de altura. Uma mata intransponível e completamente desabitada. Iniciaram o transtorno ambiental. As matas foram derrubadas para construção das casas enquanto a ilha redesenhada para as plantações de tabaco e algodão. A devastação foi rápida. Desnudaram grande parte do solo com exposição dos animais nativos: tartarugas, lagartos, cobras, caranguejos, pássaros de diferentes espécies e insetos.

Porcos selvagens abandonaram as matas devastadas. Não eram nativos, mas descendentes dos primeiros porcos deixados na ilha pelos portugueses em 1536.

Em pouco tempo. a ilha esverdeada se desbotou para novas vegetações. Bolsões de tabaco, algodão e índigo se espalharam pelo solo. Escravos iniciaram pequenas plantações de sua base alimentar: inhame, mandioca e banana. Os europeus trouxeram suas preferências: trigo e milho. As embarcações derramaram antigos companheiros dos ingleses na ilha: cavalos, gado e jumentos. Ratos deixaram os porões dos navios para, pelas cordas ancoradas no porto, atingir a ilha.

Novos microrganismos se aproveitaram. Mas ainda não era a hora do vírus da febre amarela, mas sim da malária. O motivo? A resposta estava no mosquito transmissor. O vilarejo de Bridgetown acompanhou o crescimento populacional. Deixou de ser uma vila para se tornar um centro urbano comercial. Mas, por seu azar, foi construído em uma área pantanosa, reservatório para a proliferação do mosquito *Anopheles* transmissor da malária. Além disso, o desmatamento acentuado ocasionou erosão em terras baixas e alagamentos próximos às habitações: nova proliferação do *Anopheles*. Barbados, como todo o litoral americano, passava a conviver com os casos de malária. Mas e o mosquito *Aedes*? Esse não se prolifera em coleções pantanosas, precisa de água limpa da chuva. Enquanto a malária atormentava de maneira tímida, os europeus preparavam o terreno para a invasão do *Aedes*. Como?

As promissoras plantações de tabaco, algodão e índigo não renderam a fortuna esperada e foram logo substituídas pela cana-de-açúcar. Essa sim se mostrou rentável e o carro-chefe dos colonos. Com o açúcar veio a necessidade de mão de obra escrava. A população de Barbados explodiu para cerca de 50 mil habitantes naquele fatídico ano de 1647. A proporção de negros caminhava para ultrapassar a de brancos. Somente naquele ano entrariam cerca de 700 mil escravos nas Américas. Os holandeses, atentos ao mercado, haviam construído em Curaçao um armazém com capacidade para acomodar 3 mil escravos. Uma *Amazon* de escravos para fornecimento rápido e eficaz.

O açúcar invadiu Barbados e favoreceu a disseminação do *Aedes* trazido da África. O resíduo da cana-de-açúcar fervido era acondicionado em potes. Essa nova economia descartava potes, panelas de barro, cacos e tigelas no solo. Lixo ideal para o acúmulo de água da chuva e proliferação do *Aedes*. Aliado a isso, o intenso crescimento populacional e aglomerado. Cisternas e lagoas revestidos com argila acumulavam a água da chuva para suprir a população: Barbados era pobre em lagoas e rios. Agora sim, Barbados estava preparada para receber nossa embarcação negreira que traria o vírus da febre amarela.

A EPIDEMIA DE 1647

A doença se alastrou por Bridgetown. Ricos e pobres sucumbiam à febre amarela: quase uma em cada sete pessoas morreu. Os escravos foram mais poupados porque muitos já haviam adquirido a doença na infância na África. Um terço da população branca da ilha morreu.

Os doentes iniciavam febre, queda do estado geral e calafrios seguidos de comprometimento do fígado e dos vasos sanguíneos. A inflamação daquele órgão provoca um aumento da substância sanguínea que causa a coloração amarela nos olhos e na pele, daí o nome da doença – febre amarela. Quando o fígado entrava em falência, não mais produzia os fatores que fazem a coagulação do sangue, o que favorece os sangramentos. O sangue no estômago causa um vômito de coloração escura, por isso esse mal também era chamado de "vômito negro".

Os pântanos expunham corpos de desafortunados enquanto a paróquia da cidade chegava a enterrar vinte pessoas por semana. As ruas ficaram desertas. O movimento reduziu nas tabernas, nos bordéis e no cais da cidade. Alguns acreditaram que a causa estava no excesso de consumo de bebida alcoólica. Outros, religiosos, diziam que a causa era um castigo divino pelos pecados da cidade. O pântano de Bridgetown também foi incriminado: seus gases venenosos, os antigos miasmas, estariam sendo inalados pelos moradores.

Os habitantes não tiveram outra opção além de esperar com rezas aquele mal passar. De repente, o número de novos doentes começou a reduzir. A população respirou com alívio e, paulatinamente, a rotina diária voltou ao normal. Dessa vez com cerca de 15% a menos da população. Mas sem saber, o mal já havia entrado na América. O vírus da febre amarela debutou em Barbados para, pelas embarcações comerciais e locais, se alastrar pelo continente. Em dois anos chegaria às ilhas de Cuba, Guadalupe e Saint Kitts. Uma a uma, as ilhas seriam invadidas. O vírus entrou no continente pela península de Yucatán. Mosquitos *Aedes* posicionados pelo litoral americano aguardaram a chegada de doentes. A febre amarela se alastrou pelas ilhas do Caribe e litoral continental, para nunca mais abandonar a América.

O tráfico negreiro também trazia epidemias para a costa brasileira. Em 1621, a varíola atingiu o Maranhão. No final da década de 1620, Angola era castigada pela doença, e o sobrevoo das aves à espreita dos mortos rendeu-lhe o nome de "Quilombo dos Corvos". A epidemia chegou ao Brasil e, em 1641, estava na Bahia e no Rio de Janeiro. O litoral brasileiro enfrentou várias epidemias de varíola, o que obrigou à construção, no Rio de Janeiro, em 1665, do primeiro cemitério de escravos pelos franciscanos.

Os brasileiros que traficavam escravos ganharam autonomia para exercer essa atividade perante Portugal. Regiões do Nordeste, incluindo Bahia e Pernambuco, utilizavam o tabaco na troca por escravos africanos, enquanto o Rio de Janeiro fornecia sua cachaça, muito mais vantajosa do que o vinho português. Na década de 1680, havia epidemias em Angola, principalmente de varíola, e isso levou os traficantes de cativos da Bahia e de Pernambuco a transferirem seus negócios para a Costa da Mina, enquanto os do Rio de Janeiro mantiveram suas trocas em Angola.

Foi numa dessas embarcações com aglomerações de negros originários da ilha de São Tomé que, no verão de 1686, também aportaram no Recife doentes com febre amarela. A doença propagou-se por Olinda, aumentando o número de mosquitos portadores do vírus. Em abril, era notificado o primeiro caso na Bahia, e a disseminação ocorreu rapidamente. A Bahia foi duramente castigada – havia dias em que morriam até duzentas pessoas. Na maioria das casas, encontravam-se doentes, e as ruas ficaram vazias. Morreram jesuítas, pessoas humildes e membros da elite. O número de mortes foi novamente maior entre a população branca, pelo fato de muitos negros já terem tido contato com o agente na África. Após esse surto, a febre amarela desapareceu do Brasil, retornando apenas em meados do século XIX, quando se tornou um problema de saúde pública. Isso veremos adiante.

No século XVIII, eram comuns os surtos epidêmicos de febre amarela nas cidades do Caribe e nas colônias inglesas que viriam a ser os Estados Unidos, em meio aos casos anuais rotineiros da doença, estando o Brasil livre dela após sua epidemia de 1686. Frequentemente, europeus recém-chegados às ilhas caribenhas ou às colônias inglesas eram acometidos pela doença.

Como se não bastasse, navios que partiam do Caribe e da África também transportavam a febre amarela para as cidades europeias. Lisboa perdeu 6 mil habitantes na epidemia de 1723; Cádiz foi castigada em 1701 e 1731; e Málaga, em 1741. Como não havia condições climáticas e geográficas para a proliferação do mosquito, esses surtos foram isolados e se extinguiram.

Vírus e bactérias se globalizavam pelas mãos do homem. Porém, começaríamos a lançar mãos de inovações para combatê-los.

A PRIMEIRA VACINA

O século XVI foi marcado por incertezas quanto às verdades até então consideradas absolutas pela Igreja. Com o Descobrimento da América, o mundo viu-se diante de um continente diferente de tudo o que a Igreja descrevia – estava em xeque o dogma dessa instituição. A descoberta de nativos que viviam em comunidades supostamente sem nenhum avanço científico deixou o mundo perplexo com a existência desses humanos não citados na Bíblia.

Além disso, chegavam à Europa animais desconhecidos, como a arara e o peru, e vegetais como a batata, o abacaxi e os cactos. Surgiu a necessidade de se classificar o inusitado – estavam abertas as portas para essas pesquisas. Até então, os fenômenos naturais eram estudados pela filosofia, com base nas tradições disciplinares antigas direcionadas pela Igreja. Agora também colhíamos os frutos da Renascença. A ciência avançava.

Copérnico, nascido em 1473 na Polônia, realizou estudos dos movimentos celestes e colocou o Sol no centro do universo: a Terra girava ao seu redor. As teorias de Aristóteles e Ptolomeu, que colocavam a Terra como o centro do Universo e o Sol girando ao seu redor, não eram possíveis. Todos os cálculos dos movimentos planetários ficavam perfeitos e exatos quando se situava o Sol no centro do Universo e a Terra ao seu redor. No final da vida, Copérnico lançou sua obra *Sobre as revoluções das órbitas celestes.*

Três anos após sua morte, nascia na Dinamarca Tycho Brahe, um futuro astrônomo que ajudaria a fortalecer a ciência. Também pôs em questão a teoria de Aristóteles, que descrevia o céu como perfeito e imutável. Prosseguindo nos estudos, ele acompanhou a trajetória dos cometas surgidos em 1577, 1580 e 1585 e descobriu que esse fenômeno acontecia mais distante da Lua. Isso novamente derrubava a explicação de Aristóteles de que cometa e meteoro seriam fenômenos atmosféricos – daí se usar o termo meteorologia para fenômenos atmosféricos. Tycho Brahe ficou famoso pelo estudo dos movimentos celestes, apresentados em seus mapas, que forneceram suporte para a navegação, a agricultura e a fabricação de relógios mais precisos. Tycho Brahe aplicou a matemática para acompanhar com mais precisão os movimentos celestes.[32]

Em 1600, um ano antes de morrer, recebeu um novo astrônomo para trabalhar com ele, Johannes Kepler. Este contribuiria para a ciência com descobertas que o legado do astrônomo dinamarquês propiciara. Kepler, com o impulso de seus manuscritos, consolidou a união da Matemática e Astronomia. Ele não só defendeu a teoria de o Sol estar no centro do Universo com a Terra ao seu redor, como também demonstrou pela matemática os cálculos das órbitas dos planetas, sendo reconhecido pelas suas três leis precisas até hoje. Publicou sua obra em 1609, a *Astronomia nova.*

Observações ainda mais precisas vieram com Galileu Galilei. Recebeu com agrado a invenção de um aparelho óptico desenvolvido na Holanda, em 1608 – a luneta, que proporcionava a visão ampliada dos objetos. Galileu teve o mérito de aperfeiçoar o instrumento recém-desenvolvido criando o telescópio, e, especialmente, o de apontá-lo para o céu em 1609.

Descobriu-se, assim, uma infinidade de estruturas jamais conhecidas. Com o telescópio potente que construiu, Galileu descobriu as luas de Júpiter – satélites a seu redor – as quais batizou de "corpos mediciantes" em homenagem à família Médici, influente em Florença. A trajetória de Vênus ao redor do Sol pôde ser comprovada por observação no seu telescópio, que permitia a análise das diferentes fases do planeta. Galileu verificou manchas na superfície do Sol, cujas imagens documentou em papel. O céu não era imutável como sempre se sustentara.

Defensor das ideias de Copérnico, e, agora, com as observações telescópicas, publicou sua obra *Diálogo sobre os dois maiores sistemas do Universo,* em 1632. A primeira edição se esgotou e a obra foi considerada um sucesso, mas não se passaram seis meses para que a Igreja a proibisse. Galileu foi condenado à prisão perpétua domiciliar em junho de 1633.

As descobertas científicas avançavam de maneira rápida e preparavam o terreno para a vitória da razão e da ciência sobre os domínios da Igreja, servindo de base para o Iluminismo no século seguinte. A Matemática se tornou uma necessidade cada vez maior em um continente que a empregava em suas explorações marítimas, cálculos de navegação, levantamentos topográficos e cartografias. Os matemáticos deixaram de ser elementos secundários e foram reconhecidos como fundamentais nos estudos da filosofia natural. A disciplina foi enaltecida pelo sistema pedagógico dos jesuítas, que passaram a difundi-la em seus ensinamentos.

Um dos alunos desses padres, René Descartes, antes de ser filósofo foi um matemático que trabalhou em nome da ciência e contribuiu para as mudanças de seu tempo. Inventou a geometria coordenada e o gráfico, o que deu origem à expressão "coordenadas cartesianas", usada até hoje.

Na Medicina, surgiu André Vesálio, na Universidade de Pádua, que revolucionou o estudo da anatomia em 1537, encontrando erros nos escritos de Galeno. Seguiu seus passos o médico inglês William Harvey, que descreveu a circulação do sangue no corpo humano em obra publicada em 1628.

A invenção de diversos instrumentos para o estudo da filosofia natural criou um arsenal para as descobertas científicas. Além do telescópio, foram desenvolvidos o microscópio, o barômetro, a bomba de ar, o termômetro e, posteriormente, as máquinas elétricas.

Diante da dimensão dos conflitos de informação em que a Europa se encontrava, não se sabia mais o que era oficialmente aceito ou não. Era necessário reformular a maneira de pensar as informações. Surgiu nesse contexto o advogado inglês Francis Bacon, que influenciou sua época com suas publicações, e defendeu o desenvolvimento científico. Acreditava que as ciências aperfeiçoariam as ações do homem com melhoria nas condições de progresso.

Bacon difundia a ideia de observar os fatos e registrar as impressões para as conclusões. Quanto maior o número de dados obtidos, melhor seria a conclusão científica. René Descartes acrescentaria ao conhecimento da época seu método de questionar todas as verdades impostas, tendo colaborado para o avanço da ciência ao publicar o livro *Discurso sobre o método,* em 1637.

Bacon e Descartes contribuíram para a metodologia da pesquisa científica, pela qual os trabalhos têm um objetivo que é alcançado após a análise dos dados pesquisados; isso fez nascer o experimentalismo. Após tantas descobertas e experimentos, foi necessária a criação de órgãos competentes que os analisassem para aprová-los oficialmente. A ascensão dos métodos experimentais, com um número cada vez maior de relatos nessa área, deu origem a grupos que reuniam em debates filósofos e praticantes de ciências naturais. Foi assim que nasceram a Royal Society de Londres, em 1662, e a Académie Royale des Sciences de Paris, em 1666.

O primeiro jornal periódico científico da história era lançado: o *Philosophical Transactions of the Royal Society*. Os trabalhos eram enviados pelos "repórteres", cunhando-se esse termo para designar uma forma de apresentação regulamentada que continha descrições, propósitos e ilustrações padronizados e detalhados com objetividade – protótipo do *paper* científico dos dias atuais. Um dos principais membros da Royal Society foi Robert Boyle, que estipulou as bases de reprodução dos experimentos e denominou de "laboratório" o local para a realização das experiências.

Várias descobertas do século XVII passaram pelo comitê de aprovação da Royal Society, sendo depois publicadas em seu periódico para conhecimento do mundo científico. A descoberta do vácuo propiciou a criação do barômetro para a observação meteorológica e tornou possíveis experiências que facilitaram o entendimento dos componentes do ar. Permitiu também a pesquisa da pressão do ar com o desenvolvimento da máquina para a produção de vácuo por condensação de vapor, o que contribuiria para a industrialização no século seguinte.

A descoberta do microscópio desencadeou um avanço em várias áreas da ciência. A invenção veio do holandês Antony van Leeuwenhoek, que, ao combinar suas lentes convexas, descobriu e desenvolveu o microscópio. A descoberta foi publicada no *Philosophical Transactions* em 1673. O instrumento visualizava microrganismos presentes em uma gota d'água. Ele descreveu aqueles pequenos seres que se moviam nas lentes e os definiu como "animálculos". O homem pôde descobrir um mundo microscópico desconhecido e até mesmo visualizar espermatozoides. A análise microscópica ajudou no entendimento da circulação do sangue, na identificação de microrganismos, no estudo dos tecidos humanos e nos trabalhos de botânica. Sua contribuição foi tão importante que Antony van Leeuwenhoek se tornou membro da Royal Society, mesmo sendo apenas um dono de armarinho.[33]

Apesar de Leeuwenhoek ser considerado o pai da bacteriologia, dada a importância de sua descoberta, a ciência teria de aguardar dois séculos para se conscientizar da dimensão desse feito. Não estávamos ainda preparados para atribuir a causa das doenças infecciosas aos microrganismos.

O progresso da ciência e das informações foi tão grande no decorrer do século XVII que houve a necessidade de reunir os conhecimentos filosóficos e científicos numa publicação única, a *Enciclopédia,* de Denis Diderot e Jean d'Alembert.

No mesmo ano da morte de Galileu, 1642, nasceu Isaac Newton, que seria um dos principais nomes da época por revolucionar a ciência. Newton desenvolveu o conhecimento da astronomia usando as leis da Física; estabeleceu os conceitos de peso, massa e movimentos que forneceram bases para a teoria da mecânica do Universo. Ironicamente, a peste negra de 1665 auxiliou nas descobertas de Newton. Como?

Os londrinos alarmaram-se com as notícias do Boletim de Mortalidade, de 1665, que computava a morte, pela peste, de 1 mil a 2 mil pessoas nas primeiras semanas de agosto. O medo espalhou-se quando, em setembro, o número de óbitos registrado pelo boletim subiu para 7 mil.

As casas dos doentes eram isoladas e marcadas para alertar a população, as lojas permaneciam fechadas, o tabagismo era rotineiramente empregado como medida de prevenção do mal. Mas a grande precaução para evitar o contágio era, ainda, a fuga da cidade. O rei Carlos I e sua corte mudaram-se para Oxford. Seguindo seu exemplo, muitas pessoas fugiram evitando, assim, estar entre os 75 mil vitimados pela epidemia.

Newton abandonou a escola de Cambridge e foi para sua terra natal, Woolsthorpe. Nesses "anos da peste", em seu retiro, aperfeiçoou os estudos da decomposição da luz solar e do movimento circular, que possibilitaram a formulação das leis dos movimentos dos planetas. Foram tempos sabáticos que o inspiraram. Newton retornou a Cambridge em 1667 e, depois de continuar suas pesquisas, incluindo contatos com o astrônomo inglês Edmund Halley, publicou seu livro *Princípios matemáticos da filosofia natural,* no final do século.

Com tanto progresso da ciência não demorou para que o homem tentasse vencer as epidemias. Chegara o momento de investir contra as doenças com avanços que permitissem combatê-las ou mesmo preveni-las. Nasceu a primeira vacina.

O PRIMEIRO MODELO DE VACINA

A varíola originou-se no Oriente. Arquivos chineses descrevem um mal semelhante à varíola em eras longínquas, de mil anos antes de Cristo. Trazida para a Europa pelas rotas do Império Romano, ganhou seu nome. Em latim, a palavra *vari* significa "erupção de botões"; *varius* são "indivíduos com o rosto recoberto de manchas". Os acometidos tinham a face com aspecto salpicado – "bariolado", "variolado" – pela doença.

A varíola sempre foi um dos mais temidos males entre as famílias europeias. Era a principal causa da mortalidade infantil, obrigando muitos a se felicitarem não com o nascimento dos filhos, mas quando estes sobreviviam à doença. Em suas epidemias, os acometidos ficavam acamados, com febre, e surgiam as horríveis bolhas na pele contendo pus. Cada epidemia levava à morte 20% a 40% dos doentes. Muitas vezes, os felizes que conseguiam sobreviver não escapavam das cicatrizes na pele e também da cegueira causada pelas lesões nos olhos. Nos séculos XVII e XVIII, em decorrência da doença, um terço dos habitantes de Londres apresentavam cicatrizes horríveis. E, como vimos, da Europa a varíola avançou para as colônias americanas que se formaram no litoral do continente no início do século XVII.

O primeiro método para prevenir a doença veio de notícias do distante Oriente, especialmente na China e na Índia. Em 1700, o dr. Martin Lister, membro da Royal Society, recebeu cartas de colegas que descreviam os métodos empregados na China para evitar o mal. Seria possível?

Os chineses retiravam as crostas das lesões cutâneas dos pacientes em convalescência, reduziam-nas a pó por maceração, que era então assoprado através de bambus nas narinas das crianças, fazendo com que estas ficassem protegidas. E, pasme, esse método já era empregado ao redor do ano 1000 d.C.

Sabemos hoje que introduziam quantidades de fragmentos de vírus mortos que não causavam a doença, mas suficientes para, absorvidos pela narina, estimular o sistema imunológico a produzir anticorpos. Não transmitiam a doença porque após a fase bolhosa na pele nossa imunidade combate o vírus e, na formação de crostas, há somente vírus já destruído.

O interesse por esse método de prevenção aumentaria em 1711 com a morte do imperador Joseph, do Sacro Império Romano, pela varíola. Pior, a Europa recebia as notícias da grande epidemia que ocorrera na Islândia, que, por ter ficado isolada do continente ao longo de anos, formara uma população vulnerável, não imune ao vírus. Quando o vírus chegou à ilha, em 1707, matou cerca de um terço da população. Agora, a Europa estava nos anos dourados da ciência. Corajosos se aventuravam para combatê-la.

Em 1713, o médico grego Emmanuel Timoni descreveu um método de prevenção que também era utilizado na Turquia, pelo qual se introduzia a ponta de uma agulha no conteúdo pustulento retirado das lesões da varíola de um doente e se faziam pequenas ranhuras com a agulha contaminada na pele do braço de uma pessoa saudável para protegê-la da doença futura. Ocorria uma reação na pele, que cicatrizava. Esse método de inoculação viera da China, porém com a locomoção lenta e progressiva dessa prática, chegou alterada à Turquia: sopro nas narinas se alterou para agulhadas no braço.

Hoje sabemos que se dava uma proliferação do vírus nessa incisão, com reação da imunidade e formação de lesões no local do ferimento para posterior produção de anticorpos que protegiam da varíola. Esse método foi denominado "variolização".

A Royal Society, recebendo as informações sobre esses métodos, entrou em debates quanto à validade e utilidade do procedimento. Seria isento de riscos?

Seria comprovada sua eficácia? A década de 1710 foi marcada por discussões entre os membros, enquanto Londres presenciava três epidemias da doença que mataram, cada uma, cerca de 3 mil pessoas. As opiniões divergiam quanto aos benefícios e riscos. Em 1716, chegaram à cidade os filhos do secretário do embaixador na Turquia que tinham sido lá inoculados. Foram rapidamente submetidos aos exames dos membros da Royal Society, mas isso pouco ajudou no desenlace das discussões acaloradas, que permaneceram até 1721, quando dois episódios em continentes diferentes, em Londres, na Europa, e em Boston, na América, marcaram o início da variolização.

Londres – 1721

Mary Wortley Montagu, esposa do embaixador britânico na Turquia, vivera em Istambul em 1718 e ali inoculara seu filho, incentivada pelo sucesso do método naquela região e também pelo pavor que tinha à doença que a deixara com cicatrizes em 1715 e que matara seu irmão. Quando de seu regresso a Londres, já conhecia, portanto, a técnica e estava familiarizada com ela. Não receava qualquer risco da variolização. Em 1721, iniciou-se uma epidemia em Londres e lady Mary pediu ao dr. Maitland que inoculasse sua outra filha, enquanto continuavam os debates na Royal Society. Dessa forma, ocorreu o primeiro caso de inoculação na Inglaterra, e lady Mary fez sua defesa do método.

Boston – 1721

Boston recebia um número cada vez maior de novos habitantes ingleses e, com eles, o vírus da varíola. A cidade já estava habituada com suas epidemias. A primeira ocorreu em 1666, ano em que a varíola matou 1% da sua população de 4 mil habitantes. A doença retornaria quase dez anos depois, dessa vez vitimando trinta pessoas em um único dia. Nessa época, estabeleceu-se a quarentena: nenhuma embarcação entrava ou saia da cidade e seus portões bloqueavam a passagem de transeuntes. Pela primeira vez na América, foi impresso e distribuído à população um panfleto médico que descrevia os sintomas da doença, as medidas de controle, as causas e o tratamento.

Em 1702, quando a cidade já havia crescido o suficiente para acomodar seus 7 mil habitantes, surgiu uma nova epidemia que matou 4% da população. O número de mortes em cada epidemia vivida por Boston crescia proporcionalmente ao aumento populacional. Mas tudo mudou em 1721, com a chegada da embarcação Seahorse procedente da Inglaterra: entre os passageiros novamente estava o vírus da varíola. Não foi de estranhar que, dessa vez, a doença tivesse matado mais de 7% da população da cidade, agora com 11 mil habitantes.

Naquele ano, Boston notificava os primeiros casos de varíola, e, em dois meses, enfrentava nova epidemia. Mas dessa vez foi diferente em razão do conhecimento da variolização. O reverendo Cotton Mather, da própria cidade, era defensor da inoculação desde a década anterior. Em 1706, ouviu de seu escravo Onesimus que na África, de onde provinha, era comum a prática de introduzir material das pústulas da varíola em cortes feitos na pele, evitando-se, assim, a doença. Cotton Mather ficou perplexo anos depois, em 1714, quando leu as publicações da Royal Society sobre os métodos adotados pelos médicos em Istanbul que coincidiam com o que dissera Onesimus.

Diante da epidemia de 1721, que estava prestes a dizimar parte da população local, o reverendo encorajou-se e persuadiu o dr. Boylston a iniciar as inoculações nos cidadãos suscetíveis à doença. Surgiram divergências de opinião entre os habitantes, houve discussões nas ruas e até mesmo ataques à casa do reverendo. Mas o procedimento avançou e, no final da epidemia, avaliaram-se os resultados. Boston registrou 6 mil casos de varíola, com 855 mortes. Foram realizadas 242 inoculações; das 855 pessoas mortas, apenas 6 haviam sido inoculadas. Parecia claro que a variolização evitava a morte. Os dados apontavam para sua segurança e eficácia e foram encaminhados para avaliação da Royal Society.

Em agosto daquele ano, o dr. Maitland iniciou a inoculação experimental em seis homens da prisão de Newgate, que receberam a liberdade como recompensa. A Royal Society convencia-se cada vez mais do benefício e da segurança do método.

Mas apesar dos benefícios, havia percalços a se enfrentar. Todos os dados relativos a inoculações realizadas foram encaminhados ao dr. Jurin, secretário da Royal Society, que logo chegou a conclusões sobre os riscos do método. A inoculação causava feridas extensas no braço inoculado, o que abria brechas para infecções. Hoje sabemos que a proliferação do vírus no braço ocasiona lesão ulcerada com chance de infecção bacteriana. O risco do procedimento era uma morte em cada cinquenta inoculações. Valeria a pena correr esse risco?

Agora, as discussões se referiam a quando inocular, uma vez que a técnica era capaz de levar a complicações e à morte. Chegavam também à conclusão de que poderia precipitar o aparecimento da própria varíola. Isso porque a variolização continha vírus vivo e não mais degradado como naquelas crostas da técnica chinesa. Muitos membros da Royal Society sugeriram a inoculação em épocas de epidemia, nas quais a mortalidade por esse mal era muito maior do que pela inoculação.

Em algumas localidades de plantações de cana-de-açúcar na América, a inoculação de escravos foi incorporada como rotina para evitar a varíola. Essa foi uma das primeiras descrições de inoculação sistemática em determinada população. Outro relato de aplicação do método de maneira sistemática e compulsória foi em 1743 no Hospital Foundling, em que seus diretores inocularam todas as crianças ali admitidas.

Por outro lado, alguns membros da Igreja condenavam o procedimento, pois a varíola era vista como um castigo divino, e o homem estaria interferindo na vontade de Deus ao tentar evitá-la. Nesse contexto, é impressionante o que a ciência conseguiu: o homem estava medindo forças com Deus. Enfim, estava-se no século do Iluminismo e o homem tinha conhecimento da sua capacidade de fazer as leis da natureza atuarem no sentido de melhorar sua condição de vida – como, por exemplo, prevenindo a doença pela inoculação. Assim, não causa surpresa que um dos símbolos dessa filosofia na França, Voltaire, tenha sido um simpatizante desse método.

A inoculação ganhou impulso maior em 1746, com o aumento do número de casos da doença em Londres, onde foram inauguradas várias casas que empregavam o método. Mas somente com a epidemia de varíola iniciada em 1751 em Londres, que matou mais de 3 mil pessoas e se espalhou pelas cidades do interior da Inglaterra, é que a alarmada população aceitou a variolização em larga escala.

Boston veria uma nova epidemia de varíola em 1763, já com uma população de 15 mil a 20 mil habitantes. Quando os primeiros 13 casos surgiram, com 11 mortes, esperava-se uma taxa de mortalidade muito maior que a última, de 7% da população, ocorrida em 1721. Porém, a população alarmou-se e a variolização mudou o rumo da epidemia. Cerca de 5 mil pessoas foram submetidas ao método, o que permitiu um controle da epidemia, que afetou apenas setecentos habitantes, causando uma centena de mortes, menos que 1% da população.

No século XVII, a doença esteve presente na Guerra da Independência dos Estados Unidos. As forças coloniais americanas se rebelaram contra a opressão dos britânicos e assim teve início a guerra que levaria à independência. Quando os colonos atacaram a cidade de Quebec no final de 1775, as tropas do general John Thomas chegaram para apoiar o exército americano. Em março de 1776, esse exército recebeu um novo visitante em seu acampamento, a varíola. A aglomeração de soldados facilitou a disseminação da doença, e um terço dos militares pereceram.

Durante os meses de junho e julho, no auge da epidemia, morriam cinquenta a sessenta militares por dia. Enquanto isso, o número de britânicos acometidos pelo mal foi menor: muitos já a haviam contraído a doença na infância ou tinham sido submetidos à variolização. O saldo da epidemia foi a impossibilidade de os americanos tomarem Quebec, que permaneceu como uma base britânica. O estrago causado pela epidemia durante a guerra foi tão grande que, em janeiro de 1777, George Washington aprovou a lei que regulamentou a prática da variolização no exército americano.

CHEGA A PRIMEIRA VACINA

Embora a variolização tenha obtido repercussão mundial, espalhando-se pela Europa, ainda persistiam os velhos problemas: podia causar o desenvolvimento da doença em pessoas que a recebiam e precipitar o surgimento de epidemias ou levar à morte por infecção no local da inoculação. Tudo isso seria vencido não na metrópole londrina, polo científico, mas no meio da área rural.

O sudoeste da Inglaterra era uma região dedicada à economia leiteira, com pastagens apropriadas para a criação de gado, ao contrário de outras regiões do país onde se desenvolveram a indústria, a mineração e a pecuária para corte. Naquela área rural, de tempos em tempos, o gado leiteiro era acometido por uma doença que recebeu o nome de *cowpox,* a varíola bovina.

Consistia em lesões de vesículas, pequenas bolhas, no úbere da vaca, que eram muitas vezes transmitidas às mãos das ordenhadeiras pelo contato com o animal infectado. Mas a doença nessas mulheres ficava restrita às mãos, que também começavam a desenvolver as pequenas e inofensivas lesões bolhosas semelhantes às da varíola, cicatrizando logo em seguida.

Essa forma de varíola do gado nas mãos, sem gravidade e com rápida cicatrização, não despertaria a atenção dos médicos se não fosse pelos indícios que começaram a aparecer. Aquelas que adquiriam o *cowpox* ficavam imunes à varíola; ou seja, nos tempos de epidemia desse mal, não adoeciam. Hoje sabemos que por ser um vírus semelhante ao da varíola, o *cowpox* estimula uma resposta imunológica também eficaz contra o vírus da varíola, o que chamamos de reação imunológica cruzada.

Várias descrições desse fenômeno foram apresentadas a organizações médicas da época. Em 1765, Fewster escreveu textos para a Medical Society de Londres relatando o fato de o *cowpox* prevenir a varíola; e Jobst Bose publicou, em 1769, artigos referentes à proteção que as mulheres que se ocupavam da ordenha na Alemanha tinham contra a doença. Em 1781, Nash descreveu com mais detalhes o papel do *cowpox* na prevenção da varíola, argumentando que quem o adquiria, além de não contrair a doença, também não apresentava as lesões de pele ao ser inoculado pela variolização. Além disso, como as vacas curadas não voltavam a desenvolver o *cowpox,* Nash reforçava o papel de prevenção apresentado por essa infecção, e por isso sugeriu empregá-la para evitar a varíola em lugar da variolização.

A revolução ocorreu no condado de Gloucester, região dedicada ao gado leiteiro, onde, portanto, estavam presentes o *cowpox* e a crença de que ele protegia contra a varíola. Foi em Gloucester que nasceu, em 1749, Edward Jenner. Formado cirurgião em Sodbury, próximo a Bristol, Jenner interessou-se pela história natural dos animais e realizou estudos complexos sobre o cuco. Posteriormente, pesquisou as doenças que acometiam os animais e o homem, e seu interesse foi despertado pelo fato de o *cowpox* proteger da varíola as mulheres que faziam a ordenha. Sua primeira oportunidade de saber mais sobre a questão surgiu em 1789, ano em que se iniciou um surto de varíola bovina no condado.

Tendo Sarah Nelmes, a babá de seu filho de dez meses, adquirido a doença, Jenner, em 1790, inoculou o conteúdo das pústulas da mão da babá no menino e em duas empregadas da vizinhança. Nenhum dos inoculados manifestou a varíola. Realmente ficaram protegidos com o uso da técnica de Jenner.

Em maio de 1796, com novo aparecimento do *cowpox* na região, Jenner novamente inoculou em um garoto de oito anos, James Phipps. O médico queria testar se quando o garoto fosse inoculado pela variolização, o *cowpox* bloquearia o vírus e não apareceriam as lesões. Após sete semanas, quando Phipps foi então inoculado com o vírus da varíola no braço nada ocorreu. Os trabalhos foram estendidos a mais oito crianças, incluindo outro de seus filhos. A teoria de Jenner era comprovada, na prática, com um número maior de crianças inoculadas. Seu trabalho foi apresentado à Royal Society, que não o aceitou em razão do pequeno número de casos relatados.

Diante da rejeição, em 1798, Jenner decidiu publicar um livro sobre a inoculação do *cowpox* para proteção contra a varíola. Por ter usado o termo latino referente à vaca em suas publicações, *vaccina,* sua técnica ganhou reconhecimento – tornou-se uma vacina que protegia da varíola, o que deu origem a essa denominação empregada até nossos dias.

Apesar da eficiência dessa técnica, Jenner foi contestado pelo fato de usar material de animais para inoculação em seres humanos. Outra dificuldade encontrada pelo método foi a aquisição do material do *cowpox* – era necessário esperar o surgimento da epidemia nas vacas. Os percalços continuavam.

A maneira de solucionar a falta do vírus inoculável foi usar a secreção que aparecia nas lesões do braço das pessoas vacinadas, muito mais brandas do que as da variolização. A criança que recebia o material em pequenos cortes no braço desenvolvia uma pequena ferida ulcerada e cruenta ao longo de uma semana; então, retornava ao médico, que colhia das lesões o material e o inoculava imediatamente no braço de outra criança – o que estabeleceu o método de vacinação chamado braço a braço.

A técnica provocava menor reação cutânea do que a variolização, além de não causar surto de varíola – fatos suficientes para fazê-la conquistar a população médica e ser usada em lugar do primeiro método. Apesar disso, foi muito criticada na Europa e demorou a ser aceita. Os riscos de infecção na lesão ulcerada persistiam com esse procedimento, pois ainda existia uma chance de morte decorrente da erisipela; entretanto, eram menores que os apresentados pela variolização. A vacinação ganhava da variolização. Mas ainda havia outros desafios.

O líquido, chamado de linfa, retirado da lesão ulcerada de uma pessoa e inoculado no braço de outra, poderia transmitir a sífilis, o que desencadeou críticas maciças. Constatou-se também que a vacinação braço a braço diminuía o efeito protetor da vacina. Hoje sabemos que isso decorre da perda do poder imunizante do vírus com o tempo. Para solucionar esses problemas, recomendava-se que a inoculação fosse feita diretamente das lesões do úbere da vaca acometida para os braços da população, a chamada "vacinação animal".

A vacina animal ficou restrita a pouquíssimos países europeus até 1864, ano em que foram apresentados resultados no Congresso Médico de Lyon, o que resultou na difusão do método no continente. Tão logo as casas específicas para a vacinação – com estrutura para admissão da vaca, extração do vírus de seu úbere e inoculação na população – começaram a ser criadas, uma antiga onda de críticas explodiria no meio científico. Novos desafios.

Acreditava-se que os materiais extraídos da vaca não deveriam ser introduzidos em seres humanos, pois se temia criar características desse animal nos inoculados. O receio já aparecia no famoso quadro de James Gillray, do início do século XIX, que mostra pessoas com chifres e também com cabeça de vaca no rosto e no braço. Enquanto as críticas persistiam, a vacinação ganhava reconhecimento por seus resultados, sendo cada vez mais inoculado o "vírus" da varíola retirado de vitelos. A Medicina do Império Romano acreditava que os males eram ocasionados por venenos presentes na natureza, chamados de vírus. Daí nasceu a inoculação com o veneno que causava a varíola, ou seja, com o vírus da doença, antes que se tivesse conhecimento da relação entre os microrganismos e as infecções, e muito antes de se descobrirem os vírus.

Para Jenner, o controle da varíola pelo seu método da inoculação extinguiria a doença da face da Terra, o que foi confirmado na década de 1970. Hoje, ela está extinta, mas o vírus é guardado em laboratório nos Estados Unidos e na Rússia.

A GRANDE REVOLUÇÃO

Em Paris, no dia 2 de maio de 1789, os deputados eleitos desfilaram para o rei da França, Luís XVI, abrindo os Estados Gerais convocados diante da crise que se abatia sobre o reino. Era o início dos anos turbulentos que marcariam a história europeia e a história das doenças infecciosas.

Mal haviam iniciado as atividades dos Estados Gerais e os deputados do Terceiro Estado indispunham-se com a nobreza e o clero: proclama-se a Assembleia Nacional. As tropas suíças do rei mobilizavam-se em Versalhes. No dia 12, os rumores sobre a demissão do ministro Necker, contrário ao aumento dos impostos, inflamam as ruas de Paris. Realizam-se comícios e agitações, seguidos de passeatas em que se carrega o busto de Necker. As tropas iniciam uma repressão às manifestações da população. Na madrugada, irrompem incêndios nas barreiras de acesso à cidade. São os protestos contra as altas dos preços dos cereais. A massa sublevada aumenta em 48 horas, já não se consegue deter a revolução liderada por membros dos Estados Gerais.

Finalmente, na manhã de 14 de julho, a população invade o Hôtel des Invalides, armando-se com fuzis. Em busca de munição e pólvora, empreende a marcha para a prisão do Castelo da Bastilha, que é tomado às

17h – episódio que se tornará um marco da Revolução Francesa. As munições são pilhadas; os acusados de ocultar cereais e armas, enforcados nas ruas. O rei perde poderes, acata as decisões da Assembleia, interrompe a ação das tropas, demite ministros e readmite Necker. Começavam os anos turbulentos da França.

No interior, os camponeses atacam as instalações da nobreza. Em 26 de agosto, abre-se uma nova época com a Declaração dos Direitos do Homem e do Cidadão. Em meio aos boatos de golpe da Guarda Real, a Assembleia declara-se inseparável do rei. A população invade o Palácio de Versalhes e força a mudança de Luís XVI para a cidade. O poder real declina de forma acentuada até ficar dependente das determinações da Assembleia, com a Constituição de 1791 – a mesma que defendia os direitos dos negros nas colônias francesas, o que incentivaria a revolução de independência do Haiti.

A Assembleia se racha entre os partidos dos defensores da revolução – incluindo Robespierre, o advogado Danton e o médico Marat – e os favoráveis à restituição do rei ao trono, os contrarrevolucionários. O confronto dos partidos intensifica-se em 1792, aumentam as agressões de ambos os lados. Em abril daquele ano, os revolucionários do governo francês obrigam o rei a declarar guerra às monarquias vizinhas por estas não extraditarem emigrados franceses.

O nacionalismo ferve entre a população, nasce o hino "A Marselhesa", que é cantado na chegada a Paris dos marselheses da Guarda Nacional. Nações vizinhas defendem a permanência do rei. As forças prussianas invadem a França, o pânico toma conta da população, a revolução é ameaçada e há o risco de Luís XVI ser restituído ao trono. As tensões internas dos partidos agravam-se.

O rei da Prússia invade o nordeste da França com um exército de 42 mil homens; e dessa vez, ao contrário do que viria a ocorrer em batalhas futuras, um agente infeccioso se alia à Revolução Francesa. Uma epidemia de disenteria instala-se nos acampamentos militares dos invasores e mata ou debilita 12 mil deles, facilitando a vitória da França.

As tropas francesas conseguem expulsar os prussianos, os esquerdistas guilhotinam o rei em 1793 e, finalmente, o assassinato de Marat deflagra o Terror na França, liderado por Robespierre. Todos os suspeitos de se colocarem contra a Revolução são presos e guilhotinados, iniciando-se, assim, uma perseguição indiscriminada que levou à morte, em 1794, até mesmo o homem que mudou os rumos do estudo da Química, Lavoisier.

Já em 1790, a Assembleia Nacional ampliava suas ações a todos os territórios da França, incluindo as colônias. As possessões francesas na região oeste da ilha

Hispaniola ficavam a cargo da Assembleia da Colônia, formada por brancos. A decisão de abolir o regime de escravidão, em concordância com a Declaração dos Direitos do Homem e do Cidadão, deveria ser tomada pela Assembleia.

O Haiti era uma das colônias mais lucrativas do mundo à época. Era responsável por mais da metade da produção mundial de açúcar, além de produzir índigo, café e algodão. O número de escravos negros na ilha chegava a quase 500 mil nos tempos da Revolução, a maioria absoluta da população. Em 1791, iniciam-se os movimentos revolucionários para a libertação dos escravos, tendo à frente o general negro Toussaint L'Ouverture. Sua reivindicação era o fim da escravidão e o estabelecimento de um regime livre no qual os negros tomassem a decisão sobre seu caminho. Para isso, contava com o apoio de 90% da população da ilha escravizada. Mas também com um aliado microscópico. O Haiti seria marcado por uma sucessão de guerras de libertação que destruiriam as áreas de plantação e causariam sua decadência econômica.

Com os primeiros movimentos revolucionários negros, os grandes fazendeiros brancos foram perseguidos e obrigados a uma fuga maciça, retornando à França. Muitos, entretanto, seguiram para a então capital dos Estados Unidos, a Filadélfia. Com esses fugitivos embarcaram pessoas doentes de febre amarela e também mosquitos, causando assim uma grande epidemia na Filadélfia em 1793. Enquanto a cidade de Washington estava em construção, a Filadélfia, com seus 50 mil habitantes, comandava a administração do país, que se tornara independente havia pouco tempo.

O início da epidemia mudou a rotina da cidade: hospitais improvisados não suportavam o número crescente de doentes, a quarentena foi instituída nos portos e as fugas se iniciaram. Nada pôde evitar que 17 mil pessoas fossem acometidas e que 10% da população local morresse. Enquanto Filadélfia enfrentava o caos da febre amarela, o Haiti seguia em suas batalhas pela independência.

As potências europeias, Inglaterra e França, principais beneficiárias das produções de açúcar do Caribe, receavam rebeliões em cascata nas outras colônias. Não tinham saída senão tentar evitar a independência do Haiti e assim partiram para a invasão com objetivo de controlar a rebelião e encerrá-la.

Apesar de sua superioridade em armamento militar, os europeus não contavam com a presença das doenças tropicais na ilha, que seriam mortais para seus combatentes, os quais nunca haviam tido contato com seus agentes, portanto, não tinham imunidade contra as doenças que causavam.

Entre 1793 e 1798, ocorreram as invasões europeias na ilha para conter a revolução. Os objetivos ficavam claros com as ordens do general francês Le

Clerc para que se dizimassem os negros, homens ou mulheres, em todo o Haiti, poupando apenas as crianças menores de 12 anos. Assim, dos quase 500 mil negros da ilha foram mortos 150 mil. Da população restante, excetuando-se os doentes e inválidos, restaram 170 mil em condições de trabalho nas plantações. O genocídio poderia ter sido ainda maior e a invasão europeia bem-sucedida se não fossem a febre amarela e a malária que acometeram os europeus.

Nos períodos da invasão, os britânicos enviaram 20 mil soldados e os franceses, 35 mil. Pela superioridade das armas europeias, o massacre dos negros progrediu; porém, com a febre amarela e a malária, os membros dos exércitos europeus foram tombando um a um. A força britânica perdeu quase 13 mil combatentes, 65% do total, e mais 1.500 ficaram inválidos; do lado dos franceses, morreram 29 mil homens, 83% do total. Com o efetivo reduzido a 6 mil homens de cada lado, o sucesso da invasão ficou prejudicado. Assim, em 1797, o líder negro Toussaint despachava o comissário francês da República para a França e iniciava as últimas negociações para a independência em 1804.

Napoleão ainda tentou um último esforço para o controle da ilha, novamente malsucedido por causa da febre amarela. Em 1802, chegavam 25 mil soldados ao Haiti. A doença começou a matá-los nos seus navios ancorados nos portos. Na primeira semana de junho, morreram 3 mil franceses; em setembro, o número subia para 4 mil, com 100 óbitos por dia. Enquanto se desenrolavam as guerras na ilha do Haiti, o exército francês retomava os territórios invadidos pelas monarquias europeias e, após a ascensão de Napoleão, em 1798, começava a era de suas conquistas.

O governo francês estava preocupado com a corrida armamentista e visava combater as coligações monárquicas da Europa. Assim, criou uma comissão que funcionava como um Ministério de Armamento. Aumentaram as fundições de ferro para a produção de armas e canhões. A industrialização contribuiu com a invenção e o aperfeiçoamento de equipamentos de perfuração de metais, viaturas para transporte de armamentos pesados, melhorias no calibre e comprimento dos canhões, munições de qualidade superior e reforço de navios com chapas de ferro.

A França chegava a produzir anualmente cerca de 240 mil espingardas e 7 mil canhões, tendo fabricado entre 1803 e 1815 mais de 2,5 milhões de armas de fogo.[34] Números desse porte só foram registrados no país precursor da industrialização, a Inglaterra. Não tendo rivais no continente, o exército de Napoleão não encontrou dificuldades em concretizar a expansão de conquistas, criando assim um império praticamente indestrutível. Mas guerras são sinônimos de epidemias.

O general Napoleão, nascido na Córsega e educado em Paris, vencia as coligações europeias da Prússia, Áustria, Inglaterra e Rússia e ampliava os domínios franceses com vitórias sucessivas de seu exército. Invadiu o norte da Itália e estendeu as conquistas para a Espanha e a região central da Europa. Em 1812, o império de Napoleão atingiu sua extensão máxima, mas entraria em decadência ao invadir e enfrentar o rigoroso inverno da Rússia, mas também em parte motivado por uma temida doença.

As infestações de piolhos não encontravam barreiras nos acampamentos militares. Pior, albergavam o agente do tifo, um microrganismo chamado *Rickettsia*. Sua transmissão para o homem se dá pela picada desses insetos, que o transferem para o sangue do homem. Portanto, epidemias de tifo se instalam com as infestações por piolhos em aglomerados humanos com má higiene, nos acampamentos militares, em campos de concentração e cadeias.

Depois que a *Rickettsia* é introduzida no sangue e se prolifera, o doente inicia febre, dores pelo corpo, mal-estar, indisposição e dor de cabeça. Mas o maior dano ao ser humano se dá com as lesões que esse agente causa nos vasos sanguíneos, que ficam obstruídos. Áreas do corpo passam a não receber sangue adequadamente, e as lesões avermelhadas na pele progridem para a necrose, o apodrecimento do tecido; perdem-se braços, dedos ou pernas. Diante desse quadro, é fácil imaginar a alta mortalidade que o tifo causava e o aspecto pavoroso dos doentes.

O exército francês avançava na conquista dos territórios europeus e, com ele, propagavam-se as epidemias de tifo. Em 1805, as tropas de Napoleão invadiram e tomaram a cidade de Viena. Poucas semanas depois, Napoleão venceu a Batalha de Austerlitz, consolidando sua vitória no Leste Europeu. Os soldados, cansados das batalhas e sofrendo infestações de piolhos nos acampamentos, disseminaram o tifo. Os feridos removidos para Brunn levaram a epidemia a essa cidade. A doença alastrou-se na Morávia, Silésia, Áustria, Galícia e Hungria.

As tropas de Napoleão marchavam agora para o território da Prússia. Era o final de 1806, ano em que os franceses levaram o tifo e a disenteria às populações de Marienburg e Bromberg e ao leste da Prússia, causando a morte de milhares de pessoas. Chegaram à cidade de Danzig iniciando o cerco que precipitaria a rendição, em abril de 1807, dos prussianos enfraquecidos e famintos. A entrada triunfal de Napoleão na cidade deu-se em junho. O tifo marcou presença nesse episódio.

Em 1812, Napoleão decidiu-se pela invasão da Rússia, e para tal tinha a segurança de contar com um dos maiores contingentes militares da História, cerca de 600 mil homens. Quando reuniu seu exército no Leste Europeu para a invasão, ocorreu o inesperado. Os camponeses da região transmitiram piolhos contaminados para os militares, que começaram a desenvolver o tifo e morrer no percurso ao encontro das tropas russas. À medida que os franceses invadiam o território, o exército do país recuava, atraindo-os para o interior. O exército de Napoleão precisava encontrar o inimigo rapidamente para iniciar o combate e decidir a batalha; se demorasse, continuaria a perder seus soldados e chegaria com poucos combatentes ao confronto. Foi o que ocorreu: ao atingir o rio Dnieper e atravessá-lo, transcorrido um mês, Napoleão já havia perdido 80 mil homens, entre mortos e doentes. Em seis semanas de deslocamento, 20% do exército inicial estava fora de condições de combate.

Ao atingir a cidade de Smolensk, Napoleão foi obrigado a montar um acampamento, visando à recuperação das tropas e à ação dos médicos da campanha, na tentativa de bloquear a epidemia. Mas nenhuma das medidas adotadas visou à eliminação dos piolhos, jamais suspeitos de causar o grande mal que abatia o exército francês. Vendo o número de combatentes diminuir a cada dia, Napoleão avançou contra Moscou, tomando-a sem encontrar o exército russo. Após essa batalha irrelevante para a decisão da guerra, as forças francesas foram obrigadas a bater em retirada; dessa vez, teriam de enfrentar a chegada do inverno rigoroso, que, somado ao tifo, as dizimaria.

Napoleão regressou com menos de 90 mil dos 600 mil homens que partiram, uma perda importante para o prosseguimento das batalhas. Um a um, seus homens tombavam no regresso vitimados pelas doenças.

Nas proximidades da cidade de Vilnius, seu exército abriu uma vala coletiva para enterrar cerca de 2 a 3 mil mortos. Os corpos foram amontoados, sete corpos por metro quadrado. Permaneceram ali com seus uniformes e insígnias até o ano de 2001, quando trabalhadores descobriram as covas coletivas. Pesquisadores encontraram fragmentos de piolhos e, mais, buscaram fragmentos genéticos de bactérias em 72 dentes dos 717 esqueletos encontrados. Encontraram ali, nas polpas dentárias, fragmentos genéticos da bactéria causadora do tifo.[35]

AS CIDADES TOMBAM

Nesse retorno das tropas napoleônicas, os militares levaram a doença às cidades europeias, principalmente as da Alemanha, ocasionando epidemias esparsas pelo continente.

Napoleão ainda conseguiu reunir cerca de 500 mil homens para o combate, à custa de jovens recrutados em caráter de urgência. Ao recomeçarem as campanhas militares na região da Alemanha, já com a presença do tifo, ele constatou a perda de combatentes pela doença. Seguiram-se as Batalhas de Dresden e Bautzen em 1813, com um grande número de jovens franceses mortos nos campos de batalha; porém, o número dos que morreram em decorrência do tifo foi muito maior.

Os soldados franceses haviam disseminado a doença pelas cidades da Alemanha. Em Berlim, a incidência de tifo aumentou 400%. A doença espalhou-se pelas localidades ao longo do rio Reno e nas regiões central e norte da Alemanha. Quase metade dos 500 mil homens de Napoleão morreu de tifo. Quando encontrou as tropas inimigas na Batalha de Leipzig, o exército, reduzido e abatido, não suportou o combate, o que determinou sua primeira grande derrota.

As cidades do sul da Alemanha, na Baviera, conseguiam evitar a entrada do tifo quando, por decisão das autoridades, os soldados franceses doentes eram mantidos fora delas em barracas e hospitais. Após a derrota de Leipzig, em outubro de 1813, a situação mudou em razão do grande contingente de franceses refugiados que entraram nas cidades e disseminaram a doença.

Novamente no regresso das tropas, o tifo atingiu a Alsácia, Lorena e Champagne, até chegar às portas de Paris. Cerca de 2 milhões de pessoas contraíram a doença nos anos de 1813 e 1814 e aproximadamente 250 mil mortes ocorreram na Alemanha. Após a derrota final de Napoleão em 1815, a Europa viveu um pós-guerra de devastação nos terrenos agrícolas; houve fome e epidemias recorrentes de tifo que duraram até 1819, com uma taxa de mortalidade de 16% a 37% dos casos. Foi dessa forma que a doença acompanhou as guerras de Napoleão, dizimando seus militares e população civil das grandes cidades. Porém, o pior estava por vir – naquele século o homem mudou a Europa.

EPIDEMIAS NO SÉCULO DAS MÁQUINAS

Na segunda metade do século XVIII, aceleraram-se, na Inglaterra, as transformações que culminaram na formação de cidades industriais típicas do século XIX. Aprimoramentos mecânicos levaram ao surgimento da máquina a vapor, introduzida na Inglaterra pelo escocês James Watt em 1760. Com ela, as fábricas não precisavam mais ser construídas próximas aos leitos dos rios para valer-se da energia fluvial, passando a instalar-se em localidades mais cômodas e de fácil acesso. A partir da década de 1780, embarcações a vapor tornaram mais curtas as distâncias entre as diversas regiões. O produto industrial chegava com mais facilidade e rapidez a seu destino final de consumo, assim como a matéria-prima para a indústria.

A lenha foi substituída pelo carvão, abundante na Inglaterra, para a fusão de metal líquido. Várias descobertas permitiram economia de combustível e melhorias na qualidade do ferro produzido e nos artigos fabricados com esse metal. Enquanto o número de fábricas crescia, uma rede de ferrovias se entrelaçava nos territórios britânicos, a princípio servindo ao transporte de cargas de minas de carvão, ferro e pedreiras para outros estabelecimentos industriais. Em 1804, empregava-se o vapor no transporte ferroviário, iniciando-se uma era em que as locomotivas comandariam a multiplicação de ferrovias, beneficiando inclusive o transporte de passageiros.

Já na primeira década do século XIX, era inaugurada em Manchester a primeira fábrica com iluminação a gás, inovação rapidamente adotada nas oficinas algodoeiras. A indústria do algodão empregava quase 100 mil operários e perto de 200 mil tecedoras manuais. O comércio britânico triplicara, detendo um quarto do comércio mundial; em Londres, havia mais de cinquenta bancos privados. A Inglaterra prosperava, e sua capital começava a ter suas ruas iluminadas a gás em 1807. Na primeira metade do século XIX, o país produzia mais da metade do carvão e do ferro utilizados na Europa.

Os principais centros ingleses recebiam trabalhadores assalariados para suas fábricas. A população rural migrava em massa buscando emprego nas indústrias, responsáveis por uma série de transformações sociais no continente europeu, principalmente na Inglaterra, que influenciaram a ocorrência das doenças infecciosas do século XIX. E, pior, essas cidades industriais e operárias se alastraram pela Europa e América do Norte.

A população urbana no início daquele século aumentou exponencialmente, e aglomerados humanos começaram a aparecer nas localidades em que os centros industriais floresciam, nas proximidades das fábricas. Entre 1801 e 1840, a população de Londres passou de cerca de um milhão para quase dois milhões de habitantes. Como decorrência dessas alterações, a qualidade de vida e, sobretudo, as condições de saúde sofreram uma queda assustadora, contribuindo muito para o alastramento das doenças infecciosas e aumentando as taxas de mortalidade.

A população empobreceu ao se transferir para os centros industriais. Os trabalhadores eram explorados ao máximo, cumprindo longas jornadas de trabalho, de mais de 12 horas. As mulheres e crianças eram empregadas em grande número, uma vez que recebiam salários menores que os dos homens, o que gerava lucro para os donos de fábricas à custa da degradação social. Os operários submetiam-se a trabalho físico extremo. Não havia alternativa de lazer para as famílias, exceto cervejarias e bares, que se multiplicavam para atender aos trabalhadores em seus raros momentos de folga.

A população operária das cidades industriais inglesas, cada vez mais empobrecida pelos baixos salários diante das despesas de habitação e alimentação, sofria represálias do governo britânico quando se manifestava publicamente.

Toda a massa dos habitantes permanecia insatisfeita com sua qualidade de vida nas cidades industriais: excesso de jornada de trabalho, salários baixos e péssimas condições de habitação. As manifestações desses operários eram rapidamente reprimidas pelo sistema judiciário rigoroso da Inglaterra. Em 1819, a cavalaria massacrou uma manifestação pelo sufrágio universal em Manchester, deixando 11 mortos e 600 feridos. A Justiça estipulava penas rigorosas para diversos crimes. A pena de morte era comum, sendo utilizada até como punição para determinados delitos cometidos por crianças. A população se aglomerava ao redor do patíbulo das cidades em dias de espetáculo proporcionado pelo enforcamento de criminosos.

Com a Independência dos Estados Unidos da América, os criminosos ingleses que se livravam da pena de morte passaram a ser deportados para a Austrália, que os recebeu pela primeira vez em 1788 em uma armada de 11 navios – era o início do estabelecimento dos ingleses naquela ilha. No ano seguinte, os europeus que chegaram ao porto Arthur (atual Sydney) levaram com eles o vírus da varíola, que causou a morte de quase metade dos aborígines que habitavam a parte oriental da Austrália e que haviam tido contato com o porto inglês. A epidemia alastrou-se pelo interior da ilha.

As condições de moradia na Europa industrial foram determinantes para o surgimento de doenças infecciosas. Recebendo baixos salários e diante dos altos preços do aluguel, as famílias tinham que morar em locais condizentes com o que podiam pagar, em condições insalubres. As moradias próximas das fábricas foram construídas de maneira desorganizada, tendo em vista apenas a rapidez de sua construção e o posterior lucro com os aluguéis.

As famílias aglomeraram-se em regiões pobres, delimitando-se os bairros dessa condição social. As moradias eram verdadeiros cortiços miseráveis, sem sistema de esgoto ou remoção de lixo. Muitas casas não tinham latrina. Em Manchester, havia duas latrinas para cada 250 pessoas, e em Ashton esse mesmo número atendia cada 50 famílias.[36] Nos quintais, havia uma tina, o "urinol", em que se colocavam os dejetos humanos para ser esvaziada pela manhã. A imundície que se formava nas proximidades das tinas favorecia significativamente a transmissão de doenças, que também se dava por meio dos calçados, que as levavam para dentro dos cômodos. As casas eram entrecortadas por vielas e ruelas imundas – sem pavimentação e com esgoto a céu aberto –, ao longo das quais se acumulavam entulhos de lixo e dejetos. Contaminação de água e alimentos propiciavam as epidemias diarreicas.

Nessas moradias, muitas vezes as famílias se aglomeravam no quarto, e todos os aposentos, incluindo porões e sótãos, eram aproveitados ao máximo para compensar os aluguéis caros. Em Manchester, foram registrados 1.500 porões, nos quais dormiam 3 pessoas por cama; 738 porões com 4 pessoas por cama; e 281 com 5 pessoas por cama. Na mesma época, em Liverpool, 40 mil pessoas dormiam em porões. À medida que a industrialização se desenvolvia, essa situação não se mostrava diferente nos demais países do continente europeu. Tais condições de vida propiciavam o surgimento de epidemias causadas por doenças contagiosas, que eram transmitidas com facilidade de pessoa para pessoa em razão das aglomerações.

A tuberculose, apesar de existir desde milênios antes da era cristã, encontraria condições sociais ideais para sua disseminação. Nos aglomerados das casas operárias da época, os doentes com tuberculose pulmonar apresentavam emagrecimento progressivo, tosse seca e febre diária. O quadro progredia para enfraquecimento crônico. O acometimento dos pulmões estendia-se por dias e meses. Durante todo esse tempo, o enfermo eliminava, pela tosse, o bacilo da tuberculose nos cômodos das casas sem iluminação e ventilação, úmidas e com excesso de moradores, o que facilitava a disseminação. As pessoas depauperadas pelas longas jornadas de trabalho e pela miséria não apresentavam defesa adequada contra a infecção, contraindo a tuberculose com facilidade. O século XIX foi o "século da tuberculose" em razão da urbanização industrial, a que se aliaram as condições humanas propícias para que a doença surgisse e meios favoráveis à sua transmissão.

Outras infecções também encontraram terreno fértil para propagar-se de pessoa para pessoa. Surtos de sarampo e varíola disseminavam-se com facilidade entre os moradores desses porões e cortiços, sendo as crianças as mais atingidas. A doença avançava de moradia para moradia, de rua para rua e de bairro para bairro. As crianças também eram acometidas por infecções de garganta responsáveis pela escarlatina, coqueluche e difteria. Sendo altamente contagiosas, essas doenças logo se espalhavam pelos bairros pobres.

A difteria muitas vezes evolui com placas purulentas na garganta, que progridem para dificuldade de respiração por obstrução. Frequentemente, compromete a função do coração e o sistema nervoso. Por tudo isso, não é de admirar o elevado número de mortes entre as crianças pela difteria aliada à escarlatina e coqueluche. A Europa viveu epidemias repetidas desses males, responsáveis por grande parte da mortalidade infantil ao longo do século XIX.

As infestações de piolhos nos cômodos insalubres eram causadoras das epidemias de tifo nos bairros pobres. Em Manchester, logo no início de sua transformação em um dos primeiros centros industriais, foi documentada, na segunda metade do século XVIII, uma série de doenças febris nas comunidades pobres. Em 1795, a população viveu o auge do pânico. Naquele ano, os bairros pobres da cidade enfrentaram uma epidemia de tifo que precipitou a formação de um conselho de saúde, na tentativa de solucionar o problema; porém, muitas vidas foram ceifadas em consequência da proliferação de piolhos nos cortiços.

A ausência de esgoto e a facilidade com que os moradores entravam em contato com o material fecal despejado nas vielas, ruelas e nas tinas de "urinol" dos quintais eram responsáveis pela disseminação das bactérias que ocasionam as diarreias. Os pobres conviviam com a *Escherichia coli, Shigella* e a temida *Salmonella thipy,* causadora da febre tifoide. O fato de uma pessoa apresentar diarreia significava o surto de uma epidemia entre todos os moradores. As epidemias de tifo, difteria, sarampo, varíola, escarlatina, coqueluche e as diarreias foram constantes no século XIX dada a condição específica da urbanização industrial. Em Manchester, de cada 100 crianças nascidas, apenas de 35 a 40 chegavam aos 5 anos de idade. Como se não bastasse, novos agentes infecciosos chegariam à Europa pela industrialização.

UMA DOENÇA QUE VEIO DA ÍNDIA

A cólera é ocasionada por uma toxina produzida pela bactéria intestinal. Essa doença é caracterizada por diarreia severa (a diarreia mais intensa de todas as infecções), que leva o paciente à desidratação, com queda da pressão, parada de funcionamento dos rins e, geralmente, quando não submetido a tratamento de suporte, ao óbito. A bactéria é eliminada nas fezes dos doentes. Como a diarreia é intensa, ocorre um grande número de evacuações líquidas por dia, e pode-se imaginar o que um doente nos aglomerados urbanos da Europa ocasionaria.

O berço da cólera está na região próxima ao rio Ganges e imediações. Hoje sabemos que a bactéria sobrevive em pequenos crustáceos próximos aos estuários da região e, de tempos em tempos, atinge o homem pela ingestão de água ou alimento contaminado, o que é comum nas épocas das intensas chuvas e alagamentos das monções. Porém, a Europa, até o século XIX, sempre ficou livre de suas epidemias. Por quê?

Quando um doente portador da diarreia fazia viagens longas e demoradas, muitas vezes se recuperava no percurso ou morria. Como a doença se manifesta depressa e a evolução para cura ou óbito é rápida, esses deslocamentos por terra ou por embarcação acabavam por não levar a epidemia a localidades distantes. As viagens eram demoradas devido às embarcações a vela que dependiam dos ventos e das correntes marítimas. Porém, a industrialização europeia diminuiu as distâncias pelo mundo graças à máquina a vapor, que revolucionou os meios de transporte. As estradas de ferro espalharam-se pela Inglaterra e depois pelo continente, e as locomotivas aceleraram a velocidade com que os doentes chegavam a lugares longínquos. O vapor usado na navegação também fez com que as viagens se tornassem rápidas e agora tivessem data certa de chegar ao destino. Sem contar que, em meados do século XIX, a abertura do canal de Suez, no Egito, encurtou mais ainda as viagens à Índia.

Dessa forma, os doentes entravam nos locais de destino portando agentes infecciosos com períodos de incubação e evolução curtos e, portanto, disseminavam epidemias de cólera. A primeira pandemia da doença iniciou-se em 1817 com o aumento do número de casos na cidade de Calcutá, que era a capital do domínio britânico na Índia. Por meio das navegações à Ásia, que se realizavam com rapidez graças ao vapor, a doença alastrou-se na China e Oceania, seguindo pelos mares até alcançar Java, Filipinas e Japão. As rotas comerciais terrestres, assim como os deslocamentos dos exércitos britânicos ao norte da Índia, propiciaram a disseminação da doença pelo golfo Pérsico, em 1821, e pela Ásia Menor, até que chegasse ao Egito em 1823. O inverno rigoroso que a Europa viveu naquele ano interrompeu o avanço da cólera na fronteira da Ásia, retardando para a Europa industrial o conhecimento de sua primeira catástrofe no século XIX.

Em 1826, novamente o delta do rio Ganges forneceria uma quantidade exorbitante de casos de cólera para o mundo. Dessa vez, a doença avançou para o oeste, em direção à Europa. Nas rotas comerciais e de deslocamento de populações e exércitos, encontravam-se enfermos que levavam a doença adiante e, passo a passo, em direção às cidades europeias industriais. As tropas militares russas de Nicolau I e o exército do Império Turco travavam batalhas nas proximidades de Istambul por disputas territoriais. Iniciada em 1828, a guerra entre esses impérios resultou na anexação de territórios ao Império Russo em expansão. Assim, terras nos Bálcãs e entre os mares Cáspio e Negro, como a Armênia e parte da Geórgia, passaram a pertencer aos russos. Com o acordo de paz, permaneceram transitando por essas regiões as tropas militares de ambos os impérios, que policiavam suas fronteiras. Foi a esses acampamentos militares que a cólera chegou, e neles encontrou condições favoráveis à sua disseminação.

Os soldados russos percorriam longas distâncias nos deslocamentos de tropas com acampamentos militares sem sistema de esgoto. Com isso, a eliminação do bacilo era feita diretamente na natureza, provocando a consequente contaminação dos alimentos e da água. Tropas levaram a cólera para Moscou em 1830 e soldados infectados e doentes a transportaram para o Leste Europeu. A doença chegou à Polônia, Alemanha e Hungria em 1831. Na Hungria, os europeus conheceram pela primeira vez o potencial destruidor daquele mal: dos 250 mil acometidos, 100 mil morreram. As cidades litorâneas no mar Báltico serviram de trampolim para a cólera alcançar o Reino Unido e, a partir daí, a América.

Um grande aliado que a cólera encontrou em seu processo de disseminação foi a cidade de Meca. Em 1831, a doença atingia as imediações daquele centro, contaminando peregrinos muçulmanos de diversas localidades. Em suas barracas em Meca, ocorreram 3 mil mortes naquele ano. Ao retornarem para as regiões de origem, os peregrinos levaram a cólera em várias direções. Os que voltaram a Alexandria propagaram a doença pelo norte da África. Nos primeiros dias da epidemia nas cidades do Cairo e de Alexandria, morreram 30 mil pessoas. À Síria e à Palestina chegaram peregrinos infectados que introduziram a doença nessas regiões. Aqueles que regressaram a Istambul fizeram com que a cólera entrasse na Europa partindo da Hungria e dos Bálcãs. Dessa vez, dificilmente a Inglaterra e os demais países europeus escapariam à doença.

A CÓLERA SE ALASTRA

No mês de outubro de 1831 a cidade portuária inglesa de Sunderland recebeu uma embarcação procedente do porto de Hamburgo com pessoas que portavam a bactéria da cólera. Imediatamente, registraram-se na cidade casos da doença, que depois se propagou pelo país. Passo a passo, a cólera chegou aos principais centros industriais e acometeu os moradores nos bairros operários. Estima-se que mais de 30 mil pessoas tenham morrido no Reino Unido durante a epidemia. Na Inglaterra e no País de Gales, ocorreram 21 mil mortes; na Escócia, quase 10 mil. Londres perdeu pouco mais de 5 mil habitantes; na maioria dos casos, pessoas pobres, até mesmo miseráveis, que viviam em precárias condições habitacionais, como descrito anteriormente.

Em razão do pânico da população, vários médicos foram acusados das mortes. Espalhou-se pelo país o boato de que eles assassinavam os doentes para pôr em prática técnicas de dissecação de cadáver e aprimorar seus conhecimentos de anatomia. Isso porque eram raros os cadáveres nas aulas de anatomia das faculdades.

Navios ingleses levaram a cólera para os portos da Espanha e de Portugal. No ano da chegada da doença à Inglaterra, 1831, Charles Darwin escapava da morte ao viajar como naturalista na embarcação Beagle.

A cólera atingiu Paris em 1832. As cidades preparavam-se para conter o avanço da doença empregando a quarentena. No início, guardas proibiam a entrada de estrangeiros nos portões das cidades, mas acessos clandestinos burlavam os bloqueios. Com a instalação definitiva da epidemia, essas medidas foram abandonadas. Os médicos ficaram perdidos diante de uma doença nunca vista antes. Seu desconhecimento refletia-se nas tentativas desesperadas de tratamentos com gelo, bebidas geladas, lavagens intestinais, sangrias, vapores quentes e até mesmo drogas diarreicas. Paris encontrava-se na mesma situação que as cidades inglesas, com operários habitando cômodos insalubres, sem sistema de esgoto e sem latrinas. A água utilizada no abastecimento era proveniente do rio contaminado pelos dejetos humanos. As famílias bebiam essa água e a utilizavam para limpeza e na cozinha.

Foi nas festividades do carnaval parisiense de 1832 que começaram a aparecer os primeiros doentes com cólera. A população alarmada fugiu em massa da cidade, na tentativa de livrar-se da doença. Cerca de 120 mil pessoas abandonaram Paris. A cólera castigou a capital francesa, sem piedade dos pobres: matou 34 mil parisienses, 4% dos habitantes, quase todos de bairros simples, nas proximidades dos mercados centrais e do Hotel de Ville. A epidemia fazia aflorar as diferenças sociais numa sociedade marcada pela exploração excessiva e pelo desgaste do ser humano, que foram o gatilho para manifestações de rebeldia. O desespero dos pobres os mobilizou contra as classes sociais altas, logo suspeitas de ter envenenado o sistema de abastecimento de água dos trabalhadores. Assim, iniciou-se em junho daquele ano uma série de rebeliões nas ruas de Paris contra as classes altas.

A Irlanda também foi duramente acometida. Com sua população vivendo em condições de pobreza e sendo visitada constantemente pela fome, registrou a morte de 25 mil habitantes. Em 1832, irlandeses empobrecidos, esfomeados e vitimados pela cólera resolveram tentar a sorte emigrando para as cidades americanas. As autoridades do Canadá desesperavam-se com a possibilidade da chegada da doença. As embarcações procedentes da Irlanda eram obrigadas a se manter a trinta milhas da cidade de Quebec. Ao atingirem o rio São Lourenço, os navios permaneciam em quarentena na ilha Grosse. Os canadenses entraram em pânico no início de junho quando chegou a brigada Carricks, proveniente da Irlanda, que havia perdido 45 de seus tripulantes por cólera. A quarentena foi instalada, e os doentes alojados em hospitais especiais. Mas passageiros sadios carregando o bacilo ou doentes sem sintomas, ainda no período de incubação, furaram o bloqueio. Quatro dias depois, chegava o navio Voyageur, diretamente a Quebec, sem parada na ilha da quarentena – e, com ele, o bacilo. Quebec começava a ver seus primeiros doentes. Em uma semana, eram 250 os pacientes com cólera e 161 enterros no cemitério especial reservado para esses casos, o Champs des Morts. O Voyageur dirigiu-se para Montreal, levando a morte para 800 pessoas nas primeiras duas semanas e precipitando a epidemia que matou 1.800.

Uma vez no solo americano, a doença seguiu pelas vias de comunicação humana. As fugas de Nova York começaram tão logo chegaram as notícias da cólera. No início de julho, morriam 45 pessoas por dia. Dez dias depois, já morriam 100 pessoas por dia. O governo decretava uma lista de obrigações para a população cumprir com o objetivo de evitar a doença. Rebeliões ocorreram entre os pobres, mais acometidos, contra membros do governo e médicos. Carroças transportavam um número incontável de mortos diariamente, mais da metade deles enterrada como indigente. A cólera rumou para as principais cidades americanas, como Filadélfia e Boston. Atingiu o sul dos Estados Unidos e também a América Central, com 8 mil mortos em Cuba e 15 mil no México.

A Europa e a América entravam em contato com uma doença totalmente nova, nunca antes vista, e seu temor aumentava por não conhecerem sua causa. Porém, a ciência, passo a passo, caminhava para a descoberta dos microrganismos como causadores das doenças, e a cólera teria sua participação.

PASSO A PASSO PARA A GRANDE DESCOBERTA

Enquanto a cólera assolava o território britânico, o Parlamento fazia a reforma eleitoral em 1832, aumentando o número de deputados representantes dos centros industriais. Em 1834, criava-se a nova Lei dos Pobres, que retirava do governo a obrigação de subsidiar os miseráveis que habitavam as paróquias; estes eram levados às casas de trabalho e obrigados a aceitar as tarefas oferecidas em troca de salários que pioravam ainda mais sua qualidade de vida.

Com a reforma no Parlamento inglês, provavelmente decorrente dos transtornos sociais causados, em parte, pela epidemia da cólera, foi indicado Edwin Chadwick para participar da comissão de avaliação da antiga Lei dos Pobres, que se ocupava dos problemas dos miseráveis. Chadwick foi o responsável pela elaboração da nova Lei dos Pobres, mas sua contribuição importante veio em 1839, ao comandar em Londres um inquérito que posteriormente se estendeu para todo o país e que foi publicado em 1842. Esse trabalho, que levantava as condições sanitárias das cidades inglesas, evidenciou a íntima relação entre a incidência de doenças infecciosas e a falta de higiene e a imundície.

Aos olhos de hoje, é óbvio que determinadas infecções se disseminam em ambientes insalubres, mas nos meados do século XIX a relação de causa e efeito parecia muito mais simplista. O inquérito reforçou, e praticamente firmou, a hipótese de esses locais insalubres, sujos e sem higiene serem os responsáveis pelo aparecimento de epidemias – era a teoria dos miasmas. Desse relatório nasceram os princípios da reforma sanitária das décadas seguintes, que foram estendidos para outros países da Europa e América.

A conclusão era óbvia: locais imundos contendo dejetos e lixo orgânico em decomposição emanavam os miasmas. A cidade adoecia com a sua inalação. Iniciou-se um projeto de combate rigoroso à imundície das cidades que incluía medidas para limpeza das ruas, drenagem de alagamentos, suprimento de água limpa e sistema de esgotos. Levou tempo, entretanto, até que essas ações fossem implantadas, uma vez que necessitavam de aprovações parlamentares. Emergiriam os sistemas de esgoto, e, com isso, a profissão dos limpadores de fossas em Londres estava com os dias contados.

Para os responsáveis pela saúde no século XIX, foi difícil entender a complexidade das infecções. Elas formavam um quebra-cabeça que foi sendo resolvido peça por peça ao longo do século XIX, até que, finalmente, se desse a descoberta dos microrganismos. Enquanto a teoria dos miasmas dominava a mentalidade europeia, cresciam os indícios da outra forma de aquisição das infecções, o contágio, uma teoria que se opunha à primeira. O contágio acarretaria a disseminação das infecções por meio do contato direto de pessoa para pessoa, ou por meio de objetos contaminados pelo doente. Apesar de essa tese ser a correta, os miasmas dominavam o terreno científico. Seriam necessárias seguidas descobertas futuras para que a nova teoria fosse ganhando terreno até, finalmente, ter a sua consagração com a identificação dos agentes causadores das infecções, as bactérias.

MICRORGANISMOS SE MULTIPLICAM

Estudos da época sugeriam a hipótese de agentes vivos causarem doenças infecciosas, mas eram trabalhos de vozes isoladas que não produziam impacto no meio científico. Em 1834, o italiano Agostino Bassi apresentou sua teoria da infecção no bicho-da-seda. Tratava-se de uma praga que causava a morte desse inseto, prejudicando a indústria de seda da Lombardia. Bassi a estudou e demonstrou que era originada de um fungo. Assim, determinava a hipótese de infecção por microrganismo. Apesar de isso ser óbvio nos dias atuais, a consideração de Bassi não ganhou dimensões maiores à época. Pelo menos naquele momento.

Em 1837, o francês Cagniard-Latour estudou a fermentação da cerveja, fornecendo uma contribuição importante para as teorias do contágio, embora não tivesse essa intenção. Os cervejeiros colocavam o fermento, lêvedo de cerveja, na calda da cevada, e dessa forma o líquido fermentava e espumava, transformando o açúcar em álcool – assim, obtinha-se a cerveja. O lêvedo que sobrava desse procedimento era muito mais volumoso que o acrescentado no início do processo. Ao estudar esse fenômeno ao microscópio, Cagniard-Latour demonstrou que o lêvedo não era simplesmente um pó inerte, mas corpúsculos capazes de se reproduzir; tratava-se de seres vivos. Faltaram estudos convincentes para que a teoria fosse aceita.

Em 1840, apareceu em Berlim uma publicação de Jacob Henle, professor de Anatomia em Zurique, que, por meio de revisões feitas em descobertas alheias, formulou a teoria de as infecções serem causadas por agentes vivos, ainda não descobertos pelos microscópios imprecisos. Esses agentes penetrariam no indivíduo e se reproduziriam, sendo, portanto, seres vivos os causadores de doenças. Conclusão de seu estudo? Poucos deram ouvidos.

Os trabalhos de Cagniard-Latour, Bassi e Henle estimularam as pesquisas nessa direção, embora ainda se estivesse sob a supremacia da teoria dos miasmas. Essas ideias influenciariam trabalhos futuros de um de seus discípulos, Robert Koch. Mas antes disso, precisávamos de mais tijolos para essa grande descoberta.

AS MÃOS TRANSMITEM DOENÇAS

Enquanto as descobertas e pesquisas surgiam em localidades diversas, os hospitais viviam um problema sério e antigo: a febre puerperal. Hoje se sabe que, após o parto, o útero em fase de cicatrização torna-se suscetível a infecções bacterianas, motivo pelo qual os partos são feitos com medidas de assepsia, como em uma cirurgia qualquer. Uma vez tendo acesso ao útero cruento, as bactérias se proliferam, causando a infecção e frequentemente se disseminam pelo organismo, levando à morte. A infecção inicia-se com febre alta, queda na pressão, delírio, até provocar a insuficiência dos órgãos vitais e o óbito.

Em meados do século XIX, os partos eram feitos sem nenhum procedimento de assepsia. A febre puerperal se dava pela utilização de instrumentos e roupas contaminados e pela própria manipulação realizada pelos médicos, motivo pelo qual a incidência da doença aumentou quando estes começaram a realizar os partos, que até então eram uma atribuição das parteiras.

Uma vez que se dedicavam apenas ao parto domiciliar, as parteiras não se contaminavam com agentes infecciosos no ambiente hospitalar. Mesmo naquela época, a doença predominava nos partos em hospitais; os que ocorriam em casa raramente levavam a essa evolução fatal. Em média, morria uma em cada dez mulheres que tinham o parto hospitalar. Com frequência, os médicos transmitiam, por suas mãos contaminadas, as bactérias para as parturientes, ocasionando surtos de epidemias hospitalares que matavam quase todas as pacientes em determinados períodos.

Em 1846, o médico húngaro Ignaz Philipp Semmelweis foi aceito como assistente no Hospital Geral de Viena para trabalhar na maternidade do professor Johan Klin – uma das duas maternidades da instituição, a outra era a do professor Bartch. Num de seus plantões, Semmelweis surpreendeu-se com o pânico de uma gestante que se recusava a internar-se na maternidade do professor Klin, suplicando para ser transferida para a do professor Bartch. Por que tal pavor? Semmelweis tomou, então, conhecimento da crença dos habitantes de Viena de que ir para essa enfermaria seria o caminho para a morte pela febre puerperal. Intrigado, resolveu investigar.

Em maio de 1846, Semmelweis deparou-se com a assustadora taxa de mortalidade relativa às mulheres que haviam se internado na enfermaria de Klin. Como a doença ocorria apenas nos partos realizados no hospital, ele acreditou que havia algum fator dentro dos limites dessa instalação que ocasionava a febre. A clínica do professor Bartch apresentava taxa de mortalidade quatro vezes menor que a de Semmelweis. Tais dados o levaram a crer que algo peculiar na sua enfermaria precipitava a infecção.

Começou então a adotar uma série de medidas baseando-se nas diferenças em relação a outra clínica. Ele chegou até a alterar o percurso que o padre realizava na visita às parturientes e a mudar a posição das mulheres na hora do parto, de modo que coincidisse com a posição em que ficavam na clínica do professor Bartch. Mudou a disposição dos leitos em relação às janelas para evitar qualquer entrada de miasma. Nenhuma das medidas implementadas surtiu efeito.

Semmelweis continuou a levantar todos os fatores que pudessem se relacionar com as diferenças existentes entre as enfermarias. A única divergência marcante que encontrou dizia respeito ao profissional que examinava as parturientes. Enquanto na enfermaria do professor Klin eram os estudantes de Medicina que as examinavam, na do professor Bartch eram as parteiras. Seriam os estudantes a fonte de infecção? Semmelweis os afastou e obteve resultado na diminuição das taxas de infecção puerperal. Mas ainda não foi capaz de esclarecer o motivo. Porém, um acidente revelaria a explicação.

Ele somente conseguiu associar a causa quando atentou para o que se passava com seu colega Kolletschaka, professor de Medicina Legal, que se ferira com o bisturi ao realizar uma necropsia. O ferimento progredia para sinais infecciosos, debilitando a saúde do professor, que definhou a olhos vistos até apresentar uma infecção disseminada, com sintomas e sinais idênticos aos da febre puerperal, e morrer. Semmelweis constatou que a causa da morte de seu colega era a mesma da febre puerperal, uma vez que apresentação clínica era idêntica, assim como os sinais e sintomas. Mas a causa da morte do médico legista era atribuída ao ferimento pelo bisturi usado nos cadáveres.

Finalmente, Semmelweis identificou um agente proveniente do material cadavérico, que era introduzido no corpo humano e ocasionava a doença. Faltava fazer a ligação dos cadáveres com as puérperas, e o elo veio com os estudantes de Medicina. Na enfermaria obstétrica de Semmelweis, os alunos punham em prática as aulas dadas por ele, o que não acontecia na outra clínica, dedicada às parteiras. E mais, antes de iniciarem suas atividades na enfermaria, os alunos dissecavam cadáveres na aula de anatomia. Após a dissecção, eles lavavam as mãos com água, enxugavam-nas em toalhas sujas e seguiam para o exame das parturientes, levando-lhes provavelmente a substância causadora da doença nas mãos.

Se a teoria de Semmelweis estivesse certa, a lavagem rigorosa das mãos dos alunos com produtos químicos poderia destruir a substância cadavérica. Assim, em maio de 1847, ele começou a usar o cloro para eliminá-la. Os alunos e professores eram obrigados a mergulhar as mãos numa bacia contendo água e cloro, esfregando-as com a areia depositada no fundo, para, aí sim, lavá-las com água e sabão antes do exame das parturientes. Com esses métodos, a febre puerperal, que atingia 12% das pacientes, caiu para cerca de 1,2% em dois meses. Semmelweis estava certo, mas ainda veria outra descoberta.

Logo após a adoção desse procedimento, ocorreu um surto de febre puerperal nas pacientes de uma mesma fileira de camas. O acontecimento fez Semmelweis notar que a primeira mulher examinada já tinha a doença e que, na verdade, os alunos haviam levado a febre às parturientes examinadas depois dela. Esse fato mostrava ao médico que o agente não era apenas cadavérico; podia vir da própria secreção da paciente. Portanto, não seria suficiente que fizessem a limpeza das mãos apenas antes de entrarem na enfermaria, deveriam repeti-la sempre que fossem examinar a próxima gestante. Pouco a pouco, o mecanismo de transmissão era esclarecido e, extraordinariamente, apenas por observações clínicas.

Se hoje as explicações e conclusões de Semmelweis parecem óbvias, não era essa a impressão que causava aos médicos da época. O diretor do hospital não aceitava as medidas defendidas por ele e não concordava com suas teorias, assim como vários médicos importantes. Semmelweis não obteve êxito em impor sua descoberta aos acadêmicos. Suas medidas não foram aceitas durante anos, até que, em 1850, ele retornou à Hungria, onde morreu no esquecimento e no anonimato em 1865. O trabalho de Semmelweis, apesar de perfeito quanto à elaboração, coleta de dados, interpretação de resultados e conclusão, foi realizado cedo demais para a história das doenças infecciosas – num tempo em que a teoria dos miasmas era muito forte no meio médico. Porém, mais um tijolo era posto na construção do caminho rumo à descoberta do papel das bactérias como causa das infecções.

ILHAS ISOLADAS FORNECEM PISTAS

Enquanto Semmelweis iniciava suas observações na enfermaria em 1846, começava a muitos quilômetros dali, nas ilhas Faroe, uma epidemia de sarampo. Nesse arquipélago formado por 17 ilhas, os habitantes ficavam isolados das doenças do continente europeu. O último caso de sarampo havia ocorrido 65 anos antes, por isso quase toda a sua população era suscetível à doença. A ausência de imunidade dos moradores tornava possível a ocorrência de uma epidemia violenta.

O caos das ilhas teve início em março de 1846, quando um carpinteiro que fora visitar amigos em Copenhague retornou às ilhas levando com ele o vírus do sarampo. A doença espalhou-se no arquipélago: dos quase 8 mil habitantes, mais de 6 mil adoeceram nos primeiros seis meses.

O governo dinamarquês enviou às ilhas Peter Ludwig Panum, recém-formado em Medicina, para estudar a epidemia e tentar contê-la. Como a doença eclodiu num local isolado, seria a oportunidade de ouro para que se pesquisasse o processo de propagação – o que Panum fez visitando as 52 vilas acometidas.

No início, buscou as fontes miasmáticas das ilhas. Fez inquérito do solo, das criações de animais, dos resíduos de dejetos e todo conteúdo dos solos. Nada encontrou. Mas havia um trunfo em suas mãos.

Panum pôde rastrear todo doente que viajava de barco de vila a vila e ilha a ilha. Percebeu assim que a doença se instalava em uma vila após a chegada de um morador de outra com a epidemia vigente. Não havia dúvida de que aquele viajante levara a doença. E mais, muitos viajantes que chegavam a uma vila, vindos de outra ilha acometida pelo sarampo, permaneciam poucos dias ainda em período de incubação da doença. Ao deixarem a vila em retorno, podiam adoecer na sequência, e, nesse caso, Panum documentou que pessoas que permaneciam na vila visitada adoeciam. Conclusão: o mal era transmitido antes mesmo de o doente iniciar os sintomas da doença. Panum computou toda a cadeia de transmissão, visitou e anotou cada viajante que chegava e partia das vilas. Catalogou cada doente com data precisa de início dos sintomas e viagens. Dessa tarefa nasceu todo o conhecimento que se acumulou sobre o sarampo ao longo do século XX.

Valendo-se apenas da observação, Panum verificou que a transmissão ocorria diretamente de pessoa para pessoa, determinou o período de incubação, comprovou a presença de imunidade após a doença, observou que a transmissão se dava mais intensamente no período do aparecimento das lesões cutâneas e que deixava de ocorrer na fase de descamação da pele.

Constatando ainda que 98 idosos não ficaram doentes porque haviam sido acometidos na última ocorrência do sarampo na ilha, que se dera 65 anos antes, concluiu que a doença transmitia uma proteção perpétua, isto é, que só era adquirida uma vez.

Enfim, documentou o contágio da doença e o modo de controlá-la por meio do isolamento dos pacientes. Ficavam cada vez mais evidentes as formas de transmissão das doenças pelo contágio direto de pessoa para pessoa; entretanto, permanecia a relutância em se aceitar essa teoria. A tese dos miasmas ainda triunfava.

A PARTICIPAÇÃO DA CÓLERA

Enquanto isso, as condições precárias de saúde na Inglaterra agravaram-se na década de 1840, em parte pela grande imigração de irlandeses refugiados que o país recebeu. A fuga dos irlandeses se deu por uma epidemia, mas completamente diferente de todas que vimos até aqui.

As intervenções da Inglaterra na Irlanda começaram em 1605, quando o rei Jaime I instalou na ilha colonos protestantes. Depois, em 1649, Cromwell reprimiu os irlandeses, alegando uma rebelião dos católicos. Naquela época, padres e monges foram perseguidos e as terras católicas do norte, confiscadas e entregues a colonos protestantes.

A Irlanda permaneceu na idade pré-industrial, dependendo de sua agricultura para a subsistência da população. Com a introdução do cultivo da batata, esse vegetal, por seu preço módico e bom rendimento, passou a constituir a base alimentar dos irlandeses. A pobreza e o crescimento demográfico verificados no país intensificavam a sua dependência das batatas. Quando a colheita não era suficiente e a fome se instalava, grandes epidemias eram inevitáveis. Assim, em 1816, a população de 6 milhões de pessoas sentiu a fome causada por uma má colheita. Aliado a isso, o tifo fez mais de 700 mil doentes e a epidemia de disenteria matou 45 mil habitantes. Mas o pior seria visto pela geração sobrevivente.

Em meados do século XIX, a população da Irlanda somava cerca de 9 milhões, a maior concentração humana em toda a Europa, com sua subsistência ainda predominantemente vinda das plantações de batata. A tragédia ocorreu em meados da década de 1840 com a chegada, por navio, de uma praga causada por um fungo nativo do Peru, que atingiu os Estados Unidos e, finalmente, a Irlanda.

O fungo atacava as plantações de batata, destruindo-as em pouco tempo. Apesar de também ter causado tais estragos em outros Estados europeus, nenhum deles sofreu consequências tão danosas como a Irlanda. As plantações de batata foram arrasadas em pouco tempo, ocasionando devastação e fome na ilha. A plantação de 1845 foi parcialmente perdida e as de 1846 e 1848, completamente arruinadas.

A desnutrição e a miséria precipitaram o surgimento das epidemias de disenteria e tifo. Entre 1846 e 1850, acredita-se terem morrido entre 800 mil e 1 milhão de pessoas. Não restava alternativa para a população de miseráveis esfomeados senão partir da ilha. Iniciou-se a maior emigração do século XIX, em direção aos Estados Unidos e às docas de Liverpool e Glasgow. Os que emigraram para a Inglaterra foram, em sua maioria, para a metade norte do país, onde desencadearam epidemias de tifo, principalmente em Lancashire e Cheshire. A "fome das batatas", como ficou conhecida, reduziu o número de habitantes da Irlanda em três milhões – cerca de dois milhões mortos e um milhão emigrados.

A América recebeu a maioria dos imigrantes irlandeses e, com eles, o tifo. Em 1847, a doença matou no Canadá 14 mil pessoas, em sua maior parte imigrantes. Em maio daquele ano, chegavam à estação de quarentena da ilha Grosse, próxima a Quebec, 12 mil irlandeses em cerca de 30 embarcações, que já haviam perdido 700 pessoas pelo tifo durante a travessia do Atlântico. Os imigrantes eram aglomerados na ilha de Grosse, ajudando na disseminação da doença; em um mês, já eram 2 mil os enfermos, e os imigrantes continuavam a chegar. Em agosto, havia 80 mil deles, e o número de mortos era então de 2.500; em dezembro, subiu para 5.400. O Canadá foi obrigado a fechar sua estação de quarentena e enviar um apelo formal à rainha Vitória, protestando contra a imigração em massa. O tifo entrava na América num momento histórico de calamidade irlandesa e, menos significativa, inglesa.

A Irlanda – com sua população depauperada pela fome – e a Inglaterra – com sua condição precária de higiene, agravada pela imigração dos irlandeses – ficaram atônitas com a notícia da chegada a Istambul, em 1847, da terceira pandemia de cólera, diante da qual estavam impotentes. Seriam necessários apenas mais dois anos para a doença chegar às ilhas britânicas e à América.

No caso da América, não havia como evitar a entrada da cólera. As imigrações europeias tinham se intensificado nos últimos anos, sobretudo com a chegada dos irlandeses. Em 1849, passaram pela quarentena do rio São Lourenço cerca de 38 mil imigrantes, 10 mil a mais que no ano anterior. Como esperado, a cólera chegou ao continente em 1849, disseminando-se pelas cidades de Quebec, Toronto e Montreal. Nos Estados Unidos, atingiu inicialmente Nova York; depois, se alastrou pelos principais centros do país de norte a sul. A cólera atingiu a Inglaterra também em 1849 e com a mesma agressividade; naquele ano, em Londres, matou 53 mil pessoas, cerca de 2,5% da população. Na França, causou 150 mil mortes. Porém, nem tudo foi catástrofe: a cólera pôde contribuir com mais um tijolo nas descobertas relacionadas ao contágio e para o enterro da teoria dos miasmas.

UM ANESTESISTA NO CAMPO DA BACTERIOLOGIA

Na segunda metade da década de 1840, trabalhava em Londres o anestesista John Snow, que introduziu na Inglaterra a anestesia com éter. Essa substância volátil foi usada pela primeira vez em 1842 nos Estados Unidos pelo cirurgião Crawford Long para a retirada de um tumor do pescoço de um paciente. Entretanto, só foi reconhecido como anestésico depois que o dentista americano William Morton publicou um relato de sua utilização para esse fim em extração dentária em 1846.

Em 1847, o britânico James Simpson também descobriria as propriedades do clorofórmio como anestésico na obstetrícia, o que entraria em choque com a opinião da Igreja. Esta pregava que as dores do parto se davam pela vontade de

Deus, uma forma de castigo imposto a Eva – e a todas as suas descendentes – por ter desobedecido a sua vontade. Simpson respondia que o próprio Deus colocara Adão em sono profundo quando retirou sua costela. A balança pendeu a favor do anestésico quando a rainha Vitória concordou em submeter-se aos seus efeitos durante o parto de seu oitavo filho.

Apesar de a área médica de John Snow estar em franco desenvolvimento, esse anestesista famoso, que anestesiou a rainha Vitória em duas ocasiões, destacou-se por seus trabalhos sobre a descoberta da transmissão da cólera graças a uma inovação nunca antes utilizada na história.

Na epidemia, Snow rastreou cada doente no bairro do Soho. Através de um mapa da região demarcou o domicílio de cada doente. Conseguiu, com isso, delimitar o local que mais se concentravam doentes: próximos à rua Broad. Havia algo naquela via que precipitava a doença. Pacientemente, rastreou os hábitos de cada um e descobriu que a maioria obtinha água de uma mesma bomba da rua. Com isso, Snow encontrava a provável origem do mal.

Porém, havia pessoas naquele epicentro da bomba de água que não adoeceram, e Snow precisava justificar aquelas saudáveis. Conseguiu uma resposta com investigação. As quinhentas pessoas pobres de um asilo próximo que consumiam água de outra fonte foram poupadas da doença, assim como os operários de uma cervejaria da mesma localidade que não ingeriam água, mas cerveja. Sua teoria de contaminação ganhava força. Com muito custo, conseguiu que os órgãos competentes lacrassem a bomba com consequente término da epidemia.

Animado com os achados, levantou os dados do abastecimento de água da cidade, então a cargo de duas empresas distribuidoras, e constatou que havia uma diferença significativa entre elas quando se analisava o número de acometidos pela doença. Surgiam cerca de 114 doentes de cólera em cada 100 mil habitantes que consumiam a água fornecida pela companhia Southwark & Vauxhall, enquanto não havia um doente sequer entre aqueles que usavam o serviço da Lambert. A conclusão de Snow firmou-se com a investigação do local de coleta da água pelas duas empresas – a Southwark & Vauxhall a retirava de uma área do rio Tâmisa que recebia esgoto e a Lambert, de uma fonte pura. Não havia mais dúvidas: a água contaminada transmitia a cólera.

Snow apresentou seus trabalhos em um livro que esclarecia a transmissão da cólera, porém a teoria dos miasmas ainda estava enraizada na Europa. Assim, suas ideias, interpretadas de maneira errônea, foram refutadas. Cada vez mais afloravam diante do conhecimento científico demonstrações a favor do contágio das doenças; contudo, faltavam fatores mais convincentes estudos para combater a consolidada teoria dos miasmas. Mesmo assim, a balança começava a pender para o lado dos microrganismos.

UMA FÁBRICA

Recuperada dos estragos das Guerras Napoleônicas, a França entrou numa fase de desenvolvimento econômico com a industrialização. Na década de 1840, triplicou-se a extensão das suas ferrovias, as cidades e portos se expandiram, surgiram novas instituições bancárias e tratados comerciais com outros países proporcionaram crescimento econômico e competitividade internacional. Foi nesse contexto de crescimento econômico que, em 1856, o sr. Bigo, industrial de Lille, começou a ter problemas em suas indústrias de produção de álcool – este era então obtido por meio da fermentação da beterraba.

Muitas vezes, a fermentação não era adequada, o que resultava em um álcool de má qualidade, com gosto ácido e odor fétido. Bigo tentaria solucionar seu problema na Faculdade de Ciências da Universidade de Lille, onde lecionava um químico conceituado por trabalhos anteriores. Tratava-se de Louis Pasteur, que inovara a Química ao utilizar o microscópio para a análise das reações químicas estudadas, uma revolução à época.

A fermentação era utilizada desde a Antiguidade – um método empregado pelos egípcios para produzir a cerveja. A explicação do fenômeno ao longo da História sempre foi questão de controvérsias e discussões, levantando teorias nada comprováveis. Finalmente, Antoine Laurent de Lavoisier, no século XVIII, definiu a polêmica com a equação química que demonstra que o açúcar era decomposto para a formação do álcool e do gás carbônico. Ele não pôde assistir à sua consagração ao tentar resolver a pendência, pois foi guilhotinado em 1794, vítima da fase do Terror da Revolução Francesa. O esclarecimento do fenômeno e a demonstração da importância das leveduras aguardariam o químico de Lille.

Pasteur improvisou um laboratório nas adegas do sr. Bigo e com o auxílio do microscópio chegou à conclusão delineadora de seu estudo.[37] Quando a fermentação era bem-sucedida, as leveduras adquiriam formato arredondado; nas malsucedidas, o formato era alongado com formação de ácido láctico. Ao estudar as fermentações malsucedidas, com ácido láctico, Pasteur observou manchas acinzentadas no meio e, após cultivá-las, identificou-as como formas de leveduras lácticas.

Em 1858, Pasteur descreveu a reação como nutrientes para uma forma viva – a levedura – produzir álcool ou ácido láctico. Ele não só esclareceu o papel da levedura na fermentação, como também contrariou a ideia mais aceita de simples reação química estabelecida por Lavoisier e defendida pelo químico alemão Justus Liebig, autoridade no assunto. Explicou que a produção da fermentação láctica das beterrabas do sr. Bigo se devia à contaminação do procedimento por levedura láctica, orientando cuidados para evitá-la. E concluiu que essa contaminação se dava pelo ar – por meio dos microrganismos nele suspensos. Com esses dados, Pasteur foi além.

Ao estudar a formação do ácido butírico, que causa o odor na manteiga rançosa, Pasteur descobriu em seu microscópio organismos móveis e os batizou de "vibriões butíricos". Ele estava diante de novos seres com capacidade de locomoção. Começava assim uma era mais abrangente que a das leveduras, a era bacteriológica. Como as bactérias que ficavam na periferia das gotículas permaneciam imóveis e as que se localizavam no centro apresentavam movimento, Pasteur deduziu que a proximidade com o oxigênio neutralizava sua ação, e assim criou o termo "microrganismos anaeróbios", referente aos que vivem somente na ausência do oxigênio. Agora, reunia informações precisas para uma nova batalha.

Iniciou disputa com os defensores da geração espontânea, hipótese pela qual seres vivos se formariam a partir da matéria bruta, não viva, do meio – tese que era defendida desde o século XVIII. Para demonstrar que o ar continha os agentes flutuantes que contaminavam as reações químicas, ele realizou experimentos em recipientes de vidro que dificultavam a entrada de ar e, portanto, não sofriam a contaminação. Os frascos de vidro com bicos alongados e tortuosos dificultavam a entrada de eventuais bactérias suspensas no ar. Os caldos de cultura no seu interior permaneciam estéreis. Pasteur produziu, então, um enorme tijolo para a construção da teoria do contágio. Sua descoberta iria transpor o Canal da Mancha para aterrissar em Glasgow.

UM TRABALHO CIENTÍFICO CRUZA O CANAL DA MANCHA

As cirurgias muitas vezes apresentavam resultados catastróficos – um grande número de pacientes morria no pós-operatório em decorrência de infecções purulentas. Um dos fatores que contribuíam para essa situação era a disseminada conduta de François Broussais, cirurgião famoso e contrário às medidas de lavagem com substâncias químicas e aplicação de compressas fervidas nos ferimentos infectados. Broussais preconizava a permissão da supuração, acreditando ser esta necessária para a cicatrização.

Em geral, salas cirúrgicas eram anfiteatros cheios de espectadores, ou salas escuras, úmidas, atulhadas de móveis e pó; muitas delas com vazamentos e mofo nas paredes. Em ambientes acadêmicos, ficavam próximas às salas de necropsia, e era comum interromper-se a cirurgia para que se fizessem comparações com o cadáver na sala ao lado. Os aventais dos cirurgiões – usados com as mangas arregaçadas até os cotovelos – eram pretos e sujos de sangue e pus, e era neles que esfregavam as mãos para continuar o procedimento. Os instrumentos e fios eram retirados dos bolsos e muitas vezes os cirurgiões prendiam o bisturi entre os dentes para poderem manusear melhor vísceras e órgãos. Nesse contexto, não é de admirar que houvesse grande incidência de infecções.

Na cidade de Glasgow, o cirurgião Joseph Lister se preocupava quando atendia pacientes com fraturas expostas. A visualização dos ossos ao atender traumas era um pavor para Lister, porque sabia que havia grande possibilidade de ocorrer putrefação dos tecidos, com infecção, perda do membro fraturado e até mesmo evolução para infecção generalizada e morte. Por outro lado, os pacientes com fraturas não expostas apresentavam boa evolução. Lister acreditava que o ar era o responsável pela evolução trágica das fraturas expostas, mas estava longe de saber por quê.

Em 1865, procurado pelo professor de Química Thomas Anderson, de Glasgow, Lister tomou conhecimento de diversos relatórios da Académie Royale des Sciences de Paris. Eram os relatórios de Pasteur sobre a química fermentativa, que demonstravam o papel do ar como transmissor de germes. Ali poderia estar a resposta para as suspeitas de Lister. Finalmente, ele pôde identificar o ar como o fornecedor dos agentes responsáveis pela putrefação dos tecidos. Bastava, agora, iniciar experimentos com substâncias que matassem esses agentes. Em 12 de agosto daquele ano, teve a oportunidade de testar sua teoria.

Atendeu um menino que caíra de uma charrete e apresentava fratura exposta na perna. Lister lavou a ferida com água contendo ácido fênico e nos dias seguintes fez curativos periódicos com algodão embebido nesse ácido. O resultado final foi excelente, sem nenhum sinal de infecção e com cura. Por que escolheu o ácido fênico? Usou a lógica. O ácido fênico, ou fenol, era um resíduo do alcatrão da hulha e desprezado nos riachos das cidades industriais. Lister sabia que o cheiro pútrido de esgoto desaparecia nos riachos que recebiam o ácido fênico. Daí a lógica: as infecções também emanavam odor pútrido pelo pus abundante, portanto também seriam destruídos pelo fenol.

O cirurgião de Glasgow impôs, então, seu método como rotina para os pacientes atendidos com fratura exposta, obtendo êxito. Em 1867, seus resultados o encorajaram até mesmo a operar uma fratura mal consolidada: ele abriu a pele e expôs o osso para correção, enfrentando assim o seu antigo temor de expor um osso de fratura não exposta. Mas agora Lister contava com o seu maior aliado: os curativos contendo ácido fênico. Resultado: sucesso total. Em 1867, publicou trabalhos numa das revistas médicas mais conceituadas da época, *The Lancet*. A Europa tomava conhecimento da antissepsia e cada vez mais se fechava o cerco às bactérias como causadoras das infecções. Lister foi, posteriormente, considerado o grande responsável pela introdução da antissepsia.

O BICHO-DA-SEDA

Na mesma época, em 1865, a França via-se às voltas com um sério problema na indústria de produção de seda em decorrência de uma doença que acometia o bicho-da-seda e que a estava fazendo perder muitas criações. Jean-Baptiste Dumas foi incumbido pelo Senado de analisar a dimensão da dificuldade enfrentada pela indústria sericícola. Procurou o eminente químico Pasteur para auxiliá-lo no estudo.

Pasteur iniciou seu trabalho pesquisando as duas doenças que atingiam o bicho-da-seda e que eram responsáveis pelo desastre industrial: a pebrina e a flacidez. Reconheceu nas larvas doentes um odor forte, nauseante, levantando a hipótese de tratar-se de uma reação de fermentação, a qual conhecia bem. Pasteur abriu o tubo digestivo das larvas e encontrou bolhas de gás. Após triturar o órgão e examiná-lo ao microscópio, identificou microrganismos móveis que seriam responsáveis pela doença. Mas de onde eles viriam? Como entrariam nas larvas?

Pasteur triturou folhas da amoreira, alimento do bicho-da-seda, deixando-as expostas ao ar na tentativa de mostrar o aparecimento do agente infeccioso. Após pincelar as folhas trituradas com dejetos das larvas contaminadas e fornecê-las a larvas sadias, ele notou o aparecimento da doença, o que evidenciava a transmissão. Também descobriu as condições que favoreciam a proliferação do agente causador da flacidez, os fatores que aumentam a suscetibilidade da larva à doença. Com todo esse conhecimento, pôde orientar as medidas de controle: arejar as serigarias, lavar o chão, fazer o tratamento higiênico do alimento, colher as folhas de amoreira e conservá-las e evitar o calor e a umidade nas criações. Estava cada vez mais claro o papel dos microrganismos como causadores de doenças.

Os trabalhos de Pasteur foram interrompidos em 1870 pela entrada da França na Guerra Franco-Prussiana. As guerras retornavam com frequência no século XIX, mas dessa vez confirmariam descobertas favoráveis ao nocaute da versão dos miasmas e consolidação da hipótese do contágio.

AS GUERRAS

Em 1854, iniciou-se a Guerra da Crimeia, com a invasão pela Rússia dos territórios da Moldávia e Valáquia pertencentes ao Império Otomano. Vários Estados se colocaram ao lado dos turcos, envolvendo-se na guerra a França, a Grã-Bretanha, a Áustria e a Sardenha.

A Guerra da Crimeia foi responsável por inovações na participação de enfermeiras no tratamento de soldados feridos. Quando as tropas francesas e inglesas desembarcaram na Ásia Menor para sitiar as bases navais dos russos no mar Negro, foram acometidas por epidemias de tifo, cólera e disenterias.

Enquanto os franceses contraíam tifo, os britânicos morriam pelas doenças infecciosas intestinais, as disenterias. Com a participação, pela primeira vez em uma guerra, de correspondentes de noticiários, os jornais ingleses publicavam notícias sobre a morte de 50% dos militares internados nos hospitais. A população inconformada discutia a elevada morte de combatentes nos hospitais. As notícias vinham diariamente pelos jornais e tabloides. Cada reportagem que chegava, agora rapidamente pelos cabos de telégrafo, incendiava a opinião pública. O governo inglês devia tomar uma atitude radical, senão morreriam mais soldados nos hospitais do que nos campos de batalha.

Formou-se, assim, um grupo de enfermeiras, chefiado por Florence Nightingale, para auxiliar nos hospitais dos acampamentos. Florence coordenou a reforma no superlotado hospital britânico improvisado em Escutári, no estreito de Bósforo. Montou duas cozinhas para a preparação dos alimentos e também instituiu talheres, pratos e bandejas para as refeições, que anteriormente eram feitas com as mãos. As tigelas para alimentação seriam agora lavadas, e não guardadas embaixo da cama acumulando crostas de restos alimentares. A limpeza no hospital foi iniciada com a utilização de escovas. Os doentes passaram a ter roupas hospitalares limpas com a criação de uma lavanderia, o banho tornou-se obrigatório e providenciou-se o desentupimento dos esgotos. A roupa de cama era trocada com frequência, e, assim, o próximo doente não deitaria em uma cama com vestígios de sangue, pus, urina e fezes do doente anterior.

A limpeza que Florence impôs com tamanha dedicação causou enorme redução da taxa de mortalidade hospitalar: de 427 para 22 óbitos em cada mil pacientes. Florence foi homenageada após seu retorno à Inglaterra e até hoje recebe reconhecimento na literatura médica. Com o bloqueio imposto pelos ingleses aos russos e a tomada da base russa de Sebastopol, em setembro de 1855, a guerra chegava ao fim com a derrota da Rússia e a unificação dos territórios invadidos, que formaram a Romênia.

A Guerra da Crimeia resultou no enfraquecimento da Rússia e da Áustria, fato que seria usado no processo de unificação da Alemanha. Em 1862, Otto von Bismarck chegou ao poder na Prússia como ministro, sob o reinado de Guilherme I. Embora não tenha participado da guerra, ele se aproveitou do enfraquecimento dos dois Estados para iniciar seu objetivo de unificação alemã.

A unificação contou com o espírito nacionalista dos alemães, atiçado por Bismarck. Os Estados sulistas da Baviera e Wurtemberg permaneciam fora da Confederação Alemã. Para incluí-los na unificação, Bismarck aguardou a ocasião apropriada, que surgiu com o impasse diplomático entre franceses e alemães em torno da sucessão do trono espanhol.

A família real prussiana pleiteava direitos sobre aquele trono, e isso tornou necessárias reuniões diplomáticas das embaixadas francesa e alemã. Bismarck acreditava que uma guerra com a França acenderia o espírito nacionalista das regiões do sul, favorecendo a sua unificação. Assim, espalhou notícias de agressão entre o rei Guilherme I e o embaixador francês, que foram recebidas com revolta e suspeitas de que a França pretendia dominar territórios alemães. Como não encontraram outra saída, a guerra começou em 1870. O confronto da França com a Prússia, encerrado em 1871, foi o capítulo final da unificação do Estado alemão programada por Bismarck.

Derrotada, a França perdeu territórios fronteiriços e teve de pagar indenizações. A Confederação da Alemanha do Norte saiu vitoriosa, com a unificação envolvendo os Estados do sul e tendo agora como imperador o *Kaiser* Guilherme I. Mas lembremos que toda guerra é sinônimo de epidemias, e nessa não seria diferente. Porém, também trouxe novas contribuições para fortalecer a teoria do contágio.

A Guerra Franco-Prussiana precipitou a grande epidemia de varíola que a Europa conheceu em 1870 e 1871 e que se espalhou na América e na África. A epidemia começou nas tropas francesas e, com os deslocamentos de soldados e migrações de população refugiada, disseminou-se primeiro pela França e depois seguiu pela Europa. Naqueles dois anos, a população francesa perdeu entre 70 mil e 90 mil pessoas vitimadas pela varíola. Com a chegada da epidemia à Alemanha, principalmente à sua região norte, que não adotava a vacina, morreram cerca de 120 mil pessoas em 1871 e 1872.

Refugiados franceses desembarcaram na Inglaterra, levando a doença. Foram anos difíceis para os ingleses. Depois de uma epidemia de escarlatina que causou cerca de 82 mil mortes, a maioria de crianças menores de 5 anos, entre 1868 e 1870, chegava a epidemia de varíola, que mataria mais 42 mil – dessa vez, adolescentes e adultos. Só em Londres, foram dez mil mortos. De 1870 a 1875, a varíola matou cerca de meio milhão de europeus.

A Guerra Franco-Prussiana trouxe contribuições para que se aceitasse a vacinação contra a varíola, que não era consenso na Europa e no restante do mundo. Enquanto a Confederação Alemã tornava a vacina obrigatória para seu exército, Napoleão III não a impunha aos franceses. Esse fato refletiu-se na incidência da doença durante o confronto: apenas 8.463 soldados prussianos contraíram a varíola, com 459 mortes; ao passo que o exército francês registrou 125 mil doentes e 23.470 mortes, o que pode ter colaborado para sua derrota. A incidência de óbitos entre os civis era bem menor nas cidades que instituíram a vacinação para suas crianças. Esses registros precipitaram os atos governamentais de obrigatoriedade da vacina na Inglaterra em 1871 e na Alemanha em 1874.

Outras contribuições da guerra foram fatos que ajudariam a esclarecer o mecanismo de infecção nas feridas cirúrgicas num momento em que a Europa ainda discutia o papel dos miasmas e contágios e que Lister publicava seus trabalhos, permanecendo à espera de adeptos à sua teoria. Durante a guerra, foi possível avaliar os resultados trágicos das cirurgias realizadas na Europa.

Na França, foram feitas cerca de 13 mil amputações de soldados feridos, que resultaram em 10 mil mortes: a indicação de amputação praticamente correspondia à sentença de morte. Nos hospitais militares, emanava das salas lotadas de moribundos um odor pútrido, fétido, proveniente dos tecidos necróticos e infectados, muitas vezes pelas técnicas cirúrgicas empregadas sem a menor noção de antissepsia. Nos momentos finais da guerra, quando Paris foi cercada pelo exército prussiano, o *hall* do Grand Hotel se transformou em enfermaria desses moribundos, com seus perfumes franceses substituídos pelo odor característico e insuportável dos tecidos necróticos.

Foi nesse caos vivido em Paris que surgiu o cirurgião Alphonse Guérin com sua teoria de que a formação do pus, que minava dos feridos de guerra, vinha do ar – dos germes presentes no ar –, como Pasteur relatara. Baseando-se no mesmo raciocínio de Lister, Guérin começou a umedecer os ferimentos com água fenicada ou álcool canforado, para depois cobri-los com camadas de algodão. O resultado foi espantoso: aplicando o procedimento em 34 amputados, ele conseguiu que 19 sobrevivessem, número muito acima da média vigente. A Medicina ganhava mais um experimento rumo à teoria da transmissão das doenças infecciosas por microrganismos.

DÉCADA DE 1870 – O NOCAUTE FINAL

Com o término da Guerra Franco-Prussiana, todos aqueles que serviram na guerra retornavam para suas cidades de origem. E assim os experimentos científicos eram retomados nas duas nações. Na década de 1870, duas escolas contribuíram para a elucidação do papel das bactérias como causadoras das doenças infecciosas: a escola alemã, com Robert Koch, e a francesa, com o reinício dos trabalhos de Pasteur. Ambas estudavam então a doença do carbúnculo, ou *anthrax*, que matava animais bovinos, caprinos e equinos. Se naquela época o *anthrax* preocupava os órgãos responsáveis pela pecuária das nações, no primeiro ano do século XXI cartas contaminadas com esse agente deixariam em pânico a população dos Estados Unidos.

Em 1850, surgia o primeiro trabalho sobre o *anthrax,* realizado por Casimir Davaine. Ele examinou o sangue de carneiros mortos pelo *anthrax* e descobriu elementos filamentosos em forma de bastonete em grande quantidade, os quais apontou como causadores da doença. Davaine inoculou o sangue que continha os bacilos em animais sadios e constatou que estes adquiriam a doença do *anthrax.* Parece clara a experiência que comprova o agente causal da doença, mas naquela época ainda era muito combatida a teoria da existência de microrganismos que causassem infecções. Os bacilos identificados por Davaine foram interpretados como uma consequência da doença e não como sua causa. Nem mesmo Davaine se convenceu de seu experimento. O mundo teria de esperar por Koch e Pasteur.

Robert Koch montou um laboratório em sua própria casa e iniciou seus trabalhos sobre o *anthrax.* Seu objetivo inicial era provar que o bacilo descoberto por Davaine era o causador da doença; para tal, seria necessário isolá-lo, provar sua capacidade de reprodução e, então, por inoculação, constatar o surgimento daquele mal. Koch trabalhou na criação de métodos de cultura que reproduzissem o agente. Um dos que desenvolveu consistia em uma gota de nutriente entre duas lâminas com o sangue infectado, e assim documentar a reprodução do bacilo ao microscópio. Após diluir o líquido, Koch o inoculava novamente na cultura e repetia esse procedimento várias vezes, certificando-se de que os outros elementos do sangue tinham sido eliminados, permanecendo apenas o bacilo do *anthrax*, por se multiplicar. Com a inoculação do bacilo isolado, reproduziu a doença e conseguiu provar a causa do *anthrax*, publicando seus trabalhos no ano de 1876.

Enquanto isso, em 1877, o ministro da Agricultura da França chamava Pasteur para agir nas criações dos bovinos e caprinos que estavam sendo dizimadas pelo *anthrax*. Pasteur realizou um trabalho semelhante ao de Koch com o objetivo de isolar o bacilo, eliminando os outros elementos do sangue. Para isso, usou a urina como meio de cultura com uma gota de sangue contaminado; após o crescimento do bacilo, semeou uma gota do líquido novamente em urina. Repetindo esse processo várias vezes, também eliminou componentes do sangue para que permanecesse apenas o bacilo que, posteriormente inoculado em coelhos, determinava a doença.

A ciência nocauteava de vez a teoria dos miasmas. As bactérias eram responsáveis pelas infecções e epidemias. Mas Pasteur foi além, e, em 1878, interessou-se pelo mecanismo de transmissão da doença e pôde, assim, agir na forma de prevenção, em benefício da economia francesa. Acrescentou o bacilo ao alimento do gado, mas não conseguiu reproduzir a doença. Em seguida, adicionou ao alimento algumas folhas e gravetos que causam traumas, arranhões na mucosa oral dos bovinos, e com isso obteve o surgimento do *anthrax*. Estava assim comprovado que o *anthrax* ocorria pela presença do bacilo no pasto e que penetrava nos animais por traumas em sua mucosa oral ao mastigarem gravetos contaminados.

Pasteur acreditava que o fato de os animais mortos serem enterrados no mesmo campo em que o gado sadio pastava estabelecia alguma condição para a transmissão – o bacilo do *anthrax* deveria ser transportado dos animais mortos para as folhagens do pasto, causando a doença; porém, de que forma saía do fundo da terra não se sabia.

Ele finalmente fechou o ciclo de transmissão da doença ao examinar o intestino das minhocas e comprovar a existência de esporos do bacilo do *anthrax*.

Era a minhoca que removia a terra e, pelas galerias que criava, levava o bacilo dos animais mortos para a superfície. Finalizando os trabalhos, Pasteur pôde formalizar seu relatório ao Ministério da Agricultura e orientar os fazendeiros sobre as medidas para evitar o *anthrax* – enterrar animais mortos longe da região de pastagem e afastar o rebanho de alimentos capazes de causar traumas, como espigas de aveia, palhas e cardo.

Os trabalhos de Pasteur e Koch foram somatórios, esclarecendo pela primeira vez, por meio do *anthrax* bovino, o agente causador, o mecanismo de transmissão da doença e as medidas profiláticas. Estavam abertas as portas para a aceitação definitiva dos agentes infecciosos como causadores das doenças. Os miasmas, com o tempo, seriam esquecidos pelo meio científico.

Koch contribuiu para a descoberta dos agentes infecciosos de outras doenças, uma vez que desenvolveu processos de coloração dos germes ao microscópio – introduziu a técnica de coloração das bactérias por anilina, conseguindo assim diferenciá-las melhor; criou um método de fotografia microscópica e também o exame com lente de imersão. Com o desenvolvimento de diversos tipos de meios de cultura para crescimento das bactérias, os anos seguintes seriam marcados pela identificação da maioria dos agentes causadores de infecção. Até 1890, já tinham sido reconhecidos os agentes das seguintes doenças: *anthrax,* febre tifoide, lepra, malária, tuberculose, cólera, infecções de pele, difteria, tétano, pneumonia e gonorreia.

O PRECURSOR DA CLOROQUINA

O início do século XIX marcou o começo da exploração efetiva do interior de um continente misterioso, nunca antes desbravado pelos europeus, a África. Por suas características, era difícil a penetração em seu interior: na porção setentrional do continente, o grande deserto do Saara; na sua porção central e litorânea, florestas tropicais abrigando doenças infecciosas – principalmente a malária –, que acometiam qualquer estranho, além de bactérias causadoras de disenterias, mortais à época.

A malária é uma doença infecciosa causada pelo parasito *Plasmodium*, e, como vimos, o doente a adquire ao ser picado por um mosquito portador do *Plasmodium* na glândula salivar. Esse mosquito existe em abundância nas florestas tropicais ao longo da região equatorial entre os trópicos do globo. O *Plasmodium* invade as células vermelhas do sangue, ocasionando sua destruição, com consequente anemia. A doença caracteriza-se também por febre muito elevada e dores pelo corpo. O acometimento dos vasos sanguíneos leva à obstrução da passagem do sangue, com perda da função do rim e lesão cerebral, que podem evoluir para coma e morte.

A África foi o berço da malária, e desde a Antiguidade embarcações que dali partiam com pessoas doentes ou mosquitos levavam epidemias da doença para os países do Mediterrâneo. O litoral desse mar passou a ofertar a doença. Com o aumento da população europeia e o desenvolvimento das cidades, os aterros nas áreas alagadas do Mediterrâneo livraram essa região da malária, acabando com as condições de proliferação dos mosquitos.

Os mosquitos que a transmitem existiam em número abundante nas florestas africanas e proliferavam-se nas épocas de chuva. Explorar o interior africano era sinônimo de morte, mas mesmo assim alguns se aventuraram.

Em 1805, o governo britânico financiou uma das primeiras explorações para o reconhecimento africano. A missão era comandada pelo médico escocês Mungo Park, que já tinha estado na região dez anos antes. Os exploradores entrariam pela costa oeste, no rio Gâmbia, e, ao atingirem o rio Níger, teriam como objetivo navegá-lo para fazer o reconhecimento. A expedição de Park começou na época das chuvas, em que havia um grande número de mosquitos e, neles, o agente da malária. Dos 45 homens que acompanhavam a missão, somente 11 conseguiram atingir o Níger. Park organizou o retorno do grupo, mas morreu no caminho, após fazer o reconhecimento de parte daquele rio.

Todas as expedições que iam para o interior africano pelas regiões litorâneas florestais enfrentavam a mesma dificuldade.[38] Os relatos citavam índices de 33% a 56% de mortes por malária ou disenteria entre os britânicos. A década de 1830 foi marcada pela tentativa de intensificar as navegações no Níger pela costa da Nigéria, porém a malária e as diarreias atrasariam as explorações. Vários são os relatos de mortes em expedições nessa costa africana. Uma embarcação que saíra da costa com 49 homens perdeu 40 deles antes de iniciar seu regresso. Em outra missão na foz do Níger, morreram 63 dos 145 homens. A malária era conhecida como a tumba dos homens brancos, uma vez que os nativos, por terem nascido na região endêmica, apresentavam certa resistência à doença. Porém, os exploradores tinham nas mãos uma nova droga vinda do outro lado do Atlântico.

NOVOS MUNDOS, NOVAS DROGAS

Com a colonização da América, os europeus tiveram que enfrentar dificuldades enormes para lidar com o tratamento de suas doenças. A Medicina para os colonos era deficiente. As drogas terapêuticas eram enviadas da Europa de modo esporádico e sofriam constante deterioração pelo longo tempo da travessia marítima. Assim, dada a escassez dos medicamentos, os que se conservavam próprios para o consumo tinham custo elevado. Os médicos nas colônias eram raros em consequência dos baixos salários. Somente nos momentos de calamidade, como na epidemia de varíola de 1722 em São Paulo, é que os órgãos municipais remuneravam bem os médicos pelo exercício de seu trabalho.

Por isso, nas colônias com poucos médicos e medicação europeia em quantidade insuficiente, disseminaram-se as tradições indígenas das plantas medicinais. Os europeus receberam dos indígenas ensinamentos medicinais sobre muitas plantas desconhecidas. Os jesuítas exerceram o papel de médicos filantrópicos desde a sua chegada à América, onde fundaram a Santa Casa de Misericórdia, construída, entre 1567 e 1582, na cidade do Rio de Janeiro. A instituição atendia os enfermos, e a arte de curar era praticada pelos jesuítas, que aperfeiçoavam seus conhecimentos com a cultura indígena. Assim, esses padres foram os principais divulgadores das plantas, ervas e raízes, utilizadas pelos índios no tratamento de doenças.

Mantinham também um intercâmbio de informações sobre as plantas medicinais oriundas das outras colônias portuguesas. Publicaram, em 1766, uma farmacopeia jesuíta das espécies do Brasil, Macau e Índia. As plantas eram tão famosas que em 1795 o Brasil enviava a Portugal 432 arrobas da raiz da erva ipecacuanha para tratamento de diarreia.

Dessa forma, foram os jesuítas que introduziram na Europa, em 1632, a substância eficaz contra a malária contida na casca da quina, árvore presente no Peru. Foi em 1640 que o médico Juan del Vega teve conhecimento da substância. Em 1638, a esposa do vice-rei do Peru, Ana Osório, a condessa de Chinchon, contraiu a temível febre terçã, malária. Foi tratada de maneira eficaz e rápida com a substância. Com o término do mandato do marido da condessa e o seu regresso à Europa, Vega levou com ele grande quantidade da substância da planta, a futura cinchona, vendendo-a em Sevilha.

A droga eficaz contra as febres se difundiu rapidamente pela Europa em forma de pó, diluído em líquidos e em pílulas.[39] Mas o meio médico ficou dividido em relação à sua eficácia. Os que defendiam a teoria de Hipócrates não viam nenhum efeito da substância para o equilíbrio dos humores – nenhuma ação purgativa ou emética. Mas sua eficácia era o argumento dos contrários: a droga eliminava as febres, mesmo sem efeito purgatório ou emético.

A molécula do quinino, presente na cinchona, tem efeito realmente eficaz contra a malária: destrói o *Plasmodium* e promove a cura. Era intensamente empregada no tratamento de algumas formas de malária. Realmente, os europeus usavam uma planta que curava a malária, mas a utilizavam para combater febres em geral; se fosse provocada pela malária, curava, mas se fosse por outra causa não havia resposta. Isso gerou controvérsias quanto à sua eficácia.

A Química desenvolveu-se no século XIX. Em 1804, isolou-se a substância da morfina. Pierre Joseph Pelletier, em 1817, isolou a emetina das raízes da ipecacuanha. Os químicos trabalhavam em seus laboratórios com melhores métodos para a purificação das substâncias ativas das plantas. Assim, em 1820, Pelletier e Joseph Bienaimé Caventou descobriram o quinino como princípio ativo da casca da cinchona, isolando-o para o tratamento. Em 1823, a droga foi comercializada pela primeira vez na Filadélfia e difundida pelo vale do Mississippi. Os exploradores ganhavam um reforço ao adentrar na África.

Ainda na década de 1820, a França iniciaria sua invasão do território da Argélia, na costa do Mediterrâneo. A malária, presente na região, foi responsável por muitas baixas nas tropas francesas, mas nada parecido com as ocorridas na população africana em decorrência das atrocidades cometidas pelos europeus. O médico do exército francês, François Maillot, empregou o quinino no tratamento dos doentes, proporcionando-lhes a cura e ajudando na conquista militar do território argelino.

O número de franceses que partiam para a colonização dos territórios recém-conquistados era pequeno em razão do medo constante das doenças tropicais, em especial da malária. Mas, em 1860, sua migração para a região seria incentivada com o surgimento da profilaxia da malária com quinino: a taxa de mortalidade pela doença caiu de 63 para 1 morte em cada mil imigrantes.

Assim, por consequência, deu-se a entrada dos europeus no interior tropical do continente africano. As potências europeias haviam descoberto uma arma para a expansão das campanhas militares que impunham seu imperialismo nas colônias. O quinino, usado para reduzir a ocorrência de baixas entre os militares enviados às áreas tropicais, permitiu uma diminuição de 61% no número de mortes pela malária de soldados franceses na Argélia, de 60% de ingleses no território indiano e de 90% de ingleses instalados em algumas ilhas do Caribe.

Enquanto as expedições avançavam no interior da África, com sua taxa de mortalidade peculiar, o cirurgião Alexander Bryson conseguiu também demonstrar, em 1847, que, ingerindo o quinino regularmente, o indivíduo ficava protegido contra a malária. Era descoberta e empregada pela primeira vez na História a profilaxia de uma infecção por meio de uma droga eficaz. O quinino não apenas tratava, mas também prevenia o adoecimento pela malária. Estavam abertas as portas para a produção de água tônica com pitadas de quinino. O dr. William Baikie foi o primeiro a navegar o rio Níger, em 1854, recebendo a profilaxia e demonstrando seus resultados positivos nos territórios africanos. A descoberta abriu os horizontes para as explorações do interior tropical do continente.

A eficácia da droga foi tão bem-aceita que o governo da Bolívia se viu obrigado a proibir a saída da planta de suas florestas na década de 1840. As medidas fizeram com que os ingleses levassem sementes para plantá-las na Índia e no Ceilão. Todos queriam o quinino.

EXPLORANDO

Na segunda metade do século XIX, agora com o quinino nas maletas, intensificou-se entre os países europeus a disputa por um pedaço de terra no globo de que fosse possível usufruir como colônia. Os maiores alvos foram os territórios do Sudeste Asiático e a África. Este último, como região recém-explorada, foi o principal continente a ser dividido entre os europeus.

Consolidada a industrialização da Europa, os países necessitaram de maior mercado consumidor e, fundamentalmente, de matéria-prima, que era adquirida com a conquista de uma colônia fornecedora. Londres era a capital do mundo industrializado, em suas ruas funcionava o mercado financeiro mundial. Emprestavam-se libras esterlinas a juros, contratavam-se fretes navais para o transporte de cargas pelos países europeus, faziam-se seguros com diversos fins.

O litoral ocidental da África já era explorado e colonizado pelos portugueses desde o século XV, enquanto o território oriental do continente, até a cidade de Sofala, próximo à ilha de Madagascar, era ocupado pelo mundo islã. Abaixo desse ponto não se atreviam a prosseguir, temendo lendas de forças marítimas que atraíam as embarcações para o fundo do mar. Por esse motivo, esses meios de transporte não tinham materiais de metal, como pregos, pois poderiam ser arrastados para o fundo das águas. O interior africano, ainda inexplorado, permanecia com sua mata virgem e sua população livre do contato com agentes infecciosos estranhos. A situação começou a mudar no início do século XIX, quando se iniciou a corrida pela exploração desse território misterioso que empolgava os noticiários da Europa e dos Estados Unidos.

Um dos principais nomes que viriam a ser conhecidos por essas expedições foi o do médico escocês David Livingstone. Ele começou a trabalhar na sociedade missionária de Londres e, aos 27 anos, em 1840, foi enviado para a África do Sul, então colônia britânica. Livingstone ganhou notoriedade ao explorar o interior do território em direção ao norte. Empreendeu sua segunda expedição, que cruzou a região sul do continente africano, partindo da cidade do Cabo até Zambézi, no litoral oriental, atravessando o interior até chegar a Luanda em 1856. Livingstone tornou-se famoso na Europa por esse feito, registrando descobertas de acidentes geográficos, rios e lagos.

A população britânica e continental estava ávida por informações que descrevessem os hábitos da população desconhecida habitante daquele estranho continente. Mas uma das notícias que mais chocaram a Europa foram os relatos de Livingstone sobre a escravidão vigente no interior, imposta tanto pelos portugueses como pelos muçulmanos. Assim, iniciou-se uma campanha humanitária contra a escravidão, que seria usada mais tarde como pretexto para a colonização.

Em 1867, Livingstone, novamente, partiu de Moçambique para o interior africano com o objetivo de descobrir a nascente do rio Nilo. Naquela época, a Europa já conhecia os feitos do médico e os acompanhava pelos jornais, estando ansiosa pela chegada de novas notícias a qualquer momento. Porém, Livingstone encontrou dificuldades em sua expedição, e a Europa ficou sem receber notícias. Tendo em vista o mistério sobre o seu paradeiro e a possibilidade de se obter um furo de reportagem com a descoberta de tal informação, foi enviada uma expedição para encontrá-lo, sob o comando de Henry Morton Stanley.

Nascido na Irlanda, Stanley emigrou para os Estados Unidos, onde ganhou destaque como jornalista em Nova Orleans, sendo posteriormente correspondente estrangeiro. Partiu com a função de encontrar Livingstone e obteve êxito, registrando sua famosa frase: "*Dr. Livingstone, I presume?*"

Stanley conseguiu reportar notícias de Livingstone para a Europa e os Estados Unidos, alcançando reconhecimento e abrindo portas para continuar suas explorações. Livingstone, entretanto, não retornou da expedição; morreu no interior da África em 1873.

Ao retornar de sua expedição em busca de Livingstone, Stanley, em associação com a firma farmacêutica Burroughs & Wellcome, padronizou uma caixa de utensílios médicos para as explorações, que continha desinfetantes, purgantes, eméticos e, o principal, o quinino. Stanley seguiu os caminhos de Livingstone como explorador do interior africano. Em 1874, empreendeu a segunda expedição à região, saindo de Zanzibar em uma caravana de 359 pessoas. Explorou o lago Vitória e percorreu o rio Congo, terminando a missão com alguns poucos membros depauperados pela fome, no oceano Atlântico, em 1877.

Os acontecimentos na Europa à época tornariam a exploração daquele rio fundamental para a colonização do interior do Congo, o que uniria Stanley ao reino da Bélgica.

O DESPERTAR DE UM NOVO VÍRUS

Enquanto o imperialismo e a disputa pelos territórios africanos se concretizavam, Leopoldo II, rei da Bélgica, manifestava seu interesse em adquirir uma colônia para exploração. Mas quase todos os territórios acessíveis da África já estavam sob o domínio da Inglaterra, Espanha, Itália, Alemanha, França e de Portugal. Leopoldo II teria de entrar em conflito com as nações europeias ou pleitear um território virgem; no caso, o interior do Congo, que ainda era um espaço neutro. Para adquiri-lo, o monarca usou de diplomacia e objetivos humanitários.

Primeiro, obteve o apoio do presidente dos Estados Unidos, com o pretexto de humanizar aquele povo, cristianizá-lo, alfabetizá-lo, acabar com a fome e, principalmente, combater a escravidão muçulmana. Obteve êxito. Após conseguir o apoio dos Estados Unidos, o rei da Bélgica partiu para ganhar a adesão das nações europeias e foi novamente bem-sucedido. Finalmente, em 1876, quando Stanley ainda navegava pelo rio Congo, era realizada a Conferência Geográfica de Bruxelas, com o reconhecimento, por parte dos representantes de diversas nações, do projeto do rei da Bélgica de administrar o território do Congo e pôr em prática ações humanitárias. Para dar início à colonização, Leopoldo II precisava de ajuda, e esta chegaria com o final da expedição de Stanley.

Após o regresso de Stanley à Europa, o rei da Bélgica tratou de manter contato com a pessoa mais indicada para a exploração e fundação de vilas no Congo. Stanley foi contratado para tais serviços e, em fevereiro de 1879, partiu em sua missão, que culminaria com a construção de uma estrada de ferro para a subida das montanhas litorâneas e transporte de embarcações para a parte central navegável do território. Com isso, foram fundadas diversas vilas e bases de armamentos pelo interior. O Congo estava colonizado e seu povo sob o comando armado dos belgas. Os nomes das vilas e acidentes geográficos não deixavam dúvidas sobre quem mandava na região: Léopoldville, Stanley Pool, lago Leopoldo II, Stanleyville e Stanley Falls. A tranquilidade daquela população africana estava com os dias contados – avanços na indústria de produção de borracha selariam seu destino. E mais, acordariam microrganismos dormentes no interior africano.

UMA MINA DE OURO SALTA AOS OLHOS

No início, a colônia de Leopoldo II era grande fornecedora de marfim. Seus entrepostos recebiam as presas valiosas trazidas pelos nativos. As embarcações levavam ao litoral, e dali aos portos europeus. O marfim, valioso e rentável, era transformado em peças de dominós, enfeites de bengalas, teclas de piano e bolas de bilhar. Porém, Leopoldo II, com a tecnologia, recebeu uma mina de ouro muito maior em seu território: o látex.

Os europeus tiveram conhecimento do látex com o Descobrimento da América no final do século XV. Em 1770, ao analisar amostras daquela substância extraída das árvores pelos índios, o químico britânico Priestley descobriu sua propriedade de apagar marcas de lápis, surgindo assim o nome inglês *rubber* (apagador). Em 1823, Charles Macintosh desenvolveu, na Inglaterra, o processo de fabricação em massa dessa substância, que, aplicada a tecidos, os tornava impermeáveis – criava-se, assim, a capa de chuva. Por volta de 1840, o americano Charles Goodyear desenvolveu o método industrial da vulcanização, que consistia em administrar enxofre à borracha quente. Com o emprego dessa técnica, a borracha ficava mais maleável, perdia a propriedade de grudar, deixava de ser quebradiça com o tempo e também retirava o mau cheiro, o que melhorou a qualidade das botas e capas de chuva.

A expansão do emprego da borracha deu-se na década de 1890. Na época, o irlandês John Dunlop inventou uma tira pneumática que, adaptada ao aro das bicicletas, as tornava mais fáceis de usar; a companhia Dunlop desencadearia, com a produção desses pneumáticos, a febre pelas bicicletas, abrindo assim as portas para a indústria automobilística. O *boom* do novo produto desencadeou a industrialização maciça de objetos como pneus, mangueiras, tubos e materiais de vedação. Associada à proliferação pelo globo de fios de telégrafo, telefone e eletricidade, que consumiam isolantes de borracha, a produção desse material ultrapassou os limites; seu preço disparou no mercado mundial e a exploração do látex, a matéria-prima da borracha, gerou riqueza sem precedentes. Para contentamento de Leopoldo II, sua nova colônia era rica em látex.

O Congo deixava de ser um fornecedor de marfim e passava a ser a grande fonte de riqueza da Bélgica pela exploração do látex. Mas o que o mundo não conhecia era a maneira pela qual Leopoldo II o adquiria, já que pregava a não escravidão.

As aldeias eram dominadas pelo exército belga; esposas e crianças, mantidas como reféns, eram colocadas em cativeiro sem condições de higiene e com pouca alimentação. Em troca, os chefes de família eram obrigados a penetrar nas matas da floresta tropical para apanhar o látex, sob a ordem de obter uma cota mínima. Para conseguirem a quantidade exigida, esses homens ficavam até um mês na mata. À medida que o látex se esgotava, era necessário penetrar cada vez mais no interior da floresta, o que os fazia permanecer mais tempo ausentes.

Quando não obtinham a cota mínima, eram punidos com a amputação da mão direita e até com a morte. O método de controle dos militares belgas era relacionar a cada bala de fuzil usada uma mão decepada, prova do bom uso do armamento. Vários relatos de mãos decepadas sendo queimadas foram feitos por visitantes missionários.[40]

Nesse contexto de extermínio, a população negra do Congo foi reduzida à metade. Muitos familiares reféns sucumbiram pela desnutrição e pela doença. Com os chefes de família ausentes ou, em outras palavras, separados de suas mulheres e filhos, a taxa de natalidade caiu para praticamente zero. O assassinato da população pelo exército belga não poupou os que se rebelavam, e as doenças infecciosas também ajudariam a dizimar aquele povo.

A comunicação terrestre do litoral africano com o interior do Congo intensificou-se em decorrência da extração do látex e da melhoria do transporte ferroviário e por embarcação. A varíola, frequente naquele litoral, atingia agora o interior isolado do Congo, onde a população jamais tivera contato com ela e, portanto, não lhe tinha imunidade. A taxa de mortalidade por essa infecção pode ser comparada com a das comunidades indígenas da América na chegada dos europeus no século XV. À medida que eles invadiam o interior da África, levavam agentes infecciosos desconhecidos das tribos daquela região.

Exemplo disso encontramos em 1897, quando construída a primeira ferrovia do leste africano na colônia inglesa, e a varíola já estava presente em Mombasa, cidade do litoral. A ferrovia transportou o vírus para o território do Quênia, causando a grande epidemia que matou 40% dos negros doentes.

Além das atrocidades e do extermínio do povo do Congo pela violência, e também da associação desse fato à chegada da varíola, sua colonização despertou dois microrganismos adormecidos.

O ACORDAR DE MICRORGANISMOS

A doença do sono, causada por um parasita, o *Trypanosoma*, é transmitida pela picada da famosa mosca tsé-tsé. Com a infecção, o paciente apresenta períodos de febre, dores de cabeça e fraqueza intensa. A progressão do quadro inclui uma fase de letargia e prostração, o que deu origem aos nomes "doença do sono" e "letargia negra", com evolução para a morte.

A doença já existia ao longo das margens do rio Congo, acometendo os povoados ribeirinhos de forma endêmica. Mas, com a chegada dos belgas, essa região sofreu uma alteração ecológica brutal. Áreas da vegetação foram devastadas e houve a formação de centros populosos: várias vilas de entrepostos ao longo do rio cresciam para cidadelas e cidades. Além disso, o enorme aumento de embarcações carregadas de látex uniu esses povos ribeirinhos. Não existia mais área isolada, todos estavam conectados. Sem contar o tráfego comercial pelas rotas terrestres. A colonização belga favoreceu a disseminação da doença, primeiramente pelos territórios do Congo e depois por outras colônias africanas. Em 1896, nos arredores da cidade de Lukolela morreram 5 mil negros. Na chegada do cônsul britânico Roger David Casement, em 1903, a cidade tinha apenas 352 nativos.

A proliferação da mosca tsé-tsé e o aumento do número de doentes espalhavam a epidemia pelos principais centros comerciais. Em 1903, restaram menos de cem negros em Léopoldville. Entre 1896 e 1906, a doença matou meio milhão de habitantes no Congo. Com o trânsito humano, ela deixava a região e invadia outros territórios. Atingiu o leito do rio Nilo, alastrando-se pela área de Uganda, onde levou à morte cerca de 200 mil pessoas, e alcançou o lago Vitória. Na década de 1920, avançou para a região da Nigéria, matando 30% dos doentes. Nos anos 1930, chegou a Gana, e dali tomou a maioria dos países do oeste africano no final daquela década.

Não há como obter registro das mortes dos povos do Congo, mas pode-se estimar que a população foi reduzida à metade durante esses anos iniciais de domínio do rei Leopoldo II. Como o primeiro censo da região foi feito em 1920, quando havia 10 milhões de habitantes, conclui-se que o número de mortes sob o domínio de Leopoldo II foi, provavelmente, de 10 milhões, causadas por assassinatos e doenças infecciosas.

Pior, Leopoldo II preparou um terreno fértil para uma nova doença se alastrar. Seu vírus permanecera oculto por quase um século. E agora se alastrava de maneira sorrateira e oculta da ciência.

UMA DOENÇA OCULTA POR QUASE UM SÉCULO

No início da década de 1980, o mundo foi apresentado a uma nova doença: a aids. Inicialmente, aparentava acometer somente homossexuais masculinos ou usuários de drogas injetáveis. Depois somaram-se a eles os hemofílicos e os haitianos. Em poucos anos, identificou-se o vírus causador da doença, assim como seu mecanismo de transmissão. O vírus era introduzido nas pessoas suscetíveis por relação sexual, transfusão de sangue doado por indivíduos infectados e agulhas contaminadas por usuários de drogas. Uma vez no organismo, ataca o sistema imunológico, ocasionando uma série de infecções fatais por agentes que, normalmente, não comprometem uma pessoa sã. A revolução sexual do final do século XX propiciou a disseminação da doença, apesar de todas as propagandas realizadas para mantê-la sob controle. O maior trânsito internacional de pessoas também favoreceu o seu aparecimento nos quatro cantos do mundo. A aids saiu dos chamados grupos de riscos para acometer progressivamente as mulheres, por intermédio de homens que adotam práticas bissexuais, e, uma vez nas mulheres, contaminou homens heterossexuais; assim, potencializava-se sua propagação.

Com o aumento do número de mulheres e homens heterossexuais com aids, a década de 1990 foi marcada por dois fatos novos. Primeiro, houve um crescimento progressivo da quantidade de recém-nascidos portadores do vírus da aids e, posteriormente, doentes adolescentes. Segundo, grupos de risco deixaram de existir: toda pessoa com vida sexual ativa, independentemente do tipo de relação, está sujeita a se contaminar, caso não use preservativos. As medidas de prevenção continuam sendo maciçamente difundidas pelos órgãos de comunicação, sendo desnecessário abordá-las. Mas qual a relação com a aids, descoberta em terras americanas, tem a ver com o Congo de Leopoldo II? A ciência responde.

Primeiro, descobriu-se que existem vírus geneticamente semelhantes ao vírus HIV, causador da aids. Ocorrem entre os primatas africanos e são denominados SIV, vírus da imunodeficiência do símio. Várias espécies de primatas portam diferentes tipos de SIV. Portanto, iniciamos a história comprovando que um vírus mutante dos primatas atingiu o homem e iniciou a pandemia.

No sul de Camarões ou no noroeste do Congo de Leopoldo II, ao redor do início do século XX, africanos adentravam as matas para caçar chimpanzés. Destrinchavam, com facões, os órgãos desses animais abatidos e os ensacavam para levar aos vilarejos para consumo. As carnes ensanguentadas passavam de mão em mão. Sem saberem, se contaminavam com o vírus SIV mutante presente nesses animais. Iniciava-se a aids na humanidade.

A ciência comparou o material genético do principal vírus da aids da humanidade com os vários tipos de SIV presentes entre as diversas espécies de primatas. Conclusão: os vírus SIV dos chimpanzés dessa região, chamado SIVcpz, foram os que originaram a doença.[41] E mais, a ciência conseguiu comparar as diferenças de mutações ocorridas ao longo dos anos no próprio vírus da aids, e, por programas de computador, deduziu os primeiros vírus surgidos no homem. Por isso, sua origem encontra-se no início do século XX.

Os primeiros infectados espalharam a doença pelos vilarejos. Mas estávamos no Congo do rei Leopoldo II. O vírus saiu de Camarões pelas inúmeras embarcações que partiam do rio Sangha rumo ao rio Congo e Léopoldville, rota final de todo látex e marfim. Léopoldville deixou de ser um vilarejo para se transformar no maior centro comercial do Congo. Seus armazéns estocavam todo marfim e látex que seriam despachados ao litoral.

A aids se disseminou pela cidade graça à profissão reinante em toda cidade em expansão: a prostituição. Léopoldville se transformou no epicentro da epidemia[42] e as malhas ferroviárias levaram o vírus a outros centros econômicos do Congo. Em 1922, os trens já transportavam 300 mil passageiros, e, em 1948, esse número chegaria a 1 milhão. A aids chegou, então, em outros centros urbanos: Brazzaville e Lubumbashi em 1937; e Mbuji-Mayi em 1939.[43] O vírus se expandia pelo país, agora, nas mãos do governo belga e não mais possessão do rei Leopoldo II.

Os cientistas encontraram fragmentos genéticos do vírus HIV em um sangue congelado e estocado de 1959. Como se não bastasse, também os encontraram em um fragmento de biópsia de gânglio linfático, as conhecidas ínguas, de um paciente de 1960. A comparação das mutações desses dois vírus ajudou a marcar o surgimento da epidemia ao redor do início do século XX.

A partir de então, já podemos imaginar o que aconteceu. O vírus se disseminou nas batalhas de independência do Congo através de refugiados contaminados, de relações sexuais, e até mesmo dos estupros frequentes em combates. A urbanização africana colaborou com sua disseminação. A viagem transatlântica o levou ao Haiti e essa nação foi usada como trampolim para alcançar os Estados Unidos da América.[44, 45]

Nossa pandemia atual da aids teve, então, raízes na colonização africana.

Agora, deixemos de lado os avanços do século XIX no hemisfério Norte, e vamos ver como estava a situação brasileira nesse século.

UM IMPÉRIO TROPICAL

No século XIX, enquanto a Europa vivia suas primeiras pandemias de cólera, com os profissionais da área de saúde discutindo as teorias de aquisição das infecções, miasmas *x* contágio, as cidades brasileiras preparavam condições propícias para o surgimento de epidemias. Alterações políticas, econômicas e sociais foram determinantes para o estabelecimento de tais condições.

Em 1808, a Corte portuguesa, com seus 15 mil integrantes, chegava ao Rio de Janeiro. Transcorridos 14 anos, o Brasil tornava-se independente de Portugal. Na primeira metade do século XIX, o Rio de Janeiro recebeu uma população considerável de imigrantes dos portos portugueses. A população de homens livres passou de 20 mil no início do século para 46 mil em 1821. A cidade transformou-se no coração do Império, centro político e econômico: capital.

Desenvolveu-se e progrediu com consequente aglomeração humana, tornando-se escala obrigatória de embarcações procedentes do Atlântico Norte e do Pacífico, inclusive dos navios a vapor, mais velozes e com chegadas precisas. Todas as mercadorias passavam pelo Rio de Janeiro, de onde eram distribuídas aos diversos territórios do Império. Estávamos preparando o cenário para a vinda de novas epidemias.

Paralelamente ao desenvolvimento da cidade, o Brasil encontrou um novo produto agrário poderoso após a queda das exportações de café das ilhas do Caribe. O café iniciou sua ascensão como principal produto comercial brasileiro.

Em 1831, sua exportação ultrapassava a do açúcar e, quatro anos depois, o país atingia a liderança mundial na produção desse grão. O Rio de Janeiro passou a ser o principal entreposto de cativos provenientes de Angola e o maior terminal negreiro da América Latina. Os escravos chegavam à cidade e eram distribuídos principalmente para São Paulo e Minas Gerais. Por incrível que pareça, nessa época o tráfico negreiro estava proibido.

Quando a corte portuguesa desembarcou no Brasil fugindo das tropas de Napoleão, a Inglaterra colocou-se como importante potência aliada. Em franco desenvolvimento industrial, lhe era interessante ampliar o mercado consumidor de suas mercadorias com homens livres, um dos motivos pelos quais se tornou líder mundial contra a escravidão. Dom João aceitou, em 1810, a pressão inglesa para o término do tráfico, mas isso não surtiu efeito. Apesar da proibição, era difícil, com o crescimento da produção de café no Rio de Janeiro, Minas Gerais e São Paulo, privar o Império do ingresso de escravos.

O estabelecimento da medida proibitiva coincidira com a expansão da produção cafeeira, e o número de escravos continuou a crescer: em 1817, entraram 18 mil deles no Rio de Janeiro e de 1827 a 1830, 150 mil.

Em virtude da ilegalidade do tráfico, agora as condições impostas aos negros eram muito piores que antes. Navios não apropriados eram utilizados para burlar o constante patrulhamento britânico da costa brasileira e eram encontrados maiores aglomerados de escravos nos navios negreiros, uma vez que era preciso transportar a "carga" máxima de cativos em embarcações menores. Até 1810, os escravos que chegavam ao Rio de Janeiro permaneciam na ilha de Jesus, para então serem concentrados nos mercados da rua Valongo, onde eram expostos nus para o comércio. Com a instituição da ilegalidade do comércio de escravos, essas medidas sanitárias foram suspensas e houve consequente aumento das epidemias na cidade, disseminadas pelos negros descarregados no litoral da província clandestinamente.

Exemplo disso podemos ver no reflexo da redução do tráfico. Em 1830, ocorreu nova investida objetivando o fim do tráfico, o que causou uma redução no ingresso de escravos. Na primeira metade daquele ano, desembarcaram cerca de 30 mil negros. Como isso, diminuíram os surtos de varíola na cidade. Teríamos, agora, sucesso na proibição? Não.

Novamente, sendo ineficaz a proibição, o tráfico negreiro ilegal eclodiu, e nunca antes o Brasil recebera tantos cativos. Entre 1831 e 1855, entraram cerca de 700 mil – 20% de todos os escravos trazidos em 300 anos. Com eles ainda chegaram as epidemias. Em 1839, o dr. Cuissart informou, em um encontro médico, que as doenças febris da cidade do Rio de Janeiro haviam aumentado em associação com o tráfico negreiro, sugerindo que eram trazidas com os cativos.

A cidade ficava exposta à entrada de novos agentes infecciosos, e ainda mais assustador era o crescente aglomerado humano que propiciava o alastramento de epidemias – principalmente imaginando-se a maioria dos pobres, que viviam em piores condições de higiene. Entre 1821 e 1849, o Rio de Janeiro tornou-se uma verdadeira cidade africana, apresentando a maior concentração de escravos urbanos desde a época do Império Romano. Dos 266 mil habitantes que se aglomeravam, 110 mil eram escravos; um habitante em cada três havia nascido na África. Em 1850, o núcleo urbano continha 79 mil escravos do total de 206 mil habitantes. Apesar de a Bahia também ter população africana considerável, a aglomeração populacional era bem menos intensa – 80 mil em 1855. A receita ideal estava estabelecida: aglomerado populacional em habitações insalubres e a chegada constante de embarcações.

Uma ameaça era a cólera – que já havia provocado epidemias na Europa e nos Estados Unidos –, por ser transmitida por alimentos e água contaminados por material fecaloide, e ainda mais em razão das más condições de higiene da população, decorrentes do crescimento desorganizado nas cidades brasileiras.

Não dispúnhamos de sistema de esgotos, os dejetos humanos eram levados por escravos – os "tigres" – em recipientes até as praias, onde eram descarregados. Por que "tigres"? Essa tarefa os deixava manchados de fezes e urina como tigres.[46] Com a inexistência de um sistema de abastecimento de água potável, a água consumida provinha dos riachos e poços contaminados e causadores de doenças diarreicas. Somente na década de 1870 seriam construídos os aquedutos da Lapa para consumo de água potável.

Os escravos, proibidos de usar calçados, eram obrigados a andar descalços, o que pode ter favorecido o contato direto com dejetos humanos. No verão, com as chuvas, começavam as doenças febris epidêmicas ou diarreicas, levando parte da população abastada a passar férias em cidades afastadas, como Petrópolis. A família de Dom Pedro II perdeu dois herdeiros em consequência de doenças infecciosas, das quais conseguiram recuperar-se o imperador e a princesa Isabel.

O número de enterros aumentava a cada verão, e as crianças eram as principais vítimas. O Rio de Janeiro recebia cada vez mais embarcações internacionais. Os navios a vapor tornavam a viagem mais rápida, o que permitia o desembarque de passageiros que ainda estavam no período de incubação da doença, sem sintomas. Assim, não eram detectados casos infecciosos e, muitas vezes, deixavam de ser adotadas medidas de quarentena. Nos navios europeus chegavam artigos de luxo para as classes cada vez mais abastadas. Inauguravam-se em 1850 as linhas de paquetes a vapor, que saíam do porto de Liverpool com destino ao Rio de Janeiro e seguiam para o rio da Prata, numa viagem de precisos 28 dias. Hábitos europeus, como o fumo de charutos e o uso de artigos de luxo, eram introduzidos no Rio de Janeiro. Porém, algo a mais viria pela descoberta de ouro nos Estados Unidos.

O OURO TRAZ UMA DOENÇA AO BRASIL

Os Estados Unidos viviam a corrida do ouro descoberto na Califórnia em 1849. Ainda sem o canal do Panamá, o acesso ao local do ouro era difícil. Chegar à Califórnia em busca de riqueza implicava vencer o oeste selvagem. Havia duas alternativas mais simples. A primeira seria desembarcar no litoral leste do Panamá, atravessar seu interior pantanoso para do lado do Pacífico, e tomar nova embarcação à Califórnia. Os investidores já programavam a construção de uma estrada de ferro pelo interior do Panamá. Mas enquanto isso, a outra alternativa era menos cansativa. Muitos optavam por partir em embarcações americanas que, rumo ao sul, faziam escalas na Bahia e no Rio de Janeiro, contornavam a América do Sul, adentravam no Pacífico e ascendiam rumo às terras do ouro. Mas aqui estava o risco: agentes infecciosos presentes no litoral sul dos Estados Unidos e ilhas caribenhas poderiam pegar carona nessas embarcações. O candidato era o vírus da febre amarela.

No final de 1849, aconteceu o inevitável: a chegada da febre amarela ao Brasil, primeiramente à Bahia e ao Rio de Janeiro, que já fervilhava de insetos, entre eles o mosquito transmissor da doença, o famoso *Aedes aegypti*. Uma embarcação procedente da cidade de Nova Orleans fez escala em Salvador e no Rio de Janeiro, onde desembarcaram doentes com febre amarela ou, quem sabe, mosquitos infectados. Esse foi o provável encontro do vírus com os mosquitos já existentes na cidade, do qual resultaram os primeiros casos da doença.

Com a chegada do verão de 1850, a cidade do Rio de Janeiro viveu uma epidemia da doença em consequência da proliferação dos mosquitos. Aproximadamente um terço da população foi acometida. Apesar de o número oficial de óbitos ser 4.160, acredita-se que tenha sido maior, atingindo a casa de 10 mil a 15 mil.

Em março, ocorreram cem mortes por dia. No início da epidemia, os órgãos imperiais proibiram a notificação dos óbitos, medida também adotada nos Estados Unidos e nos países europeus para evitar o pânico na população. E esses números não levaram em conta as pessoas que morreram nos domicílios. Assim, acredita-se que a taxa de mortalidade tenha sido ainda maior.

Uma vez chegado o vírus, a doença permaneceu endêmica na região, eclodindo nas épocas das chuvas pelos anos seguintes. Após 1870, o número de casos e mortes anuais pela febre amarela aumentou: até 1890, morreram cerca de mil pessoas em cada verão na cidade do Rio de Janeiro. Após um verão extremamente quente, no final da década de 1880, a doença passou a matar duas mil pessoas por ano até o final do século. Aumentou o número de famílias que se mudavam para as cidades da serra nessas temporadas chuvosas para fugir da epidemia. Petrópolis recebia a cada ano maior quantidade de pessoas na estação do calor.

A epidemia repentina e violenta de 1850 causou tumulto na Corte imperial. Foi criada a Junta Central de Higiene, que se ocupava de coordenar o sistema de saúde referente às inspeções dos portos e à vacinação. Comissões como essa eram formadas por profissionais da área que estudavam as prováveis causas das epidemias e orientavam a Corte imperial sobre as medidas cabíveis para controlá-las. Adepta da teoria dos miasmas, forte à época, a comissão assegurou que os fatores responsáveis pela infecção ocorriam das emanações de miasmas. Assim, os médicos higienistas recomendaram a intervenção em locais alagadiços, lagoas, praias sujas, pântanos e também a lixos, detritos e carcaças amontoados nas ruas.

Outra teoria, agora de natureza religiosa, foi aceita por grande parte da população em pânico: seria um castigo divino pelas imoralidades que reinavam no Império, com as festas e os bailes. Mas o castigo poderia ainda ter outro alvo.

Antes dessa epidemia, havia uma crença mundial de que a febre amarela se restringia ao hemisfério Norte, e não ultrapassaria a linha do equador. Sem estar apoiada em dados ou em uma explicação científica, tal teoria mostrou-se incorreta no verão de 1850. Então, as epidemias da doença começaram a ser associadas ao tráfico negreiro por diversos acontecimentos, sobre os quais se acumularam especulações. Na epidemia de 1850, caiu enfermo e morreu o político Bernardo Pereira Vasconcelos, um dos mais radicais opositores à pressão britânica para o término do tráfico. Seria um castigo divino pela desumanidade do tráfico negreiro? Fizeram-se ligações com a revolta dos africanos no Haiti, em que as tropas inglesas e francesas foram dizimadas pela febre amarela. A doença teria sido enviada por Deus em auxílio dos negros? Na região sul dos Estados Unidos, escravocrata, ocorreram epidemias da doença que acometeram principalmente os imigrantes europeus. O castigo divino seria enviado aos brancos por manterem a escravidão?

Além disso, os médicos brasileiros levantaram a tese da importação de "venenos" por meio dos navios negreiros, estabelecendo assim um vínculo direto do tráfico com a epidemia. As embarcações negreiras traziam miasmas da África? Defendeu-se até a hipótese de que o navio procedente de Nova Orleans que trouxera a epidemia em 1849 estivesse envolvido com o comércio de escravos.

Finalmente, o médico francês Audouard desenvolveu uma hipótese científica segundo a qual essa conexão realmente existia. Demonstrou que, com o término do tráfico negreiro na América do Norte em 1808, o número de epidemias caiu de 53 para apenas 8; e mais: nas colônias francesas, onde o tráfico de escravos também não era mais realizado, já não havia epidemias, enquanto nas espanholas, que o mantinham, os surtos continuavam.

Discutia-se então a teoria de que as condições insalubres dos escravos nos "tumbeiros" propiciavam o aparecimento do "veneno", que, por sua vez, ocasionava a febre amarela. E também se debatia a tese de que tais navios transportavam o "veneno" das regiões da África para o Brasil. Esta última hipótese poderia explicar o fato de os negros serem menos acometidos pela doença ou a apresentarem quadros mais brandos, pois, como a maioria deles nascera na África, já havia tido contato com a substância venenosa e se acostumado. Isso era verdade, bastando apenas mudar os termos: "veneno", o agente causal, para "vírus" e "acostumado" para "adquirido imunidade quando doente na infância".

A Junta Central de Higiene manifestou suas orientações e conclusões sobre a epidemia. E o imperador pode ter aventado a possibilidade de sanar o problema pondo fim ao tráfico negreiro, o que não mais suscitaria oposição ferrenha dos aristocratas, uma vez que a mão de obra escrava não seria reduzida – havia pouco tempo, intensificara-se a entrada de cativos que supririam por algum tempo o trabalho nas terras agrícolas.

Assim, a epidemia de febre amarela pode ter contribuído para o término definitivo do comércio de escravos.[47] O ano de 1850 marcou o fim do tráfico clandestino de africanos, considerado crime de pirataria pela Lei Euzébio de Queirós. A escuna Relâmpago foi uma das últimas embarcações apreendidas no litoral baiano, e conseguiu-se recuperar parte dos quinhentos negros que transportava em 1851.

Sem mais escravos no Império, intensificou-se o tráfico interno de cativos nas províncias para suprir as necessidades dos fazendeiros em suas plantações. Com o crescimento da exportação de café, em poucos anos esse número de escravos não mais seria suficiente. Estavam abertas as portas para a política de imigração de estrangeiros para a cafeicultura, e, com isso, novos capítulos das epidemias.

OS IMIGRANTES TOMBAM COM O CAFÉ

Uma lenda relata que um pastor etíope, chamado Kaldi, notou comportamento alterado em suas cabras quando ingeriam frutos e folhas de um estranho arbusto da região.[48] Aquelas folhagens as tornavam vigorosas e agitadas. Subiam montanhas íngremes com velocidade jamais vista. O intrigado pastor investigou aqueles frutos arredondados e comprovou seus efeitos estimulantes após, ele mesmo, provar do vegetal. Nascia o conhecimento dos efeitos energéticos do café ao redor do século VI d.C., e, desde então, suas sementes deixaram a região rumo à globalização.

O café alcançou a península arábica e o Levante. O mundo muçulmano aderiu ao hábito do consumo daquele líquido estimulante, ótima alternativa para um povo proibido religiosamente de consumir bebida alcoólica. A moda chegou à Europa enquanto suas sementes já eram plantadas nas ilhas do Caribe. Estabelecimentos europeus vendiam a bebida que revigorava o pensamento e despertava o intelecto, criando locais de encontro para conversas e discussões. Ótimo para a época do alvorecer da ciência, receita ideal para os iluministas europeus. No Brasil, as primeiras sementes foram derramadas no solo paraense no início do século XVIII, e se dispersaram de maneira tímida num primeiro momento. O café era plantado na periferia dos quintais, em hortas e sítios das regiões Norte, Nordeste e Centro-Oeste. Mas, no começo do século XIX, os arbustos avançaram nas terras do Sudeste. As sementes se assentavam nas matas da Tijuca e invadiam o vale do rio Paraíba. Quando Dom Pedro I bradou seu grito de independência, o café já chegava ao interior paulista nas proximidades da capital da província: Campinas e Jundiaí.

A crescente exportação do café gerou riqueza a muitos. O vale do Paraíba e, posteriormente, as terras do interior paulista testemunharam a progressão das construções imponentes dos barões do café: residências com inúmeros cômodos, com salões para recepções, amplos jardins e alcovas. Os mobiliários luxuosos vinham nas embarcações europeias: lustres de cristal, espelhos de grandes dimensões com molduras douradas, finas porcelanas, pratarias, camas francesas com cortinados, pianos, tapetes e madeiras de lei.[49]

Enquanto os latifúndios do Sudeste eram atapetados por arbustos de café, Dom Pedro II dava um basta nas suas plantações no morro da Tijuca e, no embalo da proibição, também nas de chá. O motivo? A "praga" do café e do chá havia tomado proporções catastróficas na região. A mata nativa tropical cedera espaço a esses vegetais alienígenas do solo imperial. Os morros desmatados ameaçavam nossas matas virgens. As enaltecidas floras e faunas imperiais rareadas estavam em risco. Alertado, o imperador proibiu toda e qualquer plantação de café e chá. A interrupção gerou frutos, as matas nativas reocuparam o espaço perdido para, hoje, não encontrarmos vestígios de que um dia o café e o chá reinaram naquele cenário. A "vista chinesa", ponto turístico da Tijuca, é a única pista do que, um dia, foi uma região habitada por chineses plantadores de chá, a exemplo do "vale do chá" ou Viaduto do Chá no Anhangabaú paulistano.

Enquanto o café era vedado na periferia carioca, outras terras o deixavam se disseminar. A economia dependia de sua exportação. Fazendas ao longo do vale do Paraíba acomodavam suas sacas de café nos lombos de burros e mulas. Comboios desses animais, resistentes aos árduos e irregulares terrenos abertos na Serra do Mar, rumavam ao litoral para exportação. O café escoava pela rede de franjas pavimentadas por pedras ou mesmo barro batido para as cidades litorâneas de Parati, Angra dos Reis, Ubatuba, Caraguatatuba e São Sebastião. Navios embarcavam as sacas e seguiam ao porto do Rio de Janeiro. O café brasileiro seguia à clientela da Europa e América do Norte. Já em São Paulo, a história era bem diferente.

O café paulista encontrou a famosa terra roxa, oriunda de terreno vulcânico e ideal para alavancar o crescimento dos arbustos e da colheita. Os fazendeiros começaram a não dar conta de tamanha produção da cafeicultura paulista. As sacas acumulavam-se nos armazéns interioranos à espera dos carregamentos ao porto: a velocidade de produção era maior do que a do transporte no lombo dos animais a Santos. Os tropeiros arregimentavam novos animais e ajudantes para tentar dar conta da vazão ao porto. Acomodavam uma saca de cada lado no lombo de burros e outra acima, 180 quilos por animal.[50] Uma manta de couro cru protegia os grãos das chuvas no longo trajeto ao porto de Santos. Porém, em meados do século XIX, ficou claro que as caravanas de café se tornavam obsoletas diante da elevada produção e exportação. São Paulo implorava por ferrovias; e assim estariam abertas novas possiblidades de surgimento das epidemias.

AS FERROVIAS

Engenheiros ingleses iniciaram a construção da primeira ferrovia para escoamento do café de São Paulo ao porto de Santos em 1860. Os londrinos tinham vasta experiência tecnológica para vencer os 800 metros de altura da Serra do Mar, e, por isso, ganharam a concessão para tal empreitada. A obra começou. Operários da São Paulo Railway Company (SPRC) espalharam explosivos para remoção das rochas do percurso enquanto escavadeiras rasgaram o solo. Bitolas de mais de um metro e meio foram assentadas. Uma linha de ferro crescia. Terrenos desapropriados cederam espaço aos trilhos do trem, enquanto a companhia inglesa ganhava direitos sobre as margens da ferrovia, além dos de seu futuro uso. O governo imperial e o da província acompanhavam os gastos que seriam pagos a juros de 7%.[51]

Em 1864, os cafeicultores paulistas comemoraram a inauguração do primeiro trecho ferroviário. As exportações de café seriam alavancadas. O gigante da Serra do Mar era conquistado. O vagão, no alto da serra, era preso a cabos de aço que auxiliavam sua descida íngreme pelos trilhos. Os cabos, posicionados em construções estrategicamente localizadas, eram desenrolados para conter o avanço desenfreado dos vagões. Em determinado momento, todo cabo, esticado, atingia seu máximo limite de extensão. Nesse instante, o vagão alcançava a primeira plataforma da inclinação da serra, e um novo cabo de aço era ali instalado para dar continuidade à descida. Esse sistema, chamado de funicular, obra da engenharia britânica, transportava os vagões pelos 20 quilômetros da elevação de 800 metros. Daí em diante, vencida a serra, foi fácil. Em 1865, as locomotivas Mauá e Ipiranga traziam os vagões ao coração de São Paulo, na Estação da Luz: um casebre com discreta plataforma acoplada ao pátio central. Os trilhos assentados ao solo partiam para Jundiaí.

Um leque de fazendas cafeicultoras se abria pelas proximidades da capital provinciana em direção ao interior. As estradas que traziam o café convergiam para o gargalo daquele funil, Campinas e Jundiaí, para então seguirem a São Paulo e rumarem finalmente para Santos. As linhas férreas que chegaram a São Paulo tiveram que se estender, no início da década de 1870, a Jundiaí e Campinas. O transporte do café no lombo de burros, que demorava quase um mês para chegar a Santos, agora levava apenas alguns dias nos vagões. A missão inglesa estava concluída, agora cabia a cada cafeicultor lutar por novas ferrovias que chegassem às proximidades de suas terras. Assim, os barões do café se aliaram a acionistas, homens públicos e capitalistas para promover a ampliação das malhas ferroviárias.

Os grupos regionais levantavam capital para novas ferrovias em suas regiões. A Companhia Ituana de Estradas de Ferro levou os trilhos de Jundiaí a Itu em 1873. A Companhia Sorocabana ampliou o percurso de São Paulo a Sorocaba em 1875, no mesmo ano que a Companhia Mogiana inaugurou o trecho Campinas a Mogi Mirim e Amparo. Daí em diante os trilhos chegariam a Poços de Caldas, Casa Branca, Ribeirão Preto, Batatais, Franca, Santa Bárbara, Porto Feliz, Rio Claro, São José do Rio Pardo e Serra Negra. O leque das ferrovias tomaria conta do interior paulista com explosão das plantações de café em suas bordas.

OS IMIGRANTES

O objetivo dos fazendeiros era claro: mão de obra barata para o cultivo do café, independentemente da etnia. E mais: com os dias contados para o inevitável fim da escravidão, o alvo seria os estrangeiros empobrecidos.

Os primeiros imigrantes que chegaram ao Império foram os portugueses e os alemães. Em 1872, predominavam os africanos – 183 mil –, mas o número de portugueses já era 121 mil e o de alemães, 46 mil. Um número ainda tímido.

São Paulo desenvolvia-se com a produção do café, e o lucro excedente era investido na urbanização e industrialização do estado. Em 1899, a empresa canadense Light levou eletricidade para o transporte da região e, principalmente, às suas indústrias. Cada vez mais, os imigrantes se faziam necessários.

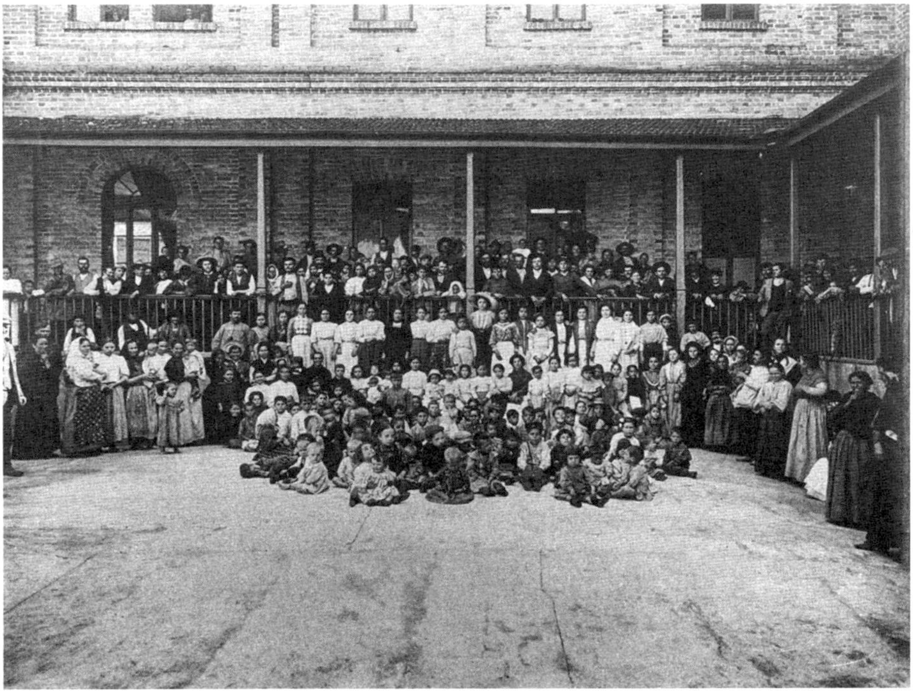

Anônimo, 1910 (Acervo Museu da Imigração do Estado de São Paulo)

Pátio da Hospedaria dos Imigrantes em 1910 com portugueses. A aglomeração favorecia as epidemias.

Em 1871, foi criada a Associação Auxiliadora de Colonização e Imigração e, em 1886, a Sociedade Promotora de Imigração. Com serviços de propaganda nos países estrangeiros, os europeus empobrecidos vinham buscar melhor qualidade de vida no Brasil. Suas passagens de navio eram subsidiadas, assim como o alojamento e o transporte para as fazendas de café. Para abrigar o número crescente de europeus provenientes do porto de Santos que subiam a serra com destino a São Paulo, foi construída uma hospedaria no bairro de Santana em 1878. Era onde ficavam alojados enquanto aguardavam seu transporte para o interior. Como as acomodações não atendiam mais à demanda, a hospedaria foi transferida para o bairro do Bom Retiro, em 1882. Uma terceira e definitiva hospedaria dos imigrantes, no bairro do Brás, estava em construção para abrigar 4 mil pessoas quando, em 1887, ocorreu uma epidemia de varíola e difteria. Esse fato ocasionou o deslocamento urgente dos que estavam alojados no Bom Retiro para o Brás, e assim começou a funcionar a famosa Hospedaria dos Imigrantes,[52] cuja edificação ainda existe.

No final da década de 1880, a imigração ocorria de forma maciça: entraram no Brasil 32 mil europeus em 1887 e 92 mil em 1888. Iniciava-se na década seguinte a imigração italiana, em proporções igualmente consideráveis: 85 mil pessoas apenas no ano de 1895. Em 1896, um terço dos habitantes da cidade de São Paulo eram italianos. Também chegaram membros das famílias Martinelli, Matarazzo, Siciliano e Crespi, que formariam a elite industrial. Em 1900, no auge das exportações de café, o número de imigrantes já seria de 1 milhão.

Um dos problemas enfrentados por essas pessoas eram as más condições a que os cafeicultores, acostumados ao trato com escravos, as submetiam. Elas não contavam com sistema de saúde adequado, ficavam em alojamentos precários nas fazendas, suas jornadas de trabalho eram longas, a alimentação deixava a desejar – viviam o choque cultural. Várias famílias europeias recebiam cartas de parentes descontentes com a vida nas fazendas brasileiras, e os consulados enviavam relatos desfavoráveis à imigração. Iniciava-se uma contrapropaganda na Europa.

Em 1902, pelo Decreto Prinetti, a Itália proibia a população de emigrar para o Brasil. Em 1908, foi a vez da Espanha. Os cafeicultores paulistas forçavam a República a liberar a imigração de outras etnias consideradas muito diferentes da nossa, e assim foi permitida a entrada dos japoneses em 1908.

Um dos principais fatores desfavoráveis à política de imigração eram as doenças infecciosas existentes no Brasil, principalmente a febre amarela que voltava a cada verão. Os imigrantes, sem contato prévio com a doença, rara na

Europa, a adquiriam e morriam em terras brasileiras. As nações europeias se opunham cada vez mais à partida de seus cidadãos para o Brasil. Como se não bastasse, a doença se expandia ao interior pela malha ferroviária.

A febre amarela, presente nas cidades portuárias de Santos e do Rio de Janeiro, se aproveitou da multiplicação das ferrovias para atingir os centros urbanos do interior do oeste paulista, tornando-se universal nas terras para onde iam os imigrantes.[53] Era, agora, considerada prioridade na área da saúde, tendo em vista os interesses do governo. Precisávamos mostrar que nossas terras eram seguras.

Os imigrantes chegavam pelo porto de Santos, onde se aglomeravam enquanto aguardavam para subir a serra com destino a São Paulo. Na cidade de Santos, estavam sujeitos a contrair a febre amarela e enfrentar epidemias de varíola. Durante certo tempo, o governo construiu galpões de madeira que funcionavam como local de quarentena entre essas duas cidades; assim, os imigrantes não levariam epidemias para São Paulo e estariam livres da febre amarela de Santos.

Mas esse sistema durou pouco. Depois de desembarcarem na estação ferroviária de São Paulo, eles eram alojados na Hospedaria dos Imigrantes e esperavam pelo tempo necessário a sua transferência para as fazendas de café. Na hospedaria, muitas vezes lotada, eram constantes as epidemias. Com capacidade para 4 mil pessoas, abrigava 9 mil em 1888; e assim desencadeou-se um surto de febre amarela.

Uma vez nas fazendas do Oeste Paulista, muitos abandonavam as plantações para viver nos centros urbanos, também expostos à doença, disseminada graças às ferrovias. A febre amarela era um terror para os imigrantes e para a República brasileira, pois atravancava a vinda de mais mão de obra.

Um terço das mortes era então atribuído às doenças infecciosas. Entre 1895 e 1897, a febre amarela, responsável por 36% dos óbitos, foi a doença que mais matou no país. Durante parte do Império e da República, os órgãos responsáveis direcionaram o combate à febre amarela, que prejudicava a economia. Em ação iniciada ainda na era dos miasmas, os ataques se deram nos locais insalubres, os cortiços. E essas medidas seriam radicais.

O "BOTA ABAIXO" NO RIO DE JANEIRO

Na década de 1850, os cortiços se multiplicaram nas grandes cidades do Império, principalmente no Rio de Janeiro, como forma de habitação das classes de baixa renda. Muitos empobrecidos se aproveitaram das construções abandonadas pela população abastada que se mudou das proximidades da Estação Central do Rio de Janeiro pela epidemia de febre amarela de 1849.[54] Quanto mais ocorriam alforrias de escravos e quanto maior era o número de imigrantes pobres, mais os cortiços se expandiam por abrigarem essa população sem condição de pagar os aluguéis elevados. A situação de insalubridade em que vivia uma quantidade crescente de pessoas, ou mesmo de famílias, nos diversos cômodos dos cortiços atraía as doenças infecciosas, e as crianças eram as vítimas principais.

Nesses aglomerados populacionais, reinavam a tuberculose, a difteria e a escarlatina. A tuberculose ganhou espaço no século XIX no Brasil imperial, transmitida para a população depauperada pela fome que se aglomerava em quartos úmidos e não ventilados. Em 1898, passou a ser a principal causa da morte das pessoas pobres. Como não acometia os imigrantes, não era combatida com tanta energia quanto a febre amarela.

De certa forma, os cortiços contribuíram para a eclosão da tuberculose nos principais centros. No verão, à lista de doenças infecciosas acrescentavam-se as epidemias de febre amarela. Suas epidemias eram anuais, a cada verão a partir de 1868 – e as de 1873 e 1876 foram as piores do século. Com isso, as autoridades viram-se forçadas a combatê-la de forma mais rigorosa. Enquanto a tuberculose, difteria e escarlatina acometiam a população empobrecida dos cortiços e não traziam maiores consequências à política de imigração, a febre amarela, ao contrário, acarretava problemas: permanecia a atrapalhar a política de imigração do Império.

Com isso, iniciou-se um combate para mantê-la sob controle; as outras epidemias que acometiam a população pobre, contudo, ficaram em segundo plano. Todas as medidas visaram melhorar a imagem internacional do Brasil, sem prejudicar a imigração europeia.

Desde a chegada da febre amarela e da criação da Junta Central de Higiene, os miasmas eram apontados como os principais responsáveis pela doença, uma vez que Pasteur nem sequer sonhava com as descobertas que faria sobre as leveduras. A Junta criou uma política para eliminar as fontes miasmáticas da cidade, empreendendo a perseguição aos cortiços. Além de sujos e com aglomeração populacional, esses lugares abrigavam ladrões, fugitivos, imigrantes ilegais e escravos foragidos. Iniciava-se, assim, a proibição da construção de cortiços sem a aprovação governamental; e também começava a fiscalização para instalação de latrinas, manutenção da limpeza e recolhimento diário de excrementos.

A princípio, a Junta preocupou-se com as medidas para a limpeza da cidade, organizando coletas de lixo periódicas, obrigando os moradores a abrirem as janelas para arejar os quartos e realizando o calçamento de vielas e ruas. Posteriormente, conduziu sua ação para os espaços em que eram construídos os novos cortiços. As medidas implementadas pela Junta pouco influenciaram no controle da febre amarela, e o mosquito não era jamais relacionado à transmissão e se proliferava nas coleções de águas. Assim, a década de 1870 foi marcante pelos surtos de 1873 e 1876, que motivaram iniciativas mais enérgicas de prevenção.

Na epidemia de 1873, que matou quase 4 mil pessoas no Rio de Janeiro, o dr. José Pereira Rego, higienista, referiu-se a duas fontes de miasmas. A primeira, o local onde houve a remoção de terra para a construção do esgoto sanitário pela empresa City Improvements. A segunda, os cortiços, cujo extermínio ele defendia havia uma década. A Junta proibiu naquele ano a edificação de cortiços em pontos centrais da cidade do Rio de Janeiro, entre as ruas do Riachuelo e do Livramento, assim como entre as praças Dom Pedro II e Onze de Junho. Atacou também os cortiços mascarados pelo nome de "casinhas", expulsando os moradores, todos das classes pobres.

As medidas contra os cortiços ganhavam dimensão maior a cada ano, até que, em 1892, foi eleito inspetor-geral de Higiene o professor de Medicina do Rio de Janeiro dr. Cândido Barata Ribeiro. Sua primeira medida foi o fechamento de uma das alas do maior cortiço do país, o Cabeça de Porco. Esse lugar abrigava, no seu auge, cerca de 4 mil pessoas – um excelente alvo para a moral política. Na entrada, havia uma estátua da cabeça de um porco, o que originou seu nome, hoje empregado como sinônimo de cortiço – cabeça de porco.

As ações de Barata Ribeiro foram mais enérgicas. Em janeiro de 1893, com a presença de tropas nas ruas, os moradores do Cabeça de Porco foram obrigados a deixar o lugar, carregando seus pertences, roupas e colchões sob os olhares do prefeito e do inspetor-geral de Higiene. Na manhã seguinte, estava demolido o cortiço. Muitos dos que foram desalojados construíram moradias ao pé dos morros e, sem mais lugar, começaram a subida que terminaria compondo as favelas atuais da cidade do Rio de Janeiro. O morro da Providência foi o primeiro destino dos expulsos dos cortiços devido às ações políticas de combate às epidemias de febre amarela.

A CÓLERA CHEGA AO BRASIL

Enquanto os habitantes do Rio de Janeiro constatavam, perplexos, o aumento do número de mortes pela febre amarela, ainda em sua epidemia debutante de 1849, a Europa vivia o auge de sua epidemia de cólera. A nova pandemia, que se iniciara em 1847, avançou de Istambul para a Europa; e por via marítima, com os navios velozes a vapor, atingiu os Estados Unidos e a América Central, chegando ao Brasil em 1855, onde se espalhou pelo litoral. Ao mesmo tempo que discutiam providências para o controle da febre amarela, já há cinco anos no Brasil, os médicos eram obrigados a desviar sua atenção para a nova doença.

A galera Defensora, procedente da cidade do Porto, transportou os doentes, que desembarcaram no Pará, primeira província a conhecer a cólera. Disseminando-se por terra, pelos caminhos percorridos por pessoas que contaminavam a água e os alimentos, e por mar, pelo vapor Imperatriz, a doença diarreica chegou a duas cidades superpovoadas – Salvador e Rio de Janeiro.

Na Bahia, havia povoados em condições tão precárias que morriam de oito a dez pessoas por dia, aumentando o pânico da população. Improvisavam-se estabelecimentos para atender e tratar os doentes: os conhecidos hospitais de campanha. A Faculdade de Medicina suspendeu suas atividades para que médicos e alunos auxiliassem os enfermos durante a calamidade. Além de hospitais públicos e militares, incluíram-se sobrados e casas de aluguel no esforço de "guerra" para o tratamento, e até igrejas se transformaram em hospitais.

Novamente, atribuiu-se a causa da epidemia aos miasmas, o que mudou o cotidiano dos moradores de Salvador. Limparam-se as ruas, os lixos amontoados foram recolhidos, evitou-se o contato com mangues, pântanos e esgotos. As autoridades tentaram proibir, no centro urbano, a criação de porcos, os curtumes e o retalho e cozimento de baleias. Além de impedir a formação de miasmas, era preciso dispersá-los; e para tanto, proliferaram fogueiras nas esquinas, em frente das casas, e a queima de enxofre, alcatrão e estrume seco. Sugeriu-se alteração nas dietas, suprimindo-se determinados tipos de alimento, como os salgados, os rançosos, os peixes e a carne de porco. Ao cair da tarde, os moradores deveriam recolher-se em casa e fechar portas e janelas, pois os miasmas teriam preferência por temperaturas baixas e transmitiriam a doença principalmente à noite. O desespero levava a todas as medidas aventadas.

Vários tratamentos eram propostos de maneira desesperada e aleatória. Substâncias que provocavam vômitos e diarreia eram fornecidas para os doentes com a finalidade de eliminar o mal; provavelmente, foram responsáveis por mais óbitos. Aumentava a lista de ervas e substâncias que eram ingeridas ou esfregadas no corpo como tentativa desesperada de cura. Para o arcebispo da Bahia, Dom Romualdo Antônio de Seixas, não se podia explicar a catástrofe apenas por meios científicos, que apontavam os miasmas como seus causadores, mas como punição de Deus ao povo brasileiro.[55] Ele acreditava que a população cometia pecados e sacrilégios demasiados, despertando a ira do Senhor e o consequente envio da doença. Essa conduta do arcebispo era condizente com suas críticas, uma vez que ele propunha uma reforma no catolicismo brasileiro desde a década de 1830: pregava maior obrigação do povo aos deveres sacramentais e às obediências eclesiásticas e criticava a religião baiana, cheia de festividades e devoção a santos e com poucas obrigações.

No borbulhar da epidemia e dos enterros diários, o arcebispo encontrou terreno fértil para semear a observância a seus preceitos. As pessoas passaram a visitar as igrejas com uma frequência muito maior, saíam em grupos para se proteger do ataque do mal, principalmente à noite, e reuniam-se na igreja para missas, rezas, cantos e pedidos. Os jornais anunciavam procissões, e a população recebia convites para esses cortejos de penitências e súplicas. Cada irmandade organizava sua procissão, e Salvador era então percorrida por cortejos com intervalos de dias entre um e outro. Condutas semelhantes às das cidades medievais europeias nos tempos das pestes. O arcebispo orientava a população para a devoção a São Francisco Xavier, decretado padroeiro da cidade após epidemia de 1686.

Com a distribuição de folhetos e a criação da Irmandade de São Francisco Xavier, o arcebispo incentivava a devoção a esse santo esquecido pela população. O Senhor Bom Jesus do Bonfim era o santo popular de Salvador, sendo solicitado veementemente durante a epidemia. Em 6 de setembro de 1855, sua imagem partiu da Igreja do Bonfim para uma procissão em que se juntaram várias pessoas.

A cólera ganhava outras cidades litorâneas, mas nada comparável ao estrago na Bahia. Durante as epidemias, o custo de vida subiu. A diminuição da produção agrícola acarretou a escassez de alimentos e o aumento dos preços; o valor dos aluguéis também se elevou. As condições habitacionais pioraram, favorecendo a disseminação da doença pela classe social pobre. Se a febre amarela poupava os negros e acometia principalmente os brancos e imigrantes europeus, com a cólera ocorria o contrário: a população que vivia em condições insalubres, negros e pardos, era mais atingida, apresentando taxa de mortalidade maior.

A província da Bahia perdeu em torno de 3,6% de sua população calculada em cerca de 1 milhão de habitantes. Dos que pereceram, cerca de 50% eram negros, 35% pardos e 15% brancos. Em todo o Brasil, estima-se que, de cada três mortos, dois eram negros ou pardos. Foi acometido também um grande número de lavadeiras que trabalhavam em riachos e rios contaminados, lidando com roupas que continham dejetos humanos transmissores da doença. O Nordeste foi castigado: a Paraíba perdeu 10% da população; Salvador, 18%; Belém, 4%; e Pernambuco, cerca de 37 mil habitantes. A cidade do Rio de Janeiro enterrou 4.800 vítimas – metade delas, escravos.

Essa grande epidemia de cólera transformou o modo como se faziam os enterros no Brasil imperial. Desde o início do século, os sepultamentos eram realizados em igrejas. Enterrava-se o corpo dentro da igreja da paróquia ou irmandade a que a pessoa pertencera, de modo que ficasse perto dos vivos e das rezas por sua alma. A Igreja albergava o batismo, a primeira comunhão, o casamento e também os mortos. Foi dessa forma que se enterrou 89% dos habitantes do Rio de Janeiro na primeira metade do século XIX. Os cemitérios ficavam reservados à minoria da população protestante europeia e norte-americana.

Tal prática começou a receber críticas com a fundação da Sociedade de Medicina do Rio de Janeiro, ainda na década de 1830. Com base na teoria dos miasmas, os médicos não aceitavam esse tipo de enterro pelo fato de as igrejas estarem próximas a aglomerações humanas. A decomposição do cadáver poderia formar as substâncias miasmáticas, responsáveis pelas infecções – era comum o corpo não estar sepultado com vedação adequada, espalhando os odores da decomposição. Os mortos deviam ser, portanto, enterrados em lugares distantes do núcleo urbano, para evitar os miasmas, e à profundidade máxima.

Recomendavam-se, então, cemitérios em lugares que dissipassem os miasmas: altos, ventilados e arejados, com arborização e, principalmente, distantes dos centros urbanos. Porém, essas normas médicas foram combatidas pela população e ocasionaram revoltas na Bahia, a principal delas conhecida como a Cemiterada.[56] Opuseram-se a tais orientações as irmandades religiosas, que anteviram a queda do número de associados; os frades, que a tomaram como um grave risco à sua fonte de renda; e a população, que viu sua crença religiosa ameaçada, temendo ser sepultada longe do local em que fora batizada. A revolta se iniciou com a inauguração do cemitério de Campo Santo, em outubro de 1836. Foi atacado e destruído dois dias depois pela Cemiterada, e as autoridades tiveram de aceitar a revolta e protelar os enterros em cemitérios. Porém, a epidemia de cólera se aliou aos médicos.

Nessa epidemia de 1855, eram encontrados mortos por todas as partes. A população ficou perdida nas diversas teorias para explicá-la, entre os miasmas e o castigo divino. Os médicos não conseguiam agir para obter o controle da doença, e o número de óbitos crescia a cada dia. Os corpos eram recolhidos em carroças ou carros; sem lugar para enterros em igrejas, e dado o pavor da transmissão, eram levados para cemitérios, dessa vez com a aceitação da população. O cemitério de Campo Santo entrou em plena operação, recebendo o maior número de mortos pela cólera. As covas coletivas e as valas comuns, destinadas até então aos suicidas, criminosos, indigentes e escravos, passaram a abrigar as vítimas da doença. Em consequência do medo de manipular o cadáver, muitos corpos foram cremados ou abandonados em terrenos e rios. Foi nesse contexto caótico que se substituíram definitivamente os sepultamentos em igreja pelos enterros em cemitério.

Enquanto a população brasileira respirava mais aliviada com a diminuição dos casos de cólera e o retorno à vida cotidiana mais tranquila, Pasteur iniciava seus trabalhos, conforme descrito anteriormente.

OS MOSQUITOS

Como vimos, as ilhas do Caribe tinham se tornado, no século XVII, o local de grande concentração do mosquito e da febre amarela desde que aportaram em Barbados na década de 1640. Agora, essas ilhas forneciam epidemias para as áreas de destino das embarcações que dali partiam. A Carolina do Sul viveu, no século XVIII, quatro grandes epidemias de febre amarela levadas pelas embarcações do Caribe. Em 1800, navios espanhóis provenientes de Cuba precipitaram uma epidemia na cidade de Cádiz, que matou cerca de 15% da população. Em 1803, embarcações transportavam novamente a doença para a costa espanhola; era a vez da cidade de Málaga perder 13% da população e, no ano seguinte, mais 36%. A febre amarela chegou também a Córdoba, Sevilha e Granada. Barcelona, em 1821, presenciou a morte de tripulantes de uma embarcação que partira de Cuba; em poucos dias, começaram a morrer trabalhadores e habitantes das proximidades do cais. Em seis meses, a doença alastrou-se pela cidade, causando 20 mil mortes. A França instituiu a quarentena para os navios procedentes de Barcelona, e autoridades patrulharam as fronteiras para evitar a entrada de espanhóis portadores da infecção. O Caribe espalhava epidemias para a Europa e os Estados Unidos.

No começo do século XIX, os Estados Unidos se lançaram no processo de aquisição de regiões do sul, ampliando seu território. Em 1803, compraram toda a área da Louisiana, que a França havia conquistado da Espanha. Em 1812, tomaram as regiões da Flórida e do Mississippi do domínio espanhol. O sul dos Estados Unidos transformou-se num centro agrícola, e sua plantação de algodão supria a indústria da Inglaterra da matéria-prima de que esta necessitava. O sul permaneceu agrícola com produção de algodão, índigo e arroz, enquanto o norte se industrializava. Pior, ficou dependente da escravidão, mantendo intercâmbio frequente com as ilhas do Caribe.

Em virtude dessa comunicação, chegavam às cidades sulistas epidemias de febre amarela que, muitas vezes, os rios levavam para o interior do país. Na segunda metade do século XIX, começaram as epidemias de febre amarela no sul dos Estados Unidos. A doença entrava pelos portos de Nova Orleans e Charleston, disseminando-se pelo rio Mississippi ou pela costa atlântica. Em 1853, espalhava-se, em Nova Orleans, a notícia de uma epidemia de febre amarela que dizimava a população. O alarme provocado por essa informação ocasionou um grande êxodo que esvaziou as ruas da cidade, onde permaneceria apenas um de cada dez habitantes. Cerca de 50 mil moradores fugiram e 9 mil morreram. A epidemia alastrou-se pelas localidades à beira do rio Mississippi em direção ao norte, deixando um rastro de 11 mil mortos.

Em 1878, Nova Orleans forneceria ao rio Mississippi outra leva de epidemia, mais assustadora. A febre amarela chegou à cidade numa embarcação procedente do Caribe. Um terço dos habitantes – cerca de 150 mil pessoas – novamente fugiu e 20 mil foram acometidos. A epidemia disseminou-se pelo rio, atingindo 200 cidades de 8 estados diferentes. Um total de 20 mil mortes ocorreu em um ano. A cidade de Memphis ficou desabitada pela fuga de 25 mil moradores somados aos 5 mil óbitos pela doença, e isso fez com que a chegada de novos habitantes caísse de 17% para 3% nos anos seguintes. A pequena cidade de Grenada enviava mensagens por telégrafo alertando sobre as localidades que se encontravam no rumo da doença. Grenada tinha 2.200 habitantes; 200 permaneceram, o resto fugiu.

Após as notícias de Pasteur e Koch de que eram os microrganismos que causavam as doenças, o ano de 1897 foi marcado pela violência por causa da febre amarela. As pessoas acreditavam que esse mal se espalhava por meio de fugitivos de Nova Orleans. Assim, as populações passaram a proibir a entrada de estrangeiros nas cidades, a destruir pontes e estradas de ferro que lhes davam acesso e a construir barreiras nas entradas. Finalmente, a violência culminou com a perseguição a intrusos, que, supunha-se, transmitiam a doença, ocorrendo até o linchamento de negros e imigrantes italianos.

Em 1898, as epidemias de febre amarela varreram o sul do país, fazendo com que o governo, por intermédio do médico Walter Reed, tomasse providências urgentes na ilha de Cuba, invadida, havia pouco tempo, pelos Estados Unidos. Estávamos próximos de uma grande descoberta.

Cuba sempre fora uma colônia espanhola, desde a sua conquista em 1492, mas no final do século XIX aumentaram os movimentos revolucionários para a sua emancipação. Em 1895, tais movimentos intensificaram-se com ataques ao exército espanhol pelos cubanos e destruição de plantações do principal produto de exportação, a cana-de-açúcar.

Em 1895 e 1896, a Espanha amargou uma queda na exportação do açúcar de Cuba para apenas 25% do que registrara nos anos anteriores, o que comprometeu muito sua renda. Medidas urgentes teriam de ser tomadas para evitar não só o prejuízo na exportação causado pelos ataques às plantações, como também a própria perda da colônia. Dessa forma, o militar Valeriano Weyler foi incumbido da responsabilidade de pôr fim ao conflito. Sua primeira e única iniciativa para capturar os guerrilheiros, adotada em meados de 1896, foi providenciar a "reconcentração" da população de Cuba. Tratava-se de obrigar os habitantes da ilha a se concentrar em determinadas regiões num prazo curto de oito dias. Dessa forma, o exército espanhol faria uma busca nas áreas esvaziadas, destruindo aldeias, vilarejos e plantações e capturando todo indivíduo suspeito que tivesse ficado fora das localidades estipuladas para a concentração.

O primeiro resultado da ação de Valeriano Weyler traduziu-se numa quantidade enorme de pessoas que ficaram sem ter onde morar, sem emprego e sem condições de subsistência. Os historiadores acreditam que, em consequência desse fato, cerca de 300 mil a 500 mil mortes tenham ocorrido por fome e por epidemias nessas concentrações humanas. Uma vez que a população da ilha era estimada em 1,5 milhão de habitantes, a taxa de mortalidade nos dois anos em que a medida foi adotada pode ter chegado a 20% ou 30% de toda a população.

Os Estados Unidos, com investimentos em Cuba, não suportariam a ameaça dos prejuízos ocasionados pela guerra nem a supremacia espanhola numa das mais ricas ilhas do Caribe. O pretexto para sua entrada nessa disputa seria conseguido em 1898. O encouraçado americano Maine, ancorado na baía de Havana, explodiu de forma inexplicável, o que se atribuiu à ação espanhola. Consequência imediata: os Estados Unidos invadiram a ilha com objetivos humanitários em defesa do povo nativo, expulsando os espanhóis. Essa ocupação militar duraria de 1898 a 1902, quando, finalmente, ocorreria a independência de Cuba, mas sob o direito de intervenção dos Estados Unidos no momento em que achassem prudente manter a paz na ilha. A invasão dos Estados Unidos foi ampliada para Porto Rico, outra colônia espanhola. Com a ocupação americana, médicos foram enviados a Cuba com uma fundamental missão.

A população do sul dos Estados Unidos já havia relacionado a febre amarela às ilhas do Caribe. Em Cuba, a doença era endêmica, tendo ocasionada a morte de 36 mil pessoas só na cidade de Havana, na segunda metade do século XIX. Em 1881, o médico e biólogo cubano Carlos Juan Finlay, estudando a doença na ilha, publicou artigo sugerindo que sua transmissão se dava pela picada de mosquitos: uma teoria revolucionária à época. Porém, foi uma conclusão precoce demais para ser aceita pela comunidade médica. Com a tomada de Cuba, surgiu a primeira oportunidade de os Estados Unidos investigarem ali a doença endêmica.

Walter Reed, médico das Forças Armadas americanas, foi encarregado da pesquisa para esclarecer a causa da febre amarela. Entrou em contato com Finlay em Cuba para aprofundar-se em sua teoria. A doença poderia ser contagiosa? Para isso, voluntários eram submetidos ao contato com secreções de doentes. Dormiam em camas com sangue e secreções de acometidos pela doença e usavam roupas dos enfermos. Como os voluntários não apresentaram nenhuma reação própria da doença, esses primeiros estudos mostraram que a febre amarela não era contagiosa. Walter Reed atacou a outra provável fonte da doença: a picada dos mosquitos.

Voluntários foram submetidos à picada do *Aedes aegypti* e, bingo, constatou-se o início da febre amarela. Em 1901, o mundo conhecia seu trabalho sobre a transmissão da doença, no qual apontava o mosquito como o responsável. O sanitarista americano William Crawforde Gorgas tomou medidas para exterminar os mosquitos e controlar a febre amarela. Com a extinção de todos os locais em que o inseto proliferava – os que continham água parada –, os resultados foram excelentes. Em 1900, registraram-se mais de mil casos da doença; em 1901, apenas 37; e, finalmente, em 1902 ela estava extinta em Havana.

A partir de 1901, o mundo iniciava o controle dos mosquitos nas cidades e a febre amarela começava a abandonar a vida cotidiana da população. E com isso engenheiros puderam retomar as obras de uma grande e ambiciosa construção.

UM CANAL

O Panamá, independente da Espanha desde 1821, fazia parte da Colômbia. Desde o Descobrimento da América, havia a intenção de facilitar o comércio por meio de uma abertura marítima que ligasse os oceanos Atlântico e Pacífico. O istmo do Panamá era um forte candidato a viabilizar esse plano.

Com a expansão dos Estados Unidos, aumentou a necessidade de ligação dos dois oceanos. Após a tomada do Texas do território mexicano em 1836 e com a descoberta de ouro na Califórnia, ficou evidente a prioridade na abertura de uma comunicação da costa leste com a oeste via América Central, já que as Montanhas Rochosas e as populações indígenas dificultavam o acesso por terra.

Em 1851, os Estados Unidos empreendiam na província colombiana do Panamá a construção de uma estrada de ferro pela Panama Rail Road Company. Em 1854, inaugurava-se a linha com a viagem da primeira locomotiva que unia as duas costas. Durante essa construção, operários penetraram na mata e houve um saldo de 6 mil mortes pelas doenças tropicais que os mosquitos transmitiram: malária e febre amarela. As infecções prejudicaram o sonho americano de ligação das costas oceânicas. Entre 1878 e 1880, a Colômbia forneceu o privilégio de exclusividade da construção do canal do Panamá ao francês Lucien Bonaparte Wyse, enquanto restava aos Estados Unidos o plano de fazer outro canal através da Nicarágua. Quem venceria a corrida da construção do primeiro canal?

Lucien convenceu o construtor do canal de Suez, em 1869, Ferdinand Marie Lesseps, a construir também o canal do Panamá. Lesseps não encontrara dificuldade na edificação do canal de Suez, tornando-se famoso na Europa. O fundo para as obras viria de empréstimo da Compagnie Universelle du Canal Inter-Océanique. Lesseps se entregou ao projeto, mas não esperava a presença da febre amarela e malária – e não faltavam nos acampamentos dos trabalhadores condições para a proliferação dos mosquitos na água parada. As águas da chuva eram coletadas em grandes barris espalhados pelas obras, e tigelas com água eram colocadas nos pés das camas para evitar que as formigas subissem. Os próprios trabalhadores criavam os mosquitos transmissores das doenças. As portas e janelas, sempre abertas em razão do intenso calor, permitiam a entrada da brisa – e dos mosquitos. O estrago se iniciou.

Lesseps levou para a área cerca de 85 mil trabalhadores, dos quais 50 mil adoeceram e 22 mil morreram. A construção do canal tornava-se inviável pelas infecções; associada a escândalos financeiros e a erros técnicos,[57] foi impossível concluí-la, pois a companhia faliu em 1889. Mais uma vez, via-se uma tentativa frustrada de ligação dos dois oceanos. As obras teriam de esperar os trabalhos de Walter Reed.

Com a descoberta de que a transmissão da malária e da febre amarela se dava por meio dos mosquitos, seria mais fácil construir o canal, agora no início do século XX, uma vez que se sabia que o fundamental para o sucesso do projeto era eliminar esses insetos. Mas havia outros percalços: a Colômbia não concedia os direitos de edificação do canal aos Estados Unidos.

A resolução do problema foi fácil. Os Estados Unidos apoiaram a revolução do Panamá contra o governo colombiano enviando corpo militar para a região. Assim, o Panamá conquistou sua independência em 1903 e os Estados Unidos obtiveram os direitos de construção do canal pela nação recém-independente.

Com o sucesso do saneamento que Gorgas alcançara em Havana, Theodore Roosevelt encarregou-o de combater o mosquito na região do Panamá, controlando a endemia de febre amarela e malária. O Congresso aprovou a edificação do canal em 1905, e em 1914 ele finalmente passou a funcionar. Agora as embarcações cruzavam os mares com maior rapidez e facilidade. O canal do Panamá se aliava ao de Suez para unir os mares, e, com o tráfego marítimo, o mundo estava apto a vivenciar a sua primeira pandemia global. Pandemia que pode ser contada como um romance recheado de cenários e eventos.

A PRIMEIRA PANDEMIA GLOBAL

Como vimos, a epidemia de peste bubônica sempre foi das mais temíveis. Ela era introduzida numa região pela chegada de ratos portadores do bacilo em suas pulgas. A locomoção humana sempre foi a responsável por levar a peste bubônica de local a local, e o meio de transporte ideal estava nos porões atulhados de ratos das embarcações.

Agora, no final do século XIX, era das embarcações a vapor, uma nova epidemia ameaçava percorrer o mundo.

A PESTE DESCE O TIBETE

Amanheceu na cidade chinesa de Lijiang, província de Yunnan. Era um dia de primavera da segunda metade do século XVIII. As casas daquele vilarejo repousavam nas bordas silenciosas do Tibete, distante do populoso e frenético litoral chinês comandado pela dinastia Qing. Os moradores ainda adormeciam naquela isolada porção de terra chinesa, nos fundos do quintal da nação. Um pálido clarear celeste denunciava as rudimentares ruelas pavimentadas por pedregulhos. O brilho matinal na superfície das pedras semienterradas no solo revelava a umidade noturna.

As ruelas serpenteavam pela cidadela entrecortada por amplo sistema de canais e riachos, abundantes naquela comunidade de 800 anos. A névoa matinal, gélida pelos pouco mais de dois mil metros de altitude,[58] dançava entre os casebres de madeira e pedras harmoniosamente encaixadas. Sopros de brisas descompactavam o branco algodonoso das névoas, forçando-as a escorrer pelos becos sinuosos. Parte da neblina se estacionava sobre as águas, abaixo das pinguelas da cidade. Um vulto avantajado e irregular nos céus do horizonte denunciava as cadeias montanhosas tibetanas que aprisionavam os humildes camponeses de Lijiang.

Esse monótono cenário ficava no entroncamento de uma rota comercial. Percorrida por caravanas de comerciantes com roupas rudimentares fabricadas artesanalmente com fibras de cânhamo ou rima[59] e sandálias laceadas com as mesmas fibras para ofertar conforto na longa jornada. Após parada para descanso em Lijiang, os comerciantes colocavam nas costas prateleiras empilhadas e amarradas entre si de folhas de chá fortemente prensadas. Os braços vestiam as alças de cordame pendentes daquela pilha, erguendo o entrelaço de fibras vegetais com peso de cerca de 60 quilos às costas. Mulas e pôneis aguardavam passivamente o grupo com sacas de mais folhas prensadas de chá no lombo alternadas com mantimentos.[60] Partiam rumo ao planalto tibetano.

As expedições avançavam pela margem do rio Mekong, e seus tributários, rumo ao platô tibetano. Conforme ganhavam altitude, as rotas se tornavam mais árduas. Após dias, atingiam os 6 mil metros de altitude. As comunidades da periferia do platô montanhoso ansiavam à chegada das caravanas sulinas de chá, perpetuada por gerações. Foi por esse corredor que a peste desceu das alturas para a planície de Yunnan na carona de animais e comerciantes.

Nas décadas seguintes, a peste encontrou terreno fértil em Yunnan. A província não era mais aquela pacata e desabitada região no momento da chegada da peste negra. Seus vilarejos cresceram e se conectaram pelas novas rotas comerciais. As oito cadeias montanhosas do pequeno planalto, que dificultavam a locomoção entre os vilarejos, foram vencidas pelo inevitável comércio. Um fluxo de viajantes circulava entre as centenas de vales e rios que entrelaçavam a região. Tudo o que a bactéria da peste precisava para conquistar o sudoeste chinês. Por que o cenário desabitado de Yunnan deixou de existir? Em parte, pela conduta japonesa de proibir suas exportações de cobre ao solo chinês em 1723.

O fechamento da torneira do minério japonês desviou o olhar dinástico chinês ao seu distante quintal: o solo da província de Yunnan era rico em cobre.

Nos primeiros 50 anos, mais de 300 mil chineses migraram para as minas de cobre abertas na região. Yunnan, agredida pelo homem, testemunhou a multiplicação de túneis em seu território. No início do século XIX, a província produzia um quinto da produção mundial de cobre. Vilas surgiram para acomodar os mineiros recém-chegados, enquanto vilas seculares se expandiram pela chegada da massa humana. Vilarejos se transformaram em vilas, que, por sua vez, foram elevadas a cidades. As periferias urbanas avançavam pelas matas derrubadas. A crescente população urbana obrigou um crescimento da produção agrícola rural. O governo respondeu. Estradas foram pavimentadas para melhor abastecer as cidades, enquanto novas pontes conectaram margens ribeirinhas. Camponeses descarregaram mais sementes ao solo, enquanto abriam novos poços de sal. Grãos e sal inundavam as cidades. Novas estradas alavancaram a velocidade da locomoção humana aliada, agora, à peste.

A população de Yunnan quase dobrou entre 1800 e 1850, quando atingiu mais de 7 milhões de habitantes. Na esteira desse aumento humano, cresceram os carregamentos regionais de chá, arroz, sal, tabaco, algodão, roupas, pôneis, índigo, peixe seco, tijolos, rabanetes e madeiras. Enquanto isso, a população de ratos urbanos se avolumou entre o nutritivo lixo urbano. As congestionadas rotas comerciais carregavam pessoas infectadas e pulgas contaminadas para regiões distantes. A epidemia avançou nas cidades.

Enquanto a peste esmorecia em aglomerados urbanos atingidos, emergia nos vizinhos. As cidades se alternavam em novos surtos com mortalidades elevadas, como peças de dominó enfileiradas em queda. A rotina urbana se alterava quando ratos mortos surgiam pelas ruas. O enredo era sempre o mesmo: em questão de dias surgiam habitantes com bubões ou extremidades enegrecidas. As mortes pela peste se somariam às habituais mortes por malária, tifo, cólera e diarreias. Muitas carregadas por insetos abundantes no clima tropical e subtropical de Yunnan. Aliás, algumas dessas doenças foram responsáveis pela demarcação fronteiriça da região com as nações vizinhas. Isso porque, no passado, as tropas militares imperiais estacionaram nas bordas seguras da nação, nas áreas livres das doenças transmitidas pelos mosquitos que se proliferavam nas regiões alagadas da semeadura do arroz. Assim, cidades elevadas com clima árido e seco dificultavam a proliferação dos mosquitos e receberam guarnições militares. Essas demarcações definiram parte das fronteiras atuais da China com Vietnã, Tailândia, Burma, Laos e Camboja.[61]

A receita para as epidemias da peste em Yunnan era ideal na primeira metade do século XIX: aglomerados urbanos com ratos e intensas rotas comerciais. Porém, algo a mais ajudou a alastrar as epidemias pela província nos anos turbulentos na década de 1850.

Revoltas estouraram pela província na esteira da rebelião de Taiping contra a dinastia imperial. A rebelião se iniciou pelos crescentes adeptos do líder religioso Hong Xiuquan, que acreditava ser filho de Deus enviado para reformar a China. A nação se transformou em uma colcha de retalhos pelas rebeliões. Em Yunnan, os conflitos entre tropas do governo e revoltosos esparramaram a doença pela região. Combatentes carregavam pulgas e doentes para diferentes regiões. A doença se expandia entre as cidades. Áreas urbanas sitiadas e conquistadas desencadeavam levas de refugiados e portadores da peste para novas regiões. As mortes pelas epidemias de peste reduziam a população urbana da província já despovoada pela guerra da rebelião. A população de Yunnan, pelo conflito, despencou de pouco mais de 6 milhões em 1850 para apenas 3 milhões, outros ainda reduzem essa estatística para apenas 1 milhão.[62]

A peste, uma vez exportada de Yunnan para as províncias vizinhas, seguia rumo ao litoral chinês. E assim, a bactéria embarcaria nos navios comerciais para ganhar o planeta. Isso ocorreu, em parte, graça a um produto comercial fundamental para unir Yunnan, no quintal isolado chinês, aos portos comerciais globalizados: o ópio.

A PESTE NA CARONA DO ÓPIO

Durante boa parte do século XIX, a península indiana avançava no oceano Índico como celeiro econômico da Inglaterra vitoriana: abastecia embarcações inglesas com grãos e algodão. As terras indianas eram o combustível do império inglês. Porém, nem toda colheita se destinava à ilha europeia. Sementes de ópio eram derramadas todos os meses de novembro em mais de 100 mil acres indianos.[63] As plantas cresciam nos vales. A tarefa seguinte dos nativos era realizar cortes circulares nas cápsulas rígidas do vegetal fazendo escorrer seu suco leitoso. O líquido exposto aos raios solares se transformava em uma massa marrom, que era transportada às fábricas. Galpões de Calcutá processavam aquela pasta de ópio e as modelavam para a produção final: bolotas do tamanho de dois punhos fechados. As esferas valiosas eram encaixotadas em madeira e lotavam os armazéns no aguardo das embarcações para exportação.

O ópio teve seu reinado nas graças da ciência médica. Europeus e americanos o consumiam no tratamento de dores e sedação. Lojas e tendas londrinas também o vendiam para tratamento de tosse e diarreia. Poções terapêuticas eram prescritas por doutores e parteiras. Farmacêuticos o esmagavam nas vasilhas de porcelana para as encomendas crescentes. Enquanto o ópio consumido pelo Ocidente vinha das plantações na Turquia,[64] a droga indiana tinha outro destino: a China.

O Oriente já havia conhecido diversas espécies vegetais de lugares longínquos. A descoberta da América trouxe algumas novidades aos orientais. As Filipinas, conquistadas pelos espanhóis e batizadas em homenagem ao rei Felipe, funcionaram como trampolim para produtos americanos alcançarem o solo chinês. O entreposto intermediou a chegada dos carregamentos de prata provenientes das minas americanas de Potosí em troca de galeões espanhóis que deixavam o porto de Manila com seda e porcelana chinesas. Raras praias chinesas também acomodavam as trocas com extrema fiscalização e autorização efêmera da dinastia chinesa. Mas a China não se limitaria aos metais preciosos.

Embarcações espanholas, portuguesas e holandesas apresentaram novas sementes. Em pouco tempo, os vales chineses plantaram abacaxi, amendoim, batata, milho, mandioca e caju.[65] Muitos desses livraram a população da fome em tempos de secas ou alagamentos. O tabaco também aportou no litoral chinês na carona dos vegetais. A novidade inalante chegou pelo nordeste através das fronteiras com a Coreia e, em pouco tempo, conquistou os chineses. Mulheres e crianças aderiram ao hábito do fumo, mas foi a população masculina que se tornou mais adepta. Soldados da Dinastia Ming, nas fronteiras de Yunnan, inalavam diariamente o tabaco pela promessa de proteção contra a malária. Agora era a vez do ópio do século XIX.

Enquanto a peste negra se alastrava pelas cidades de Yunnan no princípio do século XIX, embarcações inglesas repletas das caixas de ópio deixavam o porto de Calcutá rumo ao litoral chinês. Comandantes enfrentavam piratas e fiscais oponentes ao comércio pelas praias isoladas até se assentarem nas proximidades de Cantão. A estratégia deu certo, forçaram o consumo da droga, facilmente adquirida nas plantações indianas em troca de produtos chineses. Um ótimo negócio: pagavam as mercadorias chinesas com ópio ao invés de ouro e prata. As casas de ópio disseminaram-se pelo solo chinês. As bolas importadas eram processadas pela fervura em recipientes de porcelana para inalar sua fumaça por tubos de madeira. A entrada de ópio cresceu ano a ano. As pouco mais de 4 mil caixas exportadas anualmente atingiram cifras de 40 mil. A década de 1830 presenciou mais de 12 milhões de chineses consumidores de ópio.[66]

A resposta do governo chinês a esse comércio injusto foi infrutífera. A Inglaterra saiu vitoriosa das duas Guerras do Ópio. E de sobra ganhou a abertura de cinco portos ao comércio e um território: Hong Kong. O ópio avançava na China e com ele a epidemia de peste negra. Como? Através do clima favorável e, talvez, pela erupção de um vulcão.

O solo da Indonésia estremeceu em abril de 1815. A erupção do vulcão Tambora cuspiu toneladas de cinzas na atmosfera. A nuvem vulcânica se estendeu ao nordeste em uma área igual à dos Estados Unidos da América. Sua erupção deixava a do Vesúvio no chinelo e não seria ultrapassada pelo Krakatoa. O manto gasoso encobriu os raios solares e arruinou as plantações na província de Yunnan. As mudanças climáticas inverteram ou desaceleraram os ventos sazonais. Conclusão: as temperaturas despencaram e a fome reinou por três anos.

A seca e os verões frios arruinaram as safras de arroz, trigo e cevada. Apesar do clima favorável da região, com invernos e verões amenos, Yunnan só tinha 6% de suas terras férteis para a agricultura. A fome foi inevitável. As mortes cresceram. Mães desesperadas vendiam seus filhos na esperança de livrá-los da desnutrição. Corpos se enfileiravam à espera do enterro. Nenhuma semente vingava naqueles anos difíceis. Porém, um novo produto comercial foi tentador aos camponeses desesperados por alimentos, um produto já vendido a preço exorbitante: o ópio.[67] A planta cresce em terrenos inóspitos, inclusive nos daqueles anos castigados pelo Tambora. Além disso, seu rendimento é duas vezes melhor do que os grãos.

Não sabemos o quanto a erupção vulcânica realmente contribuiu para o alastramento das plantações de ópio na região, mas os camponeses de Yunnan vislumbraram uma oportunidade de ouro com a plantação da droga. O quintal chinês foi recheado com suas sementes. O ópio de Yunnan mostrou-se de melhor qualidade e com preço menor que o dos ingleses. Uma rota inversa fornecia ópio aos chineses. As estradas interioranas presenciaram mulas carregadas de ópio de Yunnan partirem para as proximidades do litoral chinês. Botes carregavam a droga pelos rios em direção leste. Baús repletos da droga intensificaram o trânsito nas estradas. Uma avenida uniu o distante interior ao litoral, e, com ela, a chance de ouro de deslocamento da bactéria da peste.[68]

Comerciantes e viajantes transportavam pulgas contaminadas em suas roupas. Aqueles assintomáticos em períodos de incubação da doença interrompiam a viagem nos primeiros sintomas da peste. Contaminavam novas pessoas nas paradas. Novas pulgas recebiam o microrganismo. Novos ratos adoeciam. Na segunda metade do século XIX, a epidemia atingiu a província litorânea de Guangdong. O próximo alvo seria a cidade internacional de Hong Kong.

A PESTE CHEGA A HONG KONG

A ilha de Hong Kong repousava no litoral sudeste chinês sob atenta vigilância do exército da dinastia Qing. Desde 1842, aquela porção montanhosa de terra pertencia aos britânicos, herdada pelo Tratado de Nanquim que pôs fim à Guerra do Ópio. A partir de então, sua delgada faixa litorânea, limitada pelas cadeias montanhosas, foi desmatada e substituída por um número crescente de casas e ruas. Uma faixa de praia ligeiramente côncava e protegida das marés ondulantes se transformou em porto.

A cidade cresceu, em meia-lua, ao redor da elevação montanhosa batizada como pico Vitória. Casas luxuosas foram erguidas nas encostas da montanha para abrigar os mais favorecidos pelo comércio portuário. A elevação não foi obra do acaso. Uma linda vista da baía e do porto acompanhava as embarcações que chegavam e partiam de Hong Kong. Além disso, eram regiões menos visitadas pelas epidemias de malária, cólera e diarreias. Os mosquitos transmissores de doenças preferiam os vales e as planícies próximas ao litoral, enquanto as inundações contaminavam poços de água no rodapé do morro. A ilha mostrou-se pestilenta desde os primeiros assentamentos britânicos. Um quarto dos primeiros regimentos adoeceu pelas febres atribuídas, então, à inalação dos gases venenosos liberados pelo solo: os miasmas. Chuva, calor, umidade e ventos comandavam a liberação desse veneno.

Os primeiros hospitais se ergueram logo na década de 1840. Primeiro, por missionários na colina Morrison, depois pelo governo britânico. As febres de Hong Kong condenavam policiais vitorianos e comerciantes aos leitos. O número de novos hospitais acompanhava o crescimento da população. A cidade inchou nas décadas seguintes com o aumento das importações e exportações. Na última década do século XIX mais de um terço das exportações chinesas partiam do porto de Hong Kong enquanto metade das importações desembarcava na ilha. Passavam pela cidade cerca de 22 milhões de toneladas de produtos comercializados pelas comunidades americanas, alemãs, japonesas, portuguesas e inglesas.[69] Hong Kong se transformara no maior porto mundial.[70] Na década de 1880, já havia bonde, companhia de eletricidade e gás e serviço sanitário para conter as epidemias. A população do território britânico já havia ultrapassado os 200 mil habitantes na véspera de epidemia.[71]

O caos de Hong Kong começou em janeiro de 1894, quando a nora do general Wong iniciou quadro de febre e bubão inguinal: a peste chegava à vizinha Cantão. A epidemia, como um fogo lento em um rastilho de pólvora iniciado nos confins de Yunnan, finalmente chegava ao litoral chinês. Seria questão de tempo para transpor a faixa de mar à ilha de Hong Kong. Juncos, botes e embarcações de pequeno porte fizeram a travessia. No início de março, sem saberem ainda da presença da bactéria em Cantão, cerca de 40 mil habitantes de Hong Kong fizeram a travessia para as festividades do Ano-Novo chinês. Foi a gota de água.

Febres e bubões começaram a surgir nos moradores do sopé do morro no início de maio. O empobrecido distrito de Tai Ping Shan exibia inúmeros cadáveres aos olhos dos habitantes afortunados morro acima. A epidemia coincidiu com o período das intensas chuvas anuais da região.[72] Chuvas torrenciais, cascatas, alagados e corredeiras pelas ruas inclinadas no sopé da colina, tudo deve ter contribuído para roedores se refugiarem ao interior dos domicílios.[73] A epidemia avançou. Corpos eram transportados pelas ruas tortuosas do distrito. Deixavam as casas atulhadas de lixos e entulhos. A população aglomerada nas residências aguardava outro familiar iniciar os sintomas. Os cômodos sem ventilação, sujos e com restos de comida proporcionavam alimentação e proliferação dos ratos, que se movimentavam abaixo dos pisos de madeira. A falta de esgoto e saneamento ofertava combustível à prole de roedores, que circulava entre porcos e aves dispersos pelas ruas e casas.

A epidemia de Hong Kong progredia enquanto a de Cantão já caminhava a galope; somente nos meses de maio, junho e julho morreram 70 mil pessoas. Notícias vindas do continente descreviam dezenas de milhares de mortes. O comitê de saúde, criado às pressas, impôs medidas enérgicas para conter o avanço do mal. O prejuízo do comércio pelo porto de Hong Kong dependia da conduta do governo britânico. Todo caso suspeito ou confirmado deveria ser notificado obrigatoriamente. Guardas ingleses patrulhavam as ruas da cidade e entravam nas casas em busca de doentes ou sintomas suspeitos. A população se opunha. Aquela invasão era avultante aos moradores de Hong Kong, que não aceitavam a entrada de estranhos no mesmo cômodo de esposas e filhas. As tropas contra-argumentavam. Embates se davam nas ruas entre moradores e força policial. Esta última trazia ofício que outorgava o direito à invasão. Empurrões e gritos partiam de ambos os lados. Por fim, os líderes das tropas por convencimento, insistência ou coerção adentravam nos quartos abarrotados. As casas que albergavam suspeitos da doença estavam condenadas. Policiais retiravam utensílios e entulhos. Lençóis, cobertores, tapetes, caixas, papéis e tudo mais que pudesse estar contaminado pela provável, mas ainda não identificada, bactéria da peste. A inalação do microrganismo ainda era suspeita de provocar a doença. Os objetos concentrados na rua ardiam em chamas ateadas pela polícia. O piso e as paredes das casas recebiam pás de cal na tentativa de erradicar qualquer veneno residual. A força tarefa migrava de casa a casa.

Enquanto isso, os doentes e suspeitos tinham seu destino selado. Os antigos hospitais da cidade foram reservados para receber apenas os suspeitos da doença para observação. O navio-hospital Hygeia foi trazido para as proximidades. Os botes despejavam doentes naquela embarcação ideal para o confinamento e distância da cidade. Cadáveres deixavam o navio em troca de novos doentes. Porém, a embarcação e o número de hospitais não suportaram o avanço dos casos de peste na cidade.

Construções na extremidade oeste da ilha foram improvisadas como hospitais. Salas da estação de polícia acomodaram esteiras enfileiradas ao solo para a chegada dos enfermos. Os vidros das janelas de uma fábrica foram retirados para ventilação da construção que virou hospital temporário. Um abatedouro para porco e gado, antes de sua inauguração, serviu de enfermaria. Os casos se elevaram e superlotaram as instalações. Algo a mais precisava ser feito para conter o avanço da peste que já acamava mil pessoas por dia no auge da epidemia em junho.

O receio se transformou em realidade. A cidade se esvaziou e o comércio sofreu queda. Refugiados em pânico deixavam a cidade com trouxas de roupa, raros documentos e sacolas de alimentos. As famílias lotavam estradas e botes em êxodo maciço ao continente.[74] As fábricas e os depósitos fecharam. O comércio cerrou as portas enquanto o preço dos alimentos elevou em 30% a 50%.[75] Os habitantes que permaneceram em Hong Kong não se atreviam a deixar suas casas.

As tropas policiais avançaram, agora enérgicas, ao distrito de Tai Ping Shan. Não havia dúvidas de que aquela área era o epicentro da epidemia: mais da metade dos diagnósticos vinha daquele reduto de pobreza. Cerca de 7 mil pessoas foram obrigadas a abandonar suas casas condenadas. A desinfecção foi substituída por medidas mais radicais. O governo demoliu os casebres aglutinados. Apesar de todo esforço, a ciência ainda não descobrira a bactéria da peste. Lutavam contra um agente jamais visualizado. E, nesse caos, dois inimigos disputaram a descoberta.

CONFLITOS NA DESCOBERTA DA BACTÉRIA DA PESTE NEGRA

No auge da epidemia de Hong Kong, uma embarcação a vapor se aproximou do porto. No convés uma silhueta ganhou nitidez: um médico magro de olhar sério, cabelo cortado rente ao couro cabeludo e lábios ocultados pelo bigode contínuo à barba aparada. Alexandre Yersin partira do porto de Hanói havia três dias e naquele 15 de junho percorria com o olhar a extensão da cidade alvo de sua missão.

Yersin tinha apenas 31 anos de idade quando recebeu ordens de Paris para partir imediatamente a Hong Kong. O médico nasceu na Suíça e desde a infância se interessava pelo estudo de insetos e botânica. Porém, mudou o foco de suas pesquisas quando decidiu partir para Paris em 1885. Foi na capital francesa, em um antigo hospital medieval assentado no coração da ilha da Cidade à beira da catedral de Notre Dame que Yersin se interessou pela patologia das doenças e principalmente pelo emergente estudo das doenças infecciosas. A bacteriologia despontara na década anterior com a descoberta do papel das bactérias como responsáveis pelas principais febres da humanidade. Desde então, médicos e cientistas, nas bancadas de laboratório, despejavam secreções e líquidos nos meios de culturas em placas e tubos de vidro. A temperatura aconchegante das estufas e os nutrientes dos caldos promoviam a proliferação bacteriana. As lâminas de vidro respingadas com corantes eram levadas ao microscópio. Um a um, os microrganismos eram descobertos. Era apenas o início da corrida que vimos anteriormente. Porém, a misteriosa causadora da peste negra ainda não tinha sido descoberta. Por quê? Não havia mais peste na Europa.

Yersin chegou a Paris em ótima hora. Os jornais divulgavam a façanha de Louis Pasteur. As conversas nos cafés comentavam o sucesso de sua vacina antirrábica administrada ao primeiro paciente agredido pelo cão raivoso. Os avanços de Pasteur cativaram o ambicioso Yersin, que, em pouco tempo, se voluntariou no laboratório de pesquisa na raiva.[76] Passou a assistente de Émile Roux nos estudos sobre difteria e tuberculose. A dedicação do jovem suíço, tímido, de roupas simples e postura séria, o recompensou com a participação no primeiro curso de bacteriologia no Instituto Pasteur. Os trabalhos nas bancadas do laboratório prosseguiram. Após três anos de sua chegada a Paris, identificou a toxina produzida pela bactéria da difteria em conjunto com Roux.

A carreira de Yersin estava condenada à bancada de frascos com caldos de cultura se não fosse por uma mudança radical que também o aproximaria da peste de Hong Kong. Yersin aventurou-se pelo desconhecido. Apesar de sua postura embotada, a aventura e os desafios o estimulavam. Partiu em missão para exploração das então colônias francesas da Indochina. No início, assumiu o cargo de médico das travessias entre Saigon e Manila.[77] Depois, adentrou as matas do atual Vietnã, Camboja e Laos. Atravessou rios com crocodilos, dormiu em barracas e tendas infestadas pelos mosquitos tropicais. Esquivou-se dos ataques de cobras, tigres e elefantes.[78] Mapeou tribos nativas da região e topografou vales e montanhas. O então médico do corpo de saúde da colônia terminou sua terceira expedição em 1894, quando, em Hanói, recebeu a incumbência de partir imediatamente para Hong Kong.[79] A ordem partira de Paris e era direcionada ao bacteriologista com melhor experiência na região do sudeste asiático e já nas proximidades de Hong Kong.

Naquele convés prestes a atracar no porto, Yersin sabia que era responsável pela esperança do instituto de seu mestre Pasteur. O discípulo do mais renomado químico da época tinha a incumbência de descobrir a provável bactéria responsável pela peste negra. A doença, tão antiga na história humana, ainda não tinha sua intimidade revelada pela era bacteriológica do século XIX. Sua última grande epidemia ocorrera no século passado e aquela era a chance de ouro. Porém, Yersin largara atrasado na corrida pela descoberta. Havia três dias que Shibasaburo Kitasato desembarcara na ilha com a mesma missão.

Kitasato, 11 anos mais velho que Yersin, despontou como um dos primeiros bacteriologistas japoneses. Seu treinamento ocorreu na Alemanha, na escola de Robert Koch, grande rival do Instituto Pasteur. As duas escolas, contaminadas pelo nacionalismo, disputavam as pesquisas palmo a palmo. Sua técnica de cultura desenvolvida para isolar a bactéria do tétano fez Koch enviar uma solicitação ao governo japonês para que prorrogasse seu estágio. Kitasato retornou como herói em 1892. A peste de Hong Kong alarmou a ilha japonesa. O imperador não queria aquela doença destruindo o comércio de seus portos. A medida? Enviou Kitasato a Hong Kong.[80]

Enquanto Yersin descia pela rampa do navio atracado, Kitasato comandava mais uma necropsia no hospital improvisado de Kennedy Town, propositalmente localizado na extremidade oeste da ilha, distante do centro urbano. Outro cadáver infectado pela peste repousava na mesa metálica. Os assistentes e alunos médicos que acompanharam a celebridade nipônica abriram o corpo.[81] Os órgãos foram retirados e fatiados para um patologista da expedição destrinchá-los ao microscópio enquanto fragmentos dos órgãos e amostras de sangue eram transportados à sala reservada aos trabalhos de Kitasato para serem cultivados nos caldos. Os governantes britânicos forneceram toda infraestrutura para a realização dos trabalhos do enviado japonês. Enquanto Kitasato era presenteado pelo local ideal de estudo, o desprezado Yersin desembarcava seu microscópio, frascos, tubos, recipientes e produtos químicos.

Kitasato estava adiantado na busca bacteriana com doentes, laboratório e cadáveres à sua disposição. Yersin, atrasado três dias, não tinha ideia de onde trabalhar. Porém, não sabia de sua grande vantagem na corrida: Kitasato apostara nos piores locais cadavéricos para buscar a cobiçada bactéria.

Yersin, ignorado pelo governo da ilha, arregaçou as mangas em busca de pacientes e laboratório. Contatou trabalhadores nativos para construírem seu próprio espaço. Em poucos dias ergueram uma cabana de bambu e telhado de palha nas redondezas. O discípulo de Pasteur aproveitou cada espaço daquela rústica construção de apenas oito metros de comprimento por três de profundidade.[82] Em uma das salas montou sua bancada com recipientes de vidro e substâncias químicas rodeando seu microscópio. Uma cama desconfortável no outro cômodo recebia Yersin nas horas do cansaço.

A rotina de Yersin era bem diferente do beneficiado Kitasato. O rapaz magro de semblante sério, algo bravo, se posicionava no terreno abandonado e isolado na curvatura oeste da ilha. Observava a chegada da carroça com a carga coberta por lona. Postava-se ao lado de um solo rasgado com a vala comum emparelhada à pequena montanha de terra removida. Os policiais que acompanhavam o cortejo se certificavam de que aqueles nativos mortos pela epidemia e sem identidade fossem cobertos por cal e enterrados nas covas comuns. Nesse momento, Yersin se aproximava dos guardas e desembolsava algumas notas e moedas, que trocavam de mãos e, rapidamente, eram guardadas pelos policiais. Era a propina do jovem médico em troca do acesso aos cadáveres.[83]

Yersin apostou no local ideal para a sua busca pela bactéria do mal. As condições precárias e a pressa impediram o acesso aos órgãos internos dos cadáveres e, talvez, contribuíram para o sucesso. Ajoelhado, ele removia a cal da virilha dos corpos e, em seguida, puncionava o bubão. Tracionava o embolo da seringa com aspiração do material purulento. A tarefa se repetia no maior número de cadáver que pudesse sob os olhos apressados da guarda municipal. Satisfeito, retirava-se ao seu laboratório de bambu enquanto os cadáveres eram enfileirados na cova.

O conteúdo das seringas era, então, respingado nas placas de cultura já repletas de nutrientes. A bactéria se reproduzia e atingia um número suficientemente grande para que Yersin visualizasse as manchas claras salpicadas na superfície. O raspado daquela massa era levado ao microscópio após receber corantes. O olho serrado de Yersin, próximo à ocular do microscópio, visualizou pela primeira vez na História as formas alongadas da bactéria da peste negra. Sua busca estava quase terminada.

Yersin havia inoculado caldos da bactéria em ratos e camundongos. Foram necessários de dois a cinco dias para que os animais cambaleassem, prostrassem e sucumbissem à doença. Os animais foram dissecados no laboratório. Caso aquela bactéria fosse realmente a origem da peste, haveria multiplicação do microrganismo e os órgãos dos animais estariam repletos de bactérias. O médico testemunhou, então, baço, fígado e gânglios dos roedores atapetados pela bactéria. Não havia dúvidas: Yersin havia descoberto, em pouco mais de uma semana, a bactéria causadora da peste negra. Batizou-a em homenagem ao seu tutor: *Pasteurella pestis*.

Uma disputa política emergiu porque Kitasato, naquele momento, também identificara a bactéria. Na época, os louros foram atribuídos aos dois bacteriologistas. Porém, o tempo mostrou que as conclusões do grupo japonês foram equivocadas por provável contaminação dos caldos de cultura. As discussões se arrastariam pelo século XX, e somente na década de 1970 a justiça foi feita ao se rebatizar a bactéria como *Yersinia pestis*.

Descobríamos a bactéria causadora da doença, mas faltava ainda um último elo: como atingia os humanos? As pulgas dos ratos ainda não eram incriminadas. Teríamos que aguardar a progressão da pandemia para a Índia.

A PESTE CHEGA À ÍNDIA

O porto de Bombaim fervilhava em 1896. A cidade em nada lembrava sua origem de sete ilhas sujeitas a alagamentos entremeadas por pântanos com povoados de pescadores e agricultores. Há muito a região fora aterrada para dar espaço ao crescimento urbano da colônia europeia. Agora, na segunda metade do século XIX, mais de 800 mil almas indianas sustentavam a colônia britânica. A região rochosa, protegida de tempestades e com litoral profundo, dera espaço ao porto exportador de algodão, café, índigo, pimenta e drogas à Inglaterra. A ilha britânica sugava ao máximo a capacidade produtiva de Bombaim. Na década de 1860, a cidade alavancou as exportações de algodão graças à escassez do produto causada pela Guerra Civil Americana, à construção do canal de Suez, que encurtou o tempo de navegação à Europa, e as ferrovias, que trouxeram mais produtos do interior indiano ao porto.[84] O crescimento urbano fez Bombaim receber o título de "*Urbs Prima Indis*", por ser a maior cidade indiana e segunda maior do Império britânico, perdendo apenas para Londres.[85]

A população sentia o avanço comercial da cidade e, pior, a exploração colonial. Quase um décimo da população de Bombaim era empregado nas mais de 80 fábricas da maior cidade manufatureira de algodão. Longas jornadas de trabalho e escassa alimentação depauperavam o povo. Outros tinham a saúde consumida pelos esforços do trabalho nas docas, nas ferrovias, nas carpintarias, nas construções, entre outros. Os habitantes circulavam pelas ruelas urbanas no trajeto da casa ao trabalho e no retorno ao domicílio após longa e árdua jornada, e se aglomeram entre humildes cômodos, favelas e casebres. A pobreza já reinava naquele domínio britânico onde de quatro a cinco famílias chegam a dividir a mesma casa para arcar com a elevada despesa dos aluguéis. Mercados e barracas de alimentos salpicam as ruas imundas e malcheirosas. Por isso, não se admira as frequentes visitas da tuberculose, da varíola e do sarampo à população. Como se não bastasse, mosquitos transmissores da malária emergiam das áreas alagadas para manter a presença constante da doença.

Nesse ambiente hostil à saúde, embarcações aportavam do Oriente e partiam à Europa. Assim, um navio procedente de Hong Kong vitimado pela peste levou em seus porões os ratos contaminados. A bactéria se disseminava entre os roedores da embarcação. Ratos sucumbiam à doença enquanto suas pulgas saltavam aos outros ainda sãos. Uma vez no porto, as cordas que atracaram a embarcação serviram de ponte para os ágeis roedores infectados desembarcarem em Bombaim. A partir de então, foi questão de tempo para que a população nativa de roedores fosse infectada e de lá a doença partisse aos indianos.

Em 23 de setembro surgiu o primeiro caso de peste na região de Mandui, um dos distritos mais insalubres e empobrecidos da cidade. O paciente foi atendido pelo médico indiano Viegas, que prontamente reconheceu a doença naquele bubão inguinal do doente febril. O alerta foi dado, mas em questão de horas emergiram novos casos em trabalhadores dos armazéns de grãos da região. Logo no meio dos grãos onde os ratos se multiplicavam à custa do banquete ofertado pelo homem. Alimento e verão catalisaram a proliferação de roedores e, consequentemente, das pulgas e bactérias da peste. O inevitável contágio teve início em Bombaim. Em pouco tempo o quarteirão de Mandui foi tomado de trabalhadores agonizantes em febre e inchaços pelo pescoço, axila e virilha. Muitos tossiam pela invasão bacteriana nos pulmões e eliminavam o microrganismo para amigos e familiares.

A doença se alastrou pelas casas visitadas e habitadas por roedores. Cada rato morto precedia a doença humana na moradia. O serviço de saúde tentava de todas as maneiras barrar o avanço fatal. Alguns ainda acreditavam no ar corrupto ou solo envenenado. A falta de chuvas daquele verão também seria responsável pela emanação venenosa. O alvo da batalha passou a ser o solo e a água venenosos. Batalhões invadiam as casas em busca de pisos de terra para cobri-los com cal. Poços artesianos foram lacrados. Casebres condenados pela imundice foram derrubados a marteladas. Os entulhos removidos. Mas nada disso adiantou para conter a proliferação de roedores na cidade atulhada de lixo orgânico e grãos. Carroças transportavam 3 milhões de galões de ácido carbólico e água salgada. O líquido foi derramado em córregos, tubulações e esgoto. Tudo era válido na tentativa de combater o avanço da doença, mas hospitais ainda recebiam pacientes moribundos em colapso circulatório e extremidades enegrecidas pela doença. Ao final, quase metade da população de Bombaim desapareceria da cidade entre mortes e êxodos ao interior.[86] Os emigrantes infectados levariam a doença ao interior indiano.

Médicos, em desespero, tentaram barrar a doença. Mas, agora, podiam testar a eficácia de um novo aliado: vacinas e soros. A peste de Bombaim foi uma ótima chance para se testar esses avanços médicos. A notícia da epidemia alcançou a Europa e, em pouco tempo, a cidade recebeu oferta de ajuda de pesquisadores da França, Alemanha e Itália. Todos envolvidos com experimentos na produção de novas vacinas e soros. As autoridades britânicas, desesperadas pelo prejuízo econômico, convidaram Waldenar Mordechai Haffkine para atuar na situação.

Haffkine, judeu ucraniano, era bacteriologista discípulo de Pasteur e conhecedor de vacinação por estagiar no Instituto Pasteur. Já havia contribuído em experimentos para desenvolver vacina contra a frequente cólera. Os rios indianos recebiam inundações de dejetos humanos que, por sua vez, partiam em tubulações ou baldes aos domicílios. Conclusão, a bactéria da cólera ingerida ofertava a doença diarreica aos indianos. Haffkine era conhecido da península, já havia permanecido na colônia em busca de uma vacina. No início, se debruçava na bancada de seu laboratório para inocular bactérias da cólera no abdome de cobaias. Após sucessivas inoculações, conseguiu uma forma bacteriana atenuada que mostrou eficácia vacinal em novos animais. A vacina de Haffkine parecia promissora, mas faltavam testes humanos. A única opção de testar a segurança de sua vacina foi inoculá-la em seu próprio corpo. Haffkine recebeu um mililitro da vacina em sua nádega pelo doutor Roux.[87] Passada a dor, vermelhidão e discreta febre, houve recuperação. A vacina contra a cólera era segura e poderia ser testada. Porém, os resultados foram muito controversos. Havia dúvidas sobre sua eficácia. Enquanto os debates sobre a vacina estavam acalorados, Haffkine deslumbrou outra linha de pesquisa na peste de Bombaim. Aceitou o convite britânico para desenvolver uma nova vacina, desta vez com a peste negra como alvo. Desembarcou em Bombaim no início de outubro de 1896 para começar seus trabalhos em uma saleta emprestada do colégio médico.

Haffkine recolhia bactérias dos bubões dos enfermos. Bactérias vivas eram despejadas em caldos de cultura desenvolvidos por ele mesmo. Tecidos macerados de cabritos tratados com ácido hidroclórico e acrescidos de manteiga eram os nutrientes bacteriano.[88] A turvação do líquido oleoso nas estufas revigorava o jovem Haffkine: as bactérias cresciam. Lâminas de vidro umedecidas com amostras da cultura partiam ao microscópio. Lá estavam formas vivas da bactéria da peste negra. Haffkine não pensou em atenuá-las para sua vacina, o medo pela peste negra era muito maior que qualquer pesquisa arrojada. A opção foi única: destruir as bactérias pelo calor. A inoculação dessas bactérias destruídas em coelhos mostrou segurança, os animais permaneciam saudáveis. E mais, Haffkine injetou pequenas doses em si mesmo. A vacina estava pronta. Bactérias mortas podiam ser injetadas em voluntários para testar sua proteção contra a doença. Mas quem se voluntariaria para receber vacina de uma das mais temidas doenças da história humana? A resposta: os velhos e bons prisioneiros voluntários.

A vacina foi aplicada em prisioneiros[89] no início de 1897. Quase metade da prisão, 147 prisioneiros, quis receber a vacina, contra 172 se recusando. Com a epidemia atingindo as instalações da penitenciária vieram os resultados. Apenas 2 dos vacinados adoeceram pela peste, e, mesmo assim, sobreviveram. Entre os não vacinados, 12 adquiriram a peste e metade deles morreu.[90] A Medicina, pela primeira vez, presenciava estudos comparativos com os chamados "controles" para comprovar a eficácia de uma medida. Era o embrião do que seria conhecido como "estudos randomizados" e "duplo cegos" dos dias atuais e extremamente divulgado quando se debate a eficácia da cloroquina na covid-19.

FINALMENTE O RATO

A peste de Bombaim também trouxe mais uma descoberta. E isso pelas mãos de outro discípulo de Pasteur: Paul-Louis Simond, membro do Instituto. Discípulo da era bacteriológica, Simond sabia que era inútil os muçulmanos pendurarem escritas sagradas pelas ruas para espantar o espírito ruim causador da doença, assim como levar a sério a crença dos rivais hindus de que a peste era um castigo pelos seus pecados. Mas o meio científico ainda não sabia que mosquitos, pulgas e carrapatos tinham a capacidade de transmitir os recém-descobertos microrganismos.

Simond observou nos doentes da peste algumas lesões minúsculas, em forma de vesículas, bolhas pequeninas, no mesmo membro em que, na virilha ou axila, crescia o bubão. Não deveria ser apenas coincidência. Alguma conexão estaria por trás disso? Simond resolveu investigar.

Recolheu o material líquido do interior dessas vesículas e surpreendeu-se ao examiná-lo ao microscópio: o bacilo da peste, recém-descoberto, se expunha na lente do microscópio. E mais, o líquido derramado no caldo de cultura comprovava o crescimento da bactéria. Simond descobria que o bacilo invadia os doentes por inoculação na pele, formando as vesículas, e ascendia pelo braço ou pela perna, originando o bubão na axila ou virilha. Se os ratos morrem e a bactéria nos invadia por minúsculas vesícula na pele, o único elo seriam as pulgas do rato infectadas pelo bacilo. Como comprovar? Dessa vez, com criatividade.

Simond arquitetou uma gaiola circular dividida ao meio por grades, de maneira que dois ratos podiam ser colocados no mesmo local sem ter contato direto um com o outro, mas as pulgas tinham como transpor a divisória. A seguir, colocou um rato doente da peste numa seção e um sadio na outra. Após a morte do roedor doente, Simond observou dia após dia a evolução do rato sadio, que, segundo sua teoria, morreria por ter recebido as pulgas que haviam abandonado o animal morto pela peste. Sua angústia aumentou no quinto dia, quando o rato ainda parecia saudável, alimentando-se bem e mostrando-se ativo. Mas, no final daquele dia, o animal começou a mover-se com mais dificuldade, e a felicidade de Simond foi total ao vê-lo morto no sexto dia. E mais ainda, quando a necropsia demonstrou a presença da bactéria disseminada pelos seus órgãos. A pulga dos ratos transmitia a peste ao picar o homem – foi a conclusão que Simond apresentou aos órgãos sanitários em 2 de junho de 1898, depois de repetir seu experimento várias vezes. Expôs a conclusão no jornal científico em outubro do mesmo ano. Finalmente sabíamos quem combater.

A PESTE RUMA AO HAVAÍ E SÃO FRANCISCO

Os navios alastravam a doença pelos portos nos quais atracavam. A peste de Hong Kong tomou dois rumos: embarcações a levaram pelo oceano Pacífico ao Havaí e, posteriormente, à cidade de São Francisco, nos Estados Unidos. Na outra direção, as cidades do mar Vermelho recebiam navios contaminados, que, ao atravessarem o canal de Suez, espalhavam a doença para o Mediterrâneo. As relações comerciais entre as nações europeias e os países da América Latina fizeram com que a peste chegasse ao Brasil e à Argentina.

No dia 20 de outubro de 1899, os trabalhadores do cais de Honolulu observaram a entrada do cargueiro America Maru, repleto de arroz e outros alimentos, para ser descarregado. Os trabalhos começaram no momento de sua chegada – as docas da principal cidade da ilha do Havaí ficaram abarrotadas de mercadorias. Em novembro, um fato estranho chamou a atenção dos estivadores chineses: quantidades enormes de ratos mortos apareceram ao longo do cais. As atividades agora incluíam a retirada desses animais, arremessando-os à baía. Embora os navios fossem procedentes de uma região tomada pela peste, a China, as autoridades locais não suspeitaram de que sua ilha pudesse ser atingida.

Uma jovem de 22 anos nativa do Havaí, de nome Malaoa Momona, caiu doente com febre, sem um diagnóstico aparente. O dr. Kobayashi foi chamado com urgência no dia 6 de novembro. Nada pôde ser feito, a jovem piorou hora após hora e morreu de causa desconhecida. Após esse caso, o número de doentes febris aumentava dia a dia, mudando a rotina pacata de internações do Queen's Hospital. As internações seguidas de morte chamaram a atenção do corpo clínico. Apenas um mês depois, com a morte do contador You Chong, 22 anos, os médicos da cidade reconheceram o bubão em seu corpo e alertaram o Conselho de Saúde sobre a entrada da temida doença na ilha. A notícia mal chegara ao conhecimento da instituição quando o hospital recebeu mais quatro casos com bubão.

O Conselho de Saúde, sob os cuidados de seu presidente, Henry Cooper, reunia-se diariamente para a troca de informações sobre o andamento da epidemia e discussão das medidas a serem tomadas. Seus membros, doutores, burocratas e juristas, tinham o poder administrativo sobre a epidemia na ilha. E suas medidas não poderiam ter sido diferentes: escolas foram fechadas e os navios que chegavam ao porto, sem saber do caos que se abatia sobre os moradores, recebiam ordens para permanecer em quarentena. Mas as ações mais enérgicas recaíram na região em que a peste começou, Chinatown, e a pior tragédia estava por vir.

A imigração em massa de chineses – e, menos expressiva, de japoneses – para o Havaí aconteceu no século XVIII. Pela proximidade da China, essas pessoas dirigiram-se à ilha para trabalhar na lavoura, incentivadas por uma mudança de vida; e foram bem-aceitas por oferecerem mão de obra barata. No século XIX, esses imigrantes abandonaram o trabalho duro na lavoura, tornando-se autônomos. Organizava-se e crescia o bairro de Chinatown, em que os chineses – um em cada cinco habitantes da ilha – se aglomeravam.

Com os primeiros casos de peste na ilha, Chinatown foi vistoriada pelos representantes do Conselho de Saúde. O que encontraram foi assustador: aglomerados de lojas a varejo, restaurantes e templos que se misturavam em ruas sujas de forma desorganizada por causa do crescimento caótico do bairro. Nas ruas, cheias de transeuntes, perfilavam-se numerosos barracos de madeira repletos de moscas, larvas, ratos e pulgas. Uma grande concentração de animais, principalmente galinhas, infectava o ar local. O esgoto era a céu aberto e a prostituição, rotineira. O destino de Chinatown foi traçado porque ali ocorreram os primeiros casos da epidemia na ilha. Somente em 23 de dezembro surgiu o primeiro caso de peste fora dessa área, com as mortes pela doença já chegando a quase cem em Chinatown.

Henry Cooper e seu conselho identificaram o foco principal da peste no bloco dez do bairro, entre as ruas Nuuanu, Smith e Beretania. Suas tropas isolaram a área, guardas impuseram uma corda de isolamento em Chinatown proibindo a entrada e saída dos moradores. O bairro era considerado o epicentro da peste. Desinfecção com cal foi providenciada nas ruas e casas de doentes. Os mortos eram queimados para conter o avanço da doença. Porém, o pior ainda estava por vir.

O Conselho de Saúde tomou a pior atitude que poderia. Como o foco da peste deveria ser extinto, a estratégia foi atear fogo às casas e lojas do epicentro da epidemia, o que obrigou os chineses de Nuuanu a abandoná-las. Às oito horas da manhã, iniciou-se a queima programada, mas a leve brisa da manhã deu lugar a ventos fortes que alastraram o fogo pelas casas vizinhas. Em poucas horas, um incêndio fora de controle tomava conta de Chinatown, e milhares de chineses corriam em fuga. O que deveria ter sido feito de modo organizado, tornou-se uma tragédia sem antecedentes na ilha. A peste fez poucas vítimas, mas esse incêndio proposital deixou milhares de desabrigados.

A PESTE CHEGA A PORTUGAL

Enquanto os moradores do Havaí lutavam contra o temido mal, a peste contornava a Terra pelo outro lado. Cidades do Mediterrâneo já se deparavam com ratos mortos espalhados pelo cais. Mas foi em Portugal, na cidade do Porto, que a doença encontrou seu terreno preferido.

Os tempos modernos dominavam a Europa – em 1899, os centros industriais se encontravam concretizados nas principais cidades do continente. Paris punha em andamento o projeto do primeiro metrô mundial, que seria aberto no ano seguinte. Portugal não fugia à regra, o país se industrializava nas cidades do Porto e de Lisboa. Suas ferrovias atravessavam o litoral convergindo para essas duas localidades, que abrigavam meio milhão de trabalhadores nas indústrias.

A arquitetura urbana do Porto era convidativa para uma epidemia de peste, o que ocorreu em 1899. Ao cair da noite, milhares de trabalhadores, entre eles mulheres e crianças, deixavam as fábricas. Percorriam os bairros pobres por ruas insalubres com grande quantidade de ratos no lixo despejado ao lado do esgoto a céu aberto. Depois de transporem pequenos corredores, muitas vezes sob os prédios, chegavam às casas de um só piso, construídas em fileira e de modo rudimentar em quintais ou nos fundos dos prédios. Mulheres e crianças faziam esse caminho diariamente testemunhando doenças, crimes, bebedeiras e jogatinas.

As casas abrigavam algumas vezes mais do que uma família em seus apertados 16 metros quadrados. Mais da metade das construções do Porto era desse tipo com densidade de quase mil pessoas por hectare. Esses locais eram conhecidos como "ilhas" e foram responsáveis, em decorrência do número de ratos e da aglomeração populacional, pela disseminação da peste.

A doença reinou absoluta entre as mil "ilhas" da cidade do Porto, com suas 11 mil casas em que se aglomeravam 50 mil habitantes enfraquecidos pela longa jornada de trabalho.

Muitos acreditam que a vinda da peste para o Brasil tenha ocorrido em consequência das relações marítimas que o país mantinha com Portugal. O azeite, não mais exclusivo para a iluminação e a indústria de conservas, era exportado para o Brasil também como tempero de batatas e peixes. Emigrantes descontentes com a modernização das cidades, que criou condições de vida precárias, e com a decadência da agricultura chegavam ao porto de Santos.

Agora, a peste, que atingira a Ásia, a Europa, a África, a América do Norte e a Oceania, alcançava o Brasil.

SANTOS, BRASIL – 1899

Em outubro de 1899, a temperatura agradável de Santos, principal porto comercial brasileiro, não refletia a tensão dos moradores com os boatos sobre a chegada da peste bubônica. Essa era uma das últimas estações da pandemia da doença. Os órgãos oficiais negavam essas informações, queriam ter certeza absoluta daquilo que seria uma tragédia para a vida econômica e social da cidade. Os doentes com suspeita de peste encontravam-se internados no Hospital de Isolamento. Num momento raro, dada a situação de emergência, estavam nos corredores do Hospital e em suas salas quatro personagens que fizeram história: os médicos Oswaldo Cruz, Adolfo Lutz, Vital Brasil e Emílio Ribas. Esse momento assinalou o encontro dos quatro especialistas após anos de pesquisas e trabalhos direcionados à melhoria da saúde pública. A história que propiciou esse encontro único começou a ser delineada trinta anos antes. E vale a pena descrevermos esse avanço da Medicina aliado à biografia resumida desses brilhantes médicos. Retrocederemos no tempo para relatar como o destino desses quatro expoentes da Medicina brasileira os uniu na peste de Santos.

OS PIONEIROS BRASILEIROS

SÃO PAULO EM 1893

As plantações de chá e cana-de-açúcar cederam espaço ao império do café paulista. Sua expansão e, por consequência, a das ferrovias alteraram a face da cidade de São Paulo. O antigo aglomerado de casas térreas no alto da colina ladeada pelos rios Anhangabaú e Tamanduateí não estava mais isolado. Novas construções emergiram e desceram a colina para avançar nas planícies. Os conventos dos beneditinos, carmelitas e franciscanos, que delimitavam o primitivo triângulo urbano, se ocultaram no avanço da cidade. Os comboios de burros que chegavam e partiam da cidade escassearam. Os tropeiros que traziam diariamente de quatro a cinco tropas com dezenas de animais se aposentavam. Eram superados pelos trilhos de trens.

O crescimento populacional obrigou o cinturão de sítios e chácaras, que cercava a antiga cidade, a se fragmentarem em lotes entremeados com novas ruas. Surgiam novos bairros. Os sítios que acolhiam tropeiros com venda de alimentos, pousadas, bebidas e muares perderam a clientela. Tropeiros minguaram no albergue do Bexiga e no pouso da Água Branca.[91]

O chafariz no largo do Piques não mais acomodava mulas e burros sedentos. Agora, a ferrovia trazia o café do interior rumo ao porto de Santos.

Os extintos comboios de burros abandonaram as antigas picadas e estradas que chegavam à cidade. Silenciou-se o caminho da Consolação e Pinheiros, que trazia café de Sorocaba e Itu. O caminho rumo ao Ipiranga para o litoral se calou. Minguaram as tropas para o leste em direção ao vale do Paraíba. O norte da cidade se silenciou do desfile de burros com café do interior paulista e mineiro. Apesar disso, a várzea do Tamanduateí ainda insistia em acomodar alguns animais sedentos e lavadeiras indispensáveis desde a época que não havia água encanada nas casas paulistas. Porém, tal várzea já recuara em extensão.

A retificação do Tamanduateí o tornou menos navegável, apesar de alguns insistentes barcos com alimentos ainda aportarem no antigo e outrora movimentado Porto Geral, abaixo do mosteiro de São Bento. O aterramento parcial das áreas alagadas do Tamanduateí criou a futura rua 25 de Março e pôs fim aos pântanos sujos e barrentos incompatíveis com a importância de São Paulo. Na região já funcionava, há 26 anos, o Mercado Público Municipal, construído lá para fugir dos ventos portadores de miasmas. Agora, em 1893, eram raros os comerciantes que ascendiam as ladeiras da Tabatinguera, da Glória ou do Carmo com mercadorias provenientes do rio. Enquanto isso, uma nova mercadoria ganhava ímpeto na cidade: carroças traziam areia, pedregulho e cascalho das margens do rio Tietê para as novas construções da cidade adolescente em rápido crescimento.[92]

As ladeiras do Carmo e da Glória, portas de entrada de São Paulo pelo rio Tamanduateí, se fecharam em rendição à nova entrada principal da cidade: a Estação da Luz ao norte, construída em 1867 em porção de terra cedida do Jardim Público. Era nessa estação que chegavam o café vindo do interior a Santos. Vagões elegantes deixavam a estação acomodando fazendeiros rumo a Europa pelo porto. Barões do café desembarcavam na Estação da Luz em trens vindos do interior para negócios nos escritórios de exportação paulistas e nos bancos. As viagens ao porto também eram frequentes para visitar as casas de câmbio e os escritórios de exportação. O telégrafo já havia chegado a São Paulo há quase vinte anos, e as informações partiam e chegavam do centro paulistano enquanto a novidade do telefone ainda engatinhava na cidade para alguns privilegiados.

A Estação da Luz valorizou as regiões adjacentes. A cidade crescia ao norte e noroeste. Enquanto isso, as chácaras das redondezas se desfaziam em lotes para acomodar as novas habitações da crescente população. A Chácara das Palmeiras, despedaçada, criou o bairro de Santa Cecília, enquanto a Chácara do Campo Redondo originou os bairros Campos Elísios e Santa Ifigênia, e a Chácara do Chá se transformou no centro novo.

Em vinte anos, a população paulistana deixou os 23 mil habitantes para alcançar 130 mil no ano de 1893.[93] Um novo matadouro público estava em obras na Vila Mariana para suprir a crescente demanda de carne. O antigo, já absorvido pelo crescimento urbano, não dava mais conta de abastecer São Paulo. Além disso, localizado nas proximidades do rio Itororó, descarregavam-se carcaças de animais e sangue nesse rio que desembocava no Anhangabaú. A população reclamava das águas tingidas de vermelho e do mau cheiro. O local desse rio Itororó? Hoje se encontra canalizado e enterrado abaixo da movimentada avenida 23 de Maio. Os antigos cemitérios dos Aflitos, do Convento da Luz e dos Alemães não suportavam o crescente número de enterros. Agora, todos os féretros seguiam ao Cemitério Público da Consolação, propositalmente construído fora da cidade, em 1858, para que os então miasmas emanados de seu terreno não infectassem a população. Estava proibido enterro em igrejas, capelas, sacristias ou corredores religiosos.[94]

Os habitantes já testemunhavam a circulação de bondes puxados por burros, com os trilhos assentados nas vias da cidade expandida. O primeiro trilho de bonde unindo a Sé à Estação da Luz já se ramificara para outras regiões. Pedras derramadas harmoniosamente calçavam as principais vias públicas. Os modernos paralelepípedos de granito justapostos cobriam as principais ruas paulistanas acompanhados dos trilhos. Passageiros aguardavam a parada de mais de 40 bondes espalhados pela cidade. Entravam pelas laterais abertas e se acomodavam nos bancos. Mais de setenta animais revezavam-se para puxar o moderno meio de transporte. Por vezes, os passageiros aguardavam o condutor atrelar nova dupla de burro para vencer a subida das ruas do Anhangabaú à colina do centro antigo.

No aterro do Gasômetro, futura rua do mesmo nome, já funcionava há vinte anos a fábrica do gás que, através de tubulações, iluminava as ruas da cidade e aposentava o óleo. Postes estreitos com armações envidraçadas ao alto queimavam o combustível. Mas essa região fornecedora do gás estava com seus dias contados, a eletricidade já chegara a São Paulo: algumas dezenas de casas tinham energia elétrica.[95]

Poços e chafarizes não davam mais conta de abastecer a cidade. Há 15 anos já funcionava a Companhia Cantareira e Esgotos. Um enorme reservatório de água na elevada Consolação era abastecido por quilômetros de tubulações de ferro que traziam água da serra da Cantareira. Água potável era distribuída pelas casas da cidade: havia já cinco anos que mais de cinco mil construções recebiam água.[96] Os chafarizes eram desmontados para obrigar a população consumir água cobrada através da novidade da engenharia: os hidrômetros.[97] As tubulações de esgoto também findavam a presença de fossas nos quintais domiciliares. E, nesse ano, o governo assumiu o serviço de distribuição de água e esgoto da cidade: nascia a Repartição de Águas e Esgotos. Em dois anos chegariam importações de canos de ferro, bombas de água, aríetes, aparelhos sanitários e torneiras. As latrinas ainda eram de madeira ou cobre. Há um ano, o vale do Chá era vencido por gigantesca obra da engenharia condizente com a rica metrópole do café: o Viaduto do Chá. A construção tinha mais de 200 metros de comprimento por 14 de largura.[98] Transeuntes, charretes e bondes transitavam pela estrutura metálica de ferro e aço importados da Alemanha. No início, era cobrado um pedágio para utilizar o viaduto e evitar a descida do morro, cruzamento do rio e nova árdua subida montanhosa do outro lado.

O centro urbano já fervilhava de comerciantes. Escritórios se alternavam com vendas, restaurantes, relojoarias, livrarias, boutiques, boticários, bares e lojas que vendiam desde roupas à novidade do chope. Ergue-se o imponente e luxuoso Grande Hotel, recheado de mármore, lustres, espelhos, tapetes e outros mobiliários luxuosos para acomodar ilustres homens de negócios e turistas. Nas ruas, imigrantes ofertavam serviços de marceneiro, pedreiro e sapateiro. Engraxates de pouca idade transitavam entre o populacho em busca de clientela, enquanto outros moleques gritavam a venda dos jornais. Cavalos e burros traziam vendedores de água em carros-pipa. Carroças cruzavam-se a todo instante nas ruas centrais. Vendedores de legumes, frutas, flores e peixe gritavam seu produto pelas ruas, de casa em casa.

Paulistanos mais abastados passaram a se incomodar com esse fervor central. Imploravam por novos bairros residenciais para poder fugir da balbúrdia paulistana. Assim, empreendimentos habitacionais lotearam regiões reservadas a esses nobres. Surgiram as primeiras construções nos elegantes bairros de Campos Elíseos e Higienópolis, projetados e arborizados para absorver os mais ricos. Os palacetes desses novos bairros luxuosos surgiam ainda de maneira tímida. Eram construções neoclássicas de dois a três andares, como a casa de dona Veridiana no começo da Avenida Higienópolis. Essa respeitável dama da sociedade paulista se casara com apenas 13 anos de idade, fato comum à época, quando ainda morava na região de Mogi Mirim. Seu pai, da conceituada família Prado, enriquecera como cafeicultor depois de transitar nos ramos de tropeiros, de plantações de açúcar, de coletor de impostos e diretor do seguro Banco do Brasil. Agora, dona Veridiana, idosa e já divorciada do marido, alternava estadias entre Paris e seu palacete em Higienópolis. Outra senhora aristocrata com residência luxuosa nas redondezas era dona Angélica. Os barões do café e industriais comandavam, com ajuda de relações políticas, o dinamismo e crescimento paulista.

Enquanto isso, os últimos terrenos da avenida Paulista eram comprados pelo empreendedor uruguaio Joaquim Eugenio de Lima e seus sócios. O projeto almejava a venda dos lotes para construção de mansões na avenida ampla e arborizada. A região mais elevada da cidade proporcionaria uma bela vista aos mais abastados e garantia de região limpa e saudável pela altitude. A avenida Paulista já havia sido inaugurada há dois anos e recebia visitantes em charretes ou pela linha de bonde construída por sua causa.

A cidade despontava para a liderança econômica da então República do Brasil. Nesse ano, criou-se a segunda faculdade de nível superior de São Paulo, a Escola Politécnica. A primeira fora a Faculdade de Direito. O crescimento urbano implorava novos engenheiros. O antigo Liceu de Artes e Ofícios formava novos artesãos. A catedral da Sé sofrera reforma com seu teto acomodando novas pinturas de Almeida Júnior. Até mesmo um museu se erguia, o Museu Sertório, para expor minérios e madeiras brasileiras, objetos de arte indígena, borboletas e aves empalhadas da nossa fauna e mobiliário da marquesa de Santos. A futura metrópole ganhava fôlego.

Com o crescimento urbano, doentes pelas epidemias subiam a estrada barrenta da região da Consolação para serem internados no Hospital de Isolamento, futuro Hospital Emílio Ribas, construído em 1880 no terreno desapropriado do Sítio 1 da estrada do Araçá – propositalmente distante do núcleo urbano, pois albergaria pessoas doentes em quarentena. A população também se tranquilizava com essa localização longínqua. As alas do hospital eram divididas por cordões de isolamento, e por elas circulavam apenas funcionários autorizados. Na maior parte do ano, o hospital ficava fechado; quando as epidemias eclodiam, a quarentena tornava-se prioridade e seus administradores recebiam ordens para sua reabertura: os leitos eram preparados, as camareiras retornavam à atividade, limpava-se a cozinha, e todos os demais procedimentos tinham início. Ainda seria inaugurado um novo cemitério próximo, no outro lado da estrada do Araçá, em 1896.

Mas São Paulo precisava de algo além do seu Hospital de Isolamento. Precisava também da modernidade científica médica que explodia no continente europeu. Precisava trazer as descobertas científicas para suas terras. As novidades bacteriológicas estavam em ebulição e mostravam meios de controlar seus antigos males: as endemias e epidemias. Assim nasceu o Instituto Bacteriológico.

Até então, o Império brasileiro centralizava as medidas sanitárias através de sua Comissão Central de Saúde Pública, criada em 1850. Porém, cada província tinha o seu próprio provedor de saúde pública, cadeira muitas vezes vazia pela falta de interesse e não remuneração. Cabia, então, ao chefe de polícia a árdua tarefa de fiscalização pública de mercados e estabelecimentos com multas, prisões e detenções de doentes perigosos para isolamento. Na década de 1880, foi criada a Inspetoria de Higiene Pública de São Paulo para analisar alimentos e bebidas, fiscalizar cortiços e computar o número de cada doença na cidade. Na mesma sede estava o Instituto Vacinogênico, responsável pela administração da vacina contra a varíola.

Tudo mudou após 1889, com a proclamação da República. Agora, cada estado organizaria seu próprio sistema de saúde pública. Foi criado, assim, em 1892, o Serviço Sanitário do Estado de São Paulo para promover melhorias na saúde. O novo serviço atuaria em diversas frentes de batalha para promover a melhoria da saúde paulista. Para isso, o Instituto Bacteriológico encarregou-se da análise da segurança de alimentos e bebidas, além de diagnosticar surtos epidêmicos; o Instituto Vacinogênico produzia e implementava a vacina contra varíola; o novo serviço contava ainda com os Institutos Bromatológicos e Farmacêuticos.

CHEGA ADOLFO LUTZ

Adolfo Lutz nasceu, em 1855, em terras brasileiras por acaso na época que seus pais imigraram da Suíça para o Rio de Janeiro. Época das ondas migratórias suíças para Nova Friburgo, no Rio de Janeiro, e colônia Leopoldina, na Bahia. Lutz pouco desfrutou do solo tropical, pois aos 2 anos retornou a Berna com seus pais, talvez desiludidos pelo clima e receosos pelas doenças. Sua educação europeia o fez aprender grego e latim, tendo se interessado pela Medicina em 1874, quando entrou na Universidade de Berna.

Os currículos universitários eram semelhantes na Prússia, Suíça e Áustria, sendo a grande novidade à época o uso do microscópio. A Microscopia revelava alterações patológicas dos tecidos, enquanto a Química explicava o funcionamento normal do corpo, bem como o surgimento de algumas doenças.

Após três anos em Berna, Lutz transferiu-se para a Universidade de Leipzig a fim de continuar sua formação médica. No ano seguinte, estava diante das lâminas revolucionárias de Koch. Aquele encontro revolucionou, também, a mente de Lutz. As necropsias que realizou, como estudante, em cadáveres vitimados pela febre tifoide tinham agora uma explicação microscópica para o óbito. Aquele encontro selou o destino de Lutz. Sabia, então, o que pesquisaria após seu diploma. A Microbiologia era o futuro da Medicina, seria o seu futuro.

No mesmo ano, Lutz foi a Praga para ter aulas práticas de ginecologia. Após o último curso na Universidade de Estrasburgo, retornou a Berna para receber o diploma médico em julho de 1879. A turnê por essas conceituadas universidades europeias sedimentou sua formação e acenou para a possiblidade de rumar para a área das doenças infecciosas. Seu doutorado, no ano seguinte do diploma médico, já delatava o caminho escolhido por Lutz: estudo da planta "casca de quebracho" para tratamento de tuberculose, bronquite, enfisema, pneumonias e febres.[99]

Como se não bastasse, após o doutorado, Lutz ainda trabalhou três meses em Viena, estudou em Londres e fez curso em Paris. Em 1881, suas malas foram embarcadas em porto europeu rumo ao Brasil. Lutz retornava à sua terra natal para validar seu diploma médico.

A Faculdade de Medicina do Rio de Janeiro validou seu diploma no mesmo ano de sua chegada. Agora, Lutz podia realizar consultas. Após tentativa frustrada em Petrópolis, se estabeleceu em Limeira. Sua excelente formação médica rendeu frutos. Lutz ficou conhecido pelos diagnósticos precisos. Habitantes das cidades vizinhas chegavam ao seu consultório. Muitas vezes, Lutz partia a cavalo para locais distantes em que era recrutado. As consultas eram alternadas por períodos reservados às pesquisas no assunto que mais o atraía, os parasitos. O médico avançou nos estudos sobre ancilóstomos, estrongiloidíase e *Ascaris* – verminoses comuns em nossas terras tropicais. Muitos de seus trabalhos eram publicados em revistas estrangeiras.[100]

Lutz mudou o rumo de sua pesquisa interiorana quando lançou mão da descoberta do corante específico para um novo diagnóstico: a lepra. A descoberta da bactéria responsável pela doença, na década anterior, impôs ao médico a pesquisa nos doentes com lesões cutâneas. Em pouco tempo já acompanhava quase duzentos portadores da lepra, além de ganhar interesse pela patologia.[101] O internacional Lutz uniu sua experiência em lepra com um novo estágio na clínica do dermatologista Paul Gerson Unna, em Hamburgo. Lá adquiriu experiência em bactérias cutâneas, principalmente a lepra. Depois, já residindo em São Paulo, foi indicado pelo próprio doutor Unna para comandar o acompanhamento de leprosos no Havaí a pedido do rei daquele arquipélago.

As isoladas ilhas do Havaí foram apresentadas ao mundo no século XVIII pelo capitão Cook. Desde então, seus habitantes receberam embarcações e estrangeiros portadores dos males da humanidade. Conheceram a gonorreia e sífilis ainda pela tripulação de Cook. Depois, foi a vez das epidemias de sarampo, varíola e febre tifoide. Em meados do século XIX, outra ameaça ganhava terreno nas ilhas: a lepra. O rei impôs a lei para conter o avanço da doença em 1865. Estava selado o destino cruel de milhares de almas. Todo habitante suspeito de portar a temida e contagiosa lepra seria perseguido, preso e enviado à ilha de Molokai.[102] Em uma isolada península da ilha foram erguidas casas para segregar os leprosos. Seria um dos maiores leprosários do mundo, que recebeu 8 mil pessoas durante seus cem anos de funcionamento.[103] O número de doentes deixados em privação de alimentos e cuidados médicos se elevou. Leprosos enviados à praia deserta e acessível apenas pelo mar eram fadados ao abandono.

Lutz desembarcou no Havaí em 15 de novembro de 1889, quando a monarquia ruía no Brasil, para administrar o tratamento no hospital de leprosos de Honolulu. O leprosário de Molokai atingia o auge de população com mais de mil doentes espalhados pelas casas rudimentares.[104] As missas na igreja ofertavam esperanças de cura ou libertação. As manhãs gastas nas plantações e hortas auxiliavam na precária alimentação. O barulho de animais de criação ecoava na deserta península. A tarefa de Lutz foi tratar os pacientes internados no hospital de Honolulu enquanto aqueles sem possibilidades de recuperação eram enviados a Molokai. O exercício médico no Havaí lhe rendeu experiência. Lutz administrava óleo de sementes importadas da Ásia na tentativa de resultados positivos. Formulações de iodo e mercúrio também eram ingeridas pelos enfermos. As lesões cutâneas eram embebidas em extratos de vegetais, como o de pó de goa, além de unguentos com iodo e diferentes tipos de ácidos. Esse inútil arsenal médico era o que Lutz tinha às mãos.

Além da experiência na lepra, Lutz herdou algo valioso durante sua estadia no Havaí: conheceu uma enfermeira londrina pela qual se apaixonou e o fez regressar casado ao Brasil em 1893. O casal escolheu a capital paulista pelo provável clima ameno. Nesse mesmo ano, seu currículo internacional o fez assumir o comando do Instituto Bacteriológico.

Adolpho Lutz foi nomeado subdiretor do recém-fundado Instituto Bacteriológico de São Paulo em 18 de março de 1893. Aquela instituição, como vimos anteriormente, era fruto dos objetivos para elevar a cidade ao topo do desenvolvimento médico e científico. E, para isso, não bastavam os avanços industriais da modernidade, eram necessárias também as descobertas bacteriológicas que fervilhavam na Europa.

Lutz passou da subdiretoria à diretoria do Instituto em apenas sete meses: a chefia do instituto caía nas mãos do médico mais internacional que a República conhecia até então.

LUTZ EM UM BAIRRO DOENTE

O Tamanduateí funcionava como um divisor de águas da cidade. De um lado o centro fervilhante comercial e, mais além, as áreas nobres. Do outro lado, cresciam os bairros do Brás, Mooca e Penha. Regiões empobrecidas, ocupadas por operários e indústrias.

Desde o século XVIII, o povoado da colina da Penha realizava procissões anuais para levar a imagem de Nossa Senhora à catedral da Sé. As picadas e estradinhas sinuosas levavam o povo à primeira parada de descanso: a paragem do Brás. Naquela área, já a cerca de dois quilômetros do centro, a procissão parava na pequena capela construída por José Brás ainda no século XVIII. Aquela parada obrigatória da peregrinação anual cresceu com novos moradores, lojas comerciais, alojamentos, restaurantes e bares. Porém, sua transformação se deu na segunda metade do século XIX com a industrialização e imigração. O aterramento da várzea do Tamanduateí uniu o bairro ao centro paulistano. Em 1893, o Brás já se tornara, na prática, uma nova cidade repleta de imigrantes, principalmente italianos. A construção da Hospedaria dos Imigrantes alavancou o crescimento industrial da região. As chácaras do Brás deram espaço às fábricas de tecidos, cerveja, macarrão, fubá, fósforo, chapéu, tamancos, carroças e vinho. Há um ano tinha sido inaugurada a Fábrica de Cerveja Bavária, com mais de cem empregados.[105] Sacas de café também eram produzidas no bairro. Novas olarias, serrarias e fundições se erguiam no terreno para suprir o crescimento urbano. Como todo típico bairro industrial, os operários eram aglomerados em casas humildes espremidas entre as chaminés fabris que emanavam o resíduo da queima do carvão. Moradias humanas sujeitas às doenças. As longas jornadas de trabalho depauperavam homens, mulheres e crianças, que se tornavam alvo fácil de bactérias e vírus pela baixa resistência imunológica. Os cortiços se multiplicavam para absorver os trabalhadores sem condições de pagar aluguéis, exceto se dividissem com outras famílias os mesmos cômodos. Aliás, essas moradias insalubres se alastraram por toda cidade, com famílias em quartos que rodeavam um pátio central com área coletiva de lavanderia, banheiro e, muitas vezes, cozinha.[106] O Brás se tornava foco de infecção, e foi lá que Lutz se deparou com seu primeiro desafio no comando do Instituto Bacteriológico.

Em meados de 1893, aportou em Santos o vapor italiano Napoli proveniente de Gênova. Entre as famílias que desceram nas plataformas de madeira do porto estava a de Giovanni Battista Turra, composta de seis pessoas. Um funcionário da companhia de navegação apresentou os documentos da família aos fiscais portuários. Lá estava o comprovante de que Giovanni solicitou ao prefeito de sua cidade a intenção de se mudar com a família para o Brasil. O italiano era mais um dos muitos que se transferiam em busca de trabalho nas plantações de café paulista: naquele ano de 1893 chegaram 81 mil estrangeiros no Brasil.

Os documentos de Giovanni foram apresentados. O prefeito de sua cidade italiana atestou que Giovanni era homem honesto e jamais estivera no Brasil. No rodapé da folha estava a assinatura médica da origem do imigrante atestando boa saúde. No verso, a lista de sua família: esposa e filhos. Cada nome com a respectiva idade, sexo, religião, profissão e naturalidade. O visto do consulado brasileiro no documento autorizou o embarque do italiano. Outra folha atestou que Giovanni não pagou nada pelo translado. Tudo foi arcado pela companhia de viagem La Veloce. Os fiscais checaram na lista se havia o nome de Giovanni e sua família. Somente após isso, os gastos da companhia italiana seriam ressarcidos pelo governo paulista.

Outros desembarcados não constavam na lista de fiscais do porto e foram reconduzidos ao país de origem. Muitos eram recusados pela imigração enquanto a fila dos desembarcados da terceira classe crescia na sala de recepção. Os barrados eram, em geral, solteiros, não agricultores, artistas ou inválidos. Após Giovanni receber autorização de entrada no país, sua família foi conduzida por um pequeno caminho à estação ferroviária para ser acomodada nos vagões. O trem partiu rumo a São Paulo.

Giovanni teve sorte de chegar em 1893. Seu destino era a Hospedaria dos Imigrantes, onde aguardaria telegramas interioranos dos cafeicultores recrutando mão de obra estrangeira às plantações. Desde a década de 1870 surgiram algumas dessas hospedarias que forneciam abrigo e alimentação aos imigrantes, pagos pelo governo provincial. A primeira, além da região da Luz, funcionou em uma casa alugada com péssima condição de acomodação. A falta de leitos empurrava os imigrantes a noites de sono ao chão, além de não haver refeitório.[107] Outras estalagens se seguiram, na rua do Gasômetro, no Pari e Bom Retiro.[108] Todas em condições precárias de acomodação. Porém, com a maior demanda de mão de obra nas fazendas para a produção de café, essas hospedarias com capacidade de até 500 pessoas se tornaram obsoletas. Assim, Giovanni chegou à última e definitiva hospedaria construída.

A malha ferroviária acoplada na lateral da construção da nova hospedaria desembarcou a família italiana. Na Hospedaria dos Imigrantes do Brás, Giovanni percorreu seus corredores até a sala principal de recepção. A construção abrigava até 3 mil pessoas. A família foi registrada nos livros e encaminhada ao alojamento. Daquele momento em diante, Giovanni aguardaria as ordens para nova partida ao interior. O alojamento patrulhado impedia que se transitasse pelas ruas das redondezas.[109] Uma prisão mascarada. As conversas ocorriam no refeitório e nos passeios na área livre do lado de fora. A rotina era a mesma. Os leitos acomodavam as famílias à noite, exceto nos períodos de superlotação. A Hospedaria chegou a acomodar até 10 mil pessoas.

As doenças visitavam a Hospedaria com frequência. Bactérias e vírus adoravam aquele aglomerado para se multiplicar e saltar de garganta a garganta. A varíola eclodia constantemente. As diarreias vinham pela água e alimentos contaminados fornecidos por terceiros nos refeitórios. Porém, naquele ano de 1893, um intruso veio da Europa pouco depois da chegada de Giovanni.

Lutz chegou ao instituto na manhã de 13 de agosto. Na época, seu laboratório não passava de um cômodo na rua Direita. As bancadas e mesas acomodavam placas de cultura, corantes, meios nutritivos para as culturas bacterianas, reagentes químicos, microscópio, bicos de chamas, entre outras parafernálias. Naquela manhã chegou o portador da Hospedaria dos Imigrantes com potes para análise. Eram líquidos diarreicos do alojamento. Um surto de disenteria reinava entre os imigrantes. O Instituto foi recrutado para diagnosticar e conter aquele problema. O receio? A Europa vivenciava epidemias de cólera e havia temor que imigrantes doentes tivessem trazido a doença ao Brasil.

Lutz derramou as fezes liquefeitas em caldos nutritivos das culturas. Somente visualizando a bactéria em formato de vírgula confirmaria a cólera ou, caso contrário, qualquer outra diarreia comum na cidade. Apenas Lutz tinha experiência para compor a proporção dos ingredientes necessários no caldo nutritivo. A dose certeira de peptona com água e cloreto de sódio. Uma ou outra bactéria era impossível de visualizar ao microscópio. Porém, na cultura, esses micróbios se multiplicavam e se expunham aos milhares. Os frascos permaneceram a 37°C na estufa. Após isso, Lutz despejou o sobrenadante nas lâminas de vidro para garimpar bactérias ao microscópio. O rudimentar instrumento aumentou em mil vezes o campo enquanto Lutz encaixava seu olho direito na objetiva do microscópio. O experiente bacteriologista não teve dúvidas, lá estavam inúmeros bacilos em vírgula. A temida cólera aportara no Brasil.

A notícia, como esperado, repercutiu como uma afronta aos renomados médicos da capital: não estavam ainda preparados para a era bacteriológica. Jamais aceitariam aquela doença altamente letal no centro econômico da província. As críticas surgiram de todos os lados. O Instituto foi acusado de confundir diarreias comuns da cidade com a cólera. As notícias irônicas relatavam que enviar amostras ao Instituto era ter a certeza de um diagnóstico de cólera. A novidade bacteriológica com seus corantes e caldos ainda era rejeitada por eminentes profissionais da saúde que não acompanhavam os avanços da Medicina. As críticas chegavam acompanhadas de novas amostras de fezes, e, dessa vez, de locais distantes da Hospedaria: a doença se espalhava pela capital. Lutz analisava amostras de doentes das ruas do centro e adjacências da capital. Casos emergiam na rua Rangel Pestana e nos bairros do Bom Retiro e Santana. As culturas se positivavam em lavadeiras em contato com roupas contaminadas por dejetos dos doentes e riachos insalubres, em internos do Hospício dos Alienados sem condições de higiene, em pacientes de Cabreúva e Caieiras.[110]

Lutz apresentou relatórios com a confirmação do então conhecido mal asiático às autoridades enquanto médicos se recusaram a acreditar. O pânico reinou na capital do café. A doença ainda se estenderia ao vale do Paraíba para, em dois anos, regredir e deixar o país. Enquanto alguns médicos se renderam aos argumentos de Lutz, outros negaram a existência da cólera até o fim da epidemia. A doença era uma das mais temidas à época diante de tamanha mortalidade e poder de disseminação. O temor pode ser exemplificado pelos fatos ocorridos naquele mesmo ano na cidade do Rio de Janeiro. Para isso, faremos um parêntese.

UMA ENTRADA BARRADA

Um mês depois de Lutz confirmar a presença da cólera em São Paulo, cerca de 6 mil imigrantes europeus chegavam ao porto do Rio de Janeiro após um mês de viagem pelo Atlântico. Naquele momento, os estrangeiros eram recebidos com temor e receio. Por quê? As autoridades brasileiras receberam más notícias nos primeiros telegramas em abril daquele ano. As informações enviadas pelos órgãos diplomáticos brasileiros na Europa não eram boas: os portos europeus estavam infectados pela cólera. As epidemias eclodiam carregadas pelos viajantes.

As autoridades sanitárias brasileiras haviam decidido que toda embarcação proveniente de locais infectados aportasse na Ilha Grande para a desinfecção de roupas, bagagens e objetos pessoais. A quarentena era imposta aos viajantes no lazareto da ilha. Somente assim se certificariam da ausência do mal nas embarcações. Enquanto isso, as epidemias europeias não mostravam sinais de regressão. Em meados de agosto, o governo brasileiro apertou o cerco. A cólera não poderia chegar ao Brasil. Os imigrantes da Itália e Espanha, países acometidos pelas epidemias, estavam proibidos de desembarcar em terras brasileiras. Porém, o vapor Carlo R. já estava a caminho do Rio de Janeiro com mais de mil passageiros.

Carlo R. partiu de Gênova em 27 de julho. Costeou a Itália para nova escala em Nápoles onde recebeu mais de mil imigrantes que o aguardavam nas estalagens portuárias. Finalmente, em 29 de julho, deixou as terras italianas rumo ao Rio de Janeiro. O tormento da travessia teve início em dois dias, quando o primeiro paciente sucumbiu à intensa desidratação pela diarreia e vômitos. O comandante tomou a decisão de prosseguir a jornada, não acreditava em cólera e insistia em interpretar como uma das disenterias comuns que acometiam a massa aglomerada de imigrantes.

Os imigrantes alternavam o tempo livre entre leitos, corredores e convés da embarcação. O assunto reinante nas rodas italianas era o mesmo: a todo instante surgiam novos doentes no vapor. O número de evacuações exagerado desidratava o doente e o tornava apático. Muitas vezes pareciam já mortos tamanha apatia e letargia. A embarcação superlotada não tinha local para isolamento dos doentes, que agonizavam lado a lado com imigrantes saudáveis e candidatos à doença. O comandante recebia diariamente o número de novos doentes e de mortos. Uma trilha de corpos lançados ao mar seguiu a retaguarda da embarcação nos mais de vinte dias de viagem.

Na chegada, o comandante informou as condições sanitárias da embarcação em concordância com as convenções internacionais. Porém, as autoridades brasileiras receberam as mesmas notícias: alguns casos de diarreia acometeram os imigrantes, mas não se tratava da cólera. O governo brasileiro direcionou a embarcação suspeita ao entreposto de quarentena. Em 24 de agosto, o vapor

Carlo R. desprendeu suas ancoras no porto do lazareto da Ilha Grande, na praia do Abraão, após deixar um novo rastro de corpos atirados ao mar no trajeto entre o Rio de Janeiro e Ilha Grande. Nesse momento, uma sala da embarcação acomodava mais de cem cadáveres vitimados pela doença nas últimas horas da chegada. A omissão, ou o engano, do comandante foi desmascarada pelo diretor do lazareto e pelo inspetor de saúde do porto, dr. José da Silveira, que, à distância, sentiram o cheiro nauseante emanado do Carlo R. Sabiam-se lá quantos mortos e doentes estavam a bordo. A praia do Abraão não absorveria tamanho caos e o lazareto não tinha capacidade para acomodar aquele número exagerado de enfermos daquela catástrofe.

O vapor foi proibido de permanecer na praia do vilarejo do Abraão e foi, novamente, redirecionado a enseada de Palmas, a praia vizinha a cinco quilômetros dali. Nenhum tripulante poderia desembarcar e os mais de mil imigrantes permaneceriam a bordo sob vigilância de um cruzador republicano.

A decisão já estava tomada pelas autoridades brasileiras. Aquela embarcação pestilenta deveria voltar ao seu porto de origem: era a política profilática do "torna-viagem". As portas brasileiras estavam fechadas. Ao comandante nada mais cabia a não ser aceitar. Naquele momento, a população carioca acompanhava pelos jornais as notícias daquele perigo nas imediações. Um rebocador conduziu uma embarcação brasileira à praia da enseada de Palmas para desembarcar a lista de solicitação do comandante italiano para seu retorno: 15 cabeças de boi, caixas de legumes, farinha de trigo, frutas, cem toneladas de carvão, medicamentos, desinfetantes e preparados de ópio para aliviar o sofrimento dos enfermos.[111] O saveiro que desembarcou a carga, por medida extrema, foi incendiado.

Após seis dias, o vapor retornou à Itália. Outras três embarcações de imigrantes tiveram o mesmo destino. O paquete Remo e os vapores Andréa Doria e Vicenzo Florio foram barrados e retornaram à Europa. O retorno do Carlo R. não esmoreceu o pânico na capital republicana. Os jornais mantinham acessas as notícias da cólera. Corpos encontrados nas praias de Copacabana e Niterói alardeavam a população pelo receio de serem descargas da embarcação italiana. O estado avançado de decomposição impedia a identificação e os cadáveres foram rapidamente removidos. A notícia gerou boatos de que a embarcação ainda se encontrava nas imediações, fato que necessitou ser desmentido pela polícia local. Novos boatos informaram que imigrantes pagaram propina para desembarcarem em Angra dos Reis. A cólera poderia estar à espreita do Rio de Janeiro. Porém, enquanto isso, a doença já desembarcara no Brasil aos olhos de Lutz.

No Natal de 1894, Lutz foi chamado para identificar um novo surto diarreico – a cólera poderia ter voltado a acometer os imigrantes. Mas, dessa vez, não encontrou o bacilo e atribuiu o surto à intoxicação causada pelo bacalhau servido. Em 1895, identificou a *Salmonella* como a responsável pela famosa "febre paulista" que acometia a população. Os médicos paulistas divergiam em relação à possibilidade de a febre tifoide ser endêmica na cidade. As culturas de Lutz não convenciam os retrógrados médicos paulistanos, e Lutz passou a administrar essas desavenças enquanto progrediam seus trabalhos no laboratório.

Em 1896, dada a necessidade de ampliar as instalações do laboratório, promoveu-se sua transferência para um prédio de dois andares próximo ao Hospital de Isolamento, onde permanece até hoje com o nome de Instituto Adolfo Lutz.

Um ano depois da mudança, a instituição expandiu e novos funcionários foram contratados. Chegava outro gigante de nossa História: Vital Brazil.

Nascido em 1865, no dia de São Vital, daí batizado Vital Brazil, o jovem interiorano de Campanha, Minas Gerais, buscou a cidade grande em busca do sonho de ser médico. Matriculou-se na Faculdade de Medicina do Rio de Janeiro em 1886 e formou-se em 1891.

Logo após sua formação, foi contratado pelo Serviço Sanitário do Estado para ajudar no combate das epidemias interioranas. Quais? As de sempre, malária, disenterias e febre amarela. Mais tarde, ele seria lembrado pela dedicação e empenho nesse trabalho, o que abriria as portas na capital. Brazil percorreu de cidade a cidade nas campanhas de saneamento: Rio Claro, Jaú e Belém do Descalvado.

Em Botucatu, já em 1895, Brazil se viu na obrigação de pesquisar tratamentos para as frequentes e mortais picadas de cobra. Não era possível que no final do século XIX ainda se visse doentes por acidentes ofídicos serem tratados à base de fumo, cachaça e até mesmo pelos rosários. Brazil resolveu estudar plantas medicinais para combater os venenos. Porém, recebeu notícias animadoras da Europa.

A ciência estava produzindo soros que funcionavam como antídotos aos venenos de cobras. A ciência agora saltava das vacinas aos soros. Vislumbrava-se, então, um campo de pesquisa enorme e emergente. Mas havia um problema. Botucatu não teria futuro nessas pesquisas. Brazil arrumou as malas e partiu para a capital.

Na bagagem de sua chegada a São Paulo estava toda lembrança de seu período de atividade nos órgãos públicos do estado. Não demorou para ser convidado a assistente no Instituto Bacteriológico em expansão. E mais, haveria espaço para suas pesquisas na produção de soro antiofídico, afinal de contas era outro problema de saúde pública a enfrentar: no estado de São Paulo, morriam quase 5 mil pessoas por ano em decorrência das picadas de cobra. O laboratório criava agora cabritos, cavalos e cães para a produção de soros contra picada de jararaca e cascavel, num trabalho conduzido por Vital Brazil.

A FEBRE AMARELA DE CAMPINAS TRAZ EMÍLIO RIBAS

Em 1899 ocorreu o que ninguém acreditava: a febre amarela deixava a baixada santista e ascendia à Serra do Mar. Além disso, saltava a cidade de São Paulo, sem acometê-la, e aportava diretamente em Campinas. Os incrédulos dessa possibilidade não contavam com as ferrovias transportando doentes.

A cidade de Campinas era a potência econômica do café paulista em 1889. Suas fazendas adjacentes enchiam toneladas de sacas de café rumo ao porto de Santos. Além disso, a estação de trem da cidade era parada obrigatória de boa parte do café escoado do interior. A cidade cresceu como centro econômico para atingir cerca de 30 mil moradores. Por isso já era apelidada de "Princesinha do Oeste". O surgimento de hotéis, restaurantes e teatro denunciavam a importância de Campinas. Os moradores desfilavam pelo centro urbano atraídos por livrarias, mercearias e bares. Produtos refinados eram exibidos nas prateleiras e balcões: charutos, vestidos importados, o chope, sorvetes, doces, ternos e chapéus finos. Mas a harmonia urbana foi quebrada no dia 9 de fevereiro daquele ano de 1889.

Naquela manhã, o médico Germano Melchert foi chamado para atender uma paciente suíça recém-chegada à cidade. A jovem Rosa Beck desembarcara no Rio de Janeiro havia pouco mais de um mês oriunda da França. Agora, em Campinas e instalada na casa que funcionava a Padaria Suíça. A estrangeira ardia em febre. O médico campineiro não teve dúvida do diagnóstico. Em 24 horas, a estrangeira morreu pela febre amarela. Bastaram duas semanas para que a doença fizesse outra vítima. O garoto Urbano adoeceu pela febre amarela. O provável local de infecção estava novamente nas proximidades da Padaria Suíça, no coração campineiro, a uma quadra do Largo da Matriz e do Teatro. Desse foco, a epidemia se alastrou pela cidade.

O impensável aos médicos paulistas ocorreu: as epidemias anuais da doença em Santos e Rio de Janeiro ultrapassaram os limites da Serra do Mar. A situação se agravou. Tudo o que o governo não queria era aquela epidemia descontrolada avançando pelo interior. Isso acalorava a animosidade da política de imigração com os governos europeus. A febre amarela em Campinas chegava em péssima hora, pois naquele mesmo ano o governo italiano proibira, de maneira temporária, as imigrações ao Brasil.

Nas semanas seguintes da enfermidade da jovem suíça, as notícias não foram boas. O número de doentes cresceu pela cidade. A epidemia avançou com a morte de mais de 400 pessoas. O pânico tomou conta da população. No início de março, as ruas movimentadas de Campinas silenciaram pouco a pouco. O povo se recolhia nas casas, mas muitos deixaram a cidade. Padarias, açougues e hotéis fecharam as portas pela falta de funcionários e clientes. A cidade se calava. Os bondes rareavam. A notícia do caos campineiro se espalhou pela província e atingiu a capital do Império. Em 18 de março, o Conde d'Eu desembarcou na estação de trem. O nobre convenceu Dom Pedro II a não se arriscar em tal visita e foi à cidade como seu representante. Na rápida visita, d'Eu visitou hospitais e ficou a par dos acontecimentos relatados pelas autoridades municipais. Partiu no dia seguinte após ofertar 100$000 réis aos hospitais e outros 500$000 em nome do imperador.[112] Sua despedida seguiu ecos de críticas da população pela indiferença do governo a tão importante cidade.

O pavor também atingiu médicos e governo. Por quê? Teriam que combater a febre amarela sem ao menos haver consenso sobre sua causa e os meios de transmissão: ainda faltavam 10 anos para os achados cubanos de Walter Reed, que descobriu o mosquito como causador, conforme vimos anteriormente. As dúvidas pairavam sobre a doença. Como então combatê-la? Como ele venceu a barreira da Serra do Mar, até então creditada como inviolável à doença?

Na época ainda não se sabia, mas o vírus apanhara carona nos trens que deixavam Santos em direção ao interior paulista. Mosquitos dentro dos vagões de trem ascenderam a serra, além de passageiros infectados, mas saudáveis o suficiente e no período de incubação, para seguirem viagem. O trem disseminou a febre amarela. Os mosquitos *Aedes aegypti* se proliferavam nas coleções de água ainda de maneira oculta e sem levantar suspeitas. Mesmo assim, médicos e governo teriam que ao menos tentar combater a primeira epidemia de febre amarela que venceu a subida do planalto.

A população campineira implorava por ajuda. As informações partiam de todos os lados e, pior, desencontradas. A inexistência de uma faculdade de Medicina em São Paulo impossibilitou a organização de reuniões e debates para padronizar as orientações ao povo. Assim, as sugestões, hipóteses e teorias couberam aos médicos conceituados da capital paulista, do Rio de Janeiro e aos próprios doutores campineiros.

Muitos ainda não acreditavam plenamente nas teorias da era bacteriológica. Negavam a existência de um vírus ou bactéria responsável pela febre amarela. Insistiam na teoria dos miasmas. O calor do verão aliado às chuvas e umidade das áreas pantanosas emanavam venenos na atmosfera que, inalados pela população, causavam a doença. Isso parecia obvio para muitos e justificava a doença no início de cada ano. Os morros cariocas e santistas impossibilitavam a dispersão dos gases miasmáticos.

Essa hipótese miasmática encontrou terreno em Campinas. Os termômetros daquele verão de 1889 marcaram 34°C à sombra. Além disso, não faltavam fontes miasmáticas. A cidade mimetizava um tabuleiro de xadrez com ruas retilíneas e quarteirões quadriculares. Porém, no centro de cada quarteirão, distante das ruas, uma montanha de lixo se acumulava nos quintais. Não havia sistema de coleta de lixo na cidade, o que acarretava, também, lixos nas esquinas e arredores de Campinas. Estábulos e chiqueiros pontilhavam o meio urbano com mais oferta de lixo e carcaças. Não havia dúvidas de que a limpeza urbana seria fundamental ao combate das epidemias, bem como a retirada de qualquer ar estacionado no interior de fábricas, casas, cortiços e ruas pouco arejadas. Os focos pestilentos campineiros estavam nas áreas alagadas e pantanosas, nos lixos descartados nas ruas pela falta de um serviço de coleta e nos buracos e atoleiros das ruas não pavimentadas.

Médicos adeptos à bacteriologia se apegavam a uma provável descoberta da década de 1880. A bactéria havia crescido em culturas de órgãos de cadáveres vitimados pela doença. Mas o debate recaía se era sua causa ou consequência de contaminar os tecidos após a morte. Hoje, sabemos que tal bactéria descoberta foi um equívoco: provavelmente contaminou a cultura. De qualquer maneira, buscava-se algum microrganismo responsável pela febre amarela.

Os jornais eram utilizados para divulgar as orientações médicas desencontradas. O *Diário de Campinas*, de 9 de março de 1889, trazia as recomendações do médico carioca Jobim:[113] a elevada ingestão de água pelo clima tropical impedia que o alimento do estômago fosse digerido. A fermentação das refeições estacionadas geraria a doença e, portanto, o tratamento ou prevenção estaria na lavagem estomacal através da ingestão de ácido bórico diluído. Já Luis Pereira Barreto, médico proeminente da capital paulista, recomendava a lavagem gástrica por atribuir a doença à ingestão de água contaminada. Reforçava que as latrinas de Campinas contaminavam os lençóis freáticos e, portanto, os poços da população. Campinas não apresentava sistema de abastecimento de água e esgoto. A população buscava água em bicas e chafarizes enquanto o esgoto deslizava pelas sarjetas. A febre amarela tinha sua transmissão semelhante à cólera. A desinfecção gástrica de Pereira Barreto era mais agressiva por envolver ingestão diária de naftalina, água sulfocarbonada, benzoato de soda e resorcina.

Outros tentavam aliar ambas as hipóteses. A epidemia teria emergido de uma coleção de fatores entre o clima quente daquele verão, aglomeração de estrangeiros, más condições de higiene do município e áreas pantanosas. Um misto de miasmas com microrganismo. Para muitos, as residências deveriam ser desinfetadas com cal, vapores sulfurosos e substâncias com cloro.

Enquanto isso, o governo municipal tomava medidas desesperadas para conter o número de refugiados que abandonavam a cidade. Cerca de três quartos dos 20 mil habitantes da cidade evaporariam entre mortes e fugas. As ações visavam reduzir emanações miasmáticas e contágios. Piche derramado nas ruas tentava impermeabilizar e evitar a ascensão de gases tóxicos, assim como a irrigação vespertina das ruas da cidade. A queima de alcatrão e ervas aromáticas nas esquinas movimentadas da cidade visavam neutralizar os miasmas. Roupas e móveis que tivesses contato doença eram queimados. Os cadáveres, prováveis emissores dos gases tóxicos, eram sepultados à noite.

A Santa Casa de Misericórdia e o Hospital da Sociedade Portuguesa e Beneficência recebiam o maior número de doentes em suas enfermarias improvisadas devido à catástrofe. O Lazareto da Guanabara e o Circolo Italiani foram recrutados a ajudar na acomodação das vítimas.

Por fim, como toda epidemia, os casos regrediram e a vida voltou ao normal. Porém, o vírus agora permanecia na região. As epidemias de febre amarela seriam frequentes em Campinas. E mais, as ferrovias a levavam ao interior.

O vírus se alastrou pelos trilhos desde a primeira epidemia interiorana de Campinas em 1889. As cidades localizadas nas rotas ferroviárias foram acometidas uma a uma: Limeira, Rio Claro, São Carlos, Araraquara e Jaboticabal. As medidas preventivas não continham o avanço da doença amarílica. Passageiros acomodavam suas bagagens e roupas em estufas instaladas nas estações de trem para a desinfecção.[114] Outros objetos pessoais eram pulverizados com diversos produtos químicos. Enquanto isso, doentes e mosquitos desembarcavam sem incômodos. Aos *Aedes aegypti* urbanos só restavam o aguardo dos primeiros doentes para se infectarem com sangue contaminado e desencadearem a epidemia.

As cidades ainda isentas da doença exigiram a proibição de baldeação em suas estações por passageiros oriundos de áreas epidêmicas. Exigiram também que os vagões contendo passageiros dessas áreas fossem fechados durante todo o percurso para evitar a disseminação da doença. Todas medidas infrutíferas.

Jaú combateu sua epidemia em 1895. À época, contou com a ajuda do médico Emilio Marcondes Ribas, inspetor sanitário da cidade, com apenas 29 anos de idade. Há oito anos formado pela Faculdade de Medicina do Rio de Janeiro, Ribas já havia retornado à sua cidade natal, Pindamonhangaba, e atuado como clínico em Santa Rita do Passa Quatro e, posteriormente, em Tatuí. Combateu as epidemias pelo interior paulista na rabeira das ferrovias. Sua carreira foi meteórica.

Pela experiência nas epidemias interioranas paulistas, como inspetor geral, Ribas recebeu o convite de atuar, dessa vez, em uma nova epidemia em Campinas. Foi nomeado chefe da Comissão Sanitária do Estado de São Paulo. Agora, em meados de 1896, desembarcava na estação campineira acompanhado de auxiliares médicos, nove "desinfectadores" e do engenheiro sanitário Saturnino de Brito.

O prédio do Mercado Grande da cidade foi cedido a Ribas para que lá se instalasse o Desinfectório Central.[115] Ribas comandou os trabalhos com base no reinante código sanitário de São Paulo estabelecido havia dois anos. Nele, o saneamento da cidade era fundamental ao sucesso da empreitada.

Ribas comandou a vistoria das residências e prédios da cidade em busca de condições insalubres. Precisou, para isso, dividir o município em cinco distritos para a atuação de sua equipe. Foi a única estratégia encontrada por Ribas para a cidade que já contava com mais de 4 mil prédios. Os fiscais visitavam domicílios, fábricas e estabelecimentos comerciais. Construções suspeitas de foco infeccioso eram desinfetadas. Alimentos e bebidas eram inspecionados. O Desinfectório Central acomodava galões de produtos químicos para desinfecção da cidade e recebia diariamente peças de roupas dos enfermos para desinfecção. De lá partiam carroças puxadas a cavalo com pulverizadores manuais repletos desses produtos em direção aos cinco distritos. Os trabalhadores pulverizavam o interior de casas, latrinas e ralos. Dispersavam soluções ácidas, ácido fênico, sulfato de cobre e cal. As praças, as cocheiras e os estábulos também eram pulverizados.

As cocheiras localizadas na área urbana eram perseguidas. Os proprietários foram obrigados a demoli-las ou realizar obras adequadas ao saneamento. Donos de imóveis eram solicitados a cimentar ou ladrilhar terrenos úmidos suspeitos. As vias públicas eram pavimentadas. Demolições retiravam construções inviáveis às medidas de higiene e o terreno era limpo. Enquanto isso, o engenheiro sanitário, profissão fundamental à época, Saturnino de Brito comandava a drenagem de pântanos e áreas alagadas. Eliminava as coleções de água parada pela cidade e, sem saber, findava a proliferação do mosquito transmissor da febre amarela. Córregos eram canalizados.

Os doentes eram recolhidos e obrigados a se dirigir ao Hospital de Isolamento improvisado no Lazareto do Fundão. O receio e as dúvidas quanto ao contágio da doença impunham a quarentena.

O trabalho de Ribas foi um sucesso. A febre amarela desapareceu de Campinas com as medidas da comissão. Apesar de atuarem na limpeza urbana e no isolamento dos doentes contra o contágio, foi a eliminação das coleções de água parada que interromperam a proliferação do *Aedes aegypti*. Porém, disso a comissão não desconfiava. Os debates ainda reverberavam no meio médico. Como organizar esses debates? Pela criação de sociedades médicas.

Desde 1895, os médicos paulistas se organizaram para criar a Sociedade de Medicina e Cirurgia de São Paulo. A falta de uma faculdade médica forçou uma instituição que debatesse e fornecesse as diretrizes da saúde. Seus membros comandariam as discussões cientificas. Já não era tempo, o número de profissionais médicos da cidade havia crescido nos últimos anos. Consultórios e farmácias se multiplicaram na cidade. Um pequeno número de profissionais inaugurou a Sociedade com reuniões que inicialmente tiveram a presença, por meio de convites, dos mais renomados profissionais da cidade. A Sociedade iniciou suas reuniões em uma sala emprestada da Faculdade de Direito do Largo São Francisco, para depois se instalar na rua São Bento.

Presidida pelo médico Pereira Barreto, as reuniões discutiam sobre todos os assuntos voltados à Medicina. Debatiam a origem das infecções paulistas, padronizavam honorários médicos em consultórios, combatiam os charlatões e esboçavam a regulamentação médica paulistana. Boletins com atualizações da Sociedade eram enviados aos profissionais da área e, posteriormente, os resumos eram impressos na *Revista Médica de São Paulo.*

A epidemia de Campinas de 1896 revigorou as discussões a respeito da febre amarela, e, dessa vez, comandadas pela Sociedade. Porém, pouco mudou. Pereira Barreto defendia a transmissão pela água contaminada por algum microrganismo ou toxina ainda desconhecidos. Alegava que na epidemia inicial de 1889 a população utilizava água de poços contaminados e a implementação do fornecimento de água pôs término à epidemia. Seus artigos eram lançados no jornal *Commercio de*

São Paulo. Enquanto seus críticos lançavam artigos contrários n'*O Estado de São Paulo*.[116] No plenário da Sociedade, as vozes se alternavam entre propagação da doença pelo ar, água e solo infectados. Outros defendiam o contágio da doença e necessidade de isolamento do doente e desinfecção das casas e roupas. Enquanto isso, Ribas atuava em todas essas possibilidades no controle em Campinas. A Sociedade pouco contribuía para estabelecer a causa e controle da doença, mas já era um centro respeitável para guiar as condutas médicas.

O sucesso de Ribas foi tamanho que, em 16 de abril de 1898, foi presenteado com o cargo de diretor do Serviço Sanitário do Estado de São Paulo, cinco dias após completar 36 anos de idade.

CHEGA OSWALDO CRUZ

Paris transbordava cultura pelos seus bulevares em 1896. A exposição internacional de 1889, com a imponente torre Eiffel, utilizou a eletricidade, que seria responsável pela alcunha de "cidade luz" que Paris receberia. Esse fervilhar seria conhecido como a *belle époque*. Época da ebulição da arte, música, literatura e filosofia. Período dos debates acalorados de intelectuais e revolucionários que se davam nos milhares de cafés.

Os prazeres da cidade atraíam novos estrangeiros que transformavam Paris em centro de peregrinação cultural e social. Surgia a palavra *boemia* no idioma francês para caracterizar a geração emergente de jovens mergulhados nos prazeres urbanos: festas, shows, bailes, bebedeiras e sexo.[117] A vida noturna parisiense, regada à bebida, passava a exigir comidas sofisticadas em restaurantes luxuosos. O absinto, com elevadíssimo teor alcoólico, encontrava seu apogeu. Os homens se entregavam à crescente prostituição urbana. As casas de show se multiplicavam com o apelo sexual da dança cancã, importada da Argélia, então colônia francesa.

Uma das consequências dessa época parisiense transcorria oculta da população nas salas de espera dos consultórios dos urologistas. A especialidade despontou e garantia retorno financeiro pelos cavalheiros que se consultavam com sequelas da vida boêmia. Reinavam a sífilis e gonorreia.

As então ditas doenças venéreas imperavam no universo masculino. Jovens e idosos eram acometidos pelas malditas bactérias sexuais. Ricos e pobres eram vítimas das doenças universais. Nesse ambiente promíscuo, o Serviço de Vias Urinárias, do doutor Félix Guyon, era amplamente frequentado por cavalheiros cabisbaixos e constrangidos. Em 1896, uma dessas vítimas foi atendida no centro clínico de Guyon.

O jovem relatou a mesma queixa de outros naquele mesmo dia. Uma secreção purulenta purgou de sua uretra naquela manhã. O paciente já sabia se tratar da conhecida gonorreia. Um jovem assistente médico de apenas 24 anos atendeu o doente. O tratamento, ainda ineficaz naquela época anterior às descobertas dos antibióticos, foi instituído.

O jovem preencheu uma seringa com nitrato de prata. Introduziu uma pequena sonda na uretra do paciente, que já esboçou face de dor. Em seguida, lentamente descarregou a solução irritante no interior peniano do parisiense, que, nesse momento, cerrou os olhos em reflexo à dor. Era a única possibilidade de cura: aniquilar as já conhecidas bactérias da gonorreia por substâncias tóxicas.

Outros tentavam a introdução de água quente na uretra masculina, ou iodo e permanganato. Muitos desses tratamentos irritativos estreitavam a uretra pela cicatrização. Nesse caso, os pacientes retornavam para novas sessões de tortura: hastes metálicas eram introduzidas para alargar o canal à custa de dor. Os sifilíticos recebiam cremes de mercúrio nas lesões ou, até mesmo, ingestão de cápsulas mercuriais. Tentava-se de tudo para conter o avanço das doenças sexuais. Ao final do tratamento, o jovem médico receitou medicamento para a dor e explicou as reações com um sotaque ao seu francês que o denunciou estrangeiro. Realmente, aquele assistente era brasileiro. Seu nome? Oswaldo Gonçalves Cruz.

Oswaldo Cruz nascera no interior paulista, em São José do Paraitinga, em 1872. Aos 5 anos, mudou-se para a Gávea, Rio de Janeiro e, a exemplo do pai que combatera como médico na Guerra do Paraguai, foi aprovado no exame de admissão para a Faculdade de Medicina do Rio de Janeiro. Em 1887, a faculdade fundada por Dom João VI recebeu o adolescente de 14 anos. Oswaldo Cruz se formaria após seis anos de curso com apenas 20 anos de idade, e desde então se apaixonou pela grande novidade médica da época: a bacteriologia.

Os médicos se regozijavam com cada nova bactéria identificada como causadora de infecção. Oswaldo Cruz, cativado por esse fervor científico, realizou sua tese de conclusão do curso médico, em 1892, esmiuçando a transmissão de bactérias pela ingestão de água contaminada. Enquanto recebia o diploma médico, seu pai falecia de problemas renais após servir anos no serviço público.

No ano seguinte, Oswaldo Cruz se casava e iniciava sua vida profissional. Do casamento, ganhou um aliado que o ajudou nos primeiros passos da profissão, época em que o dinheiro era escasso. O aliado? Seu sogro. Expondo sua paixão pela microbiologia, Oswaldo Cruz ganhou do sogro um laboratório completo, que instalou em sua residência carioca para análises clínicas. Porém, logo aceitou um convite para trabalhar na Policlínica do Rio de Janeiro, que também fazia as análises e incluía exames para diagnóstico de processos infecciosos. Foi nesse serviço que seu interesse despertou a atenção de médicos renomados que o incentivaram a estagiar na prestigiada instituição parisiense de Pasteur. Novamente, a ajuda financeira do sogro entrou em ação para despachar o casal, agora com filhos, a Paris no início de 1896.[118]

O sonho de Oswaldo Cruz era mergulhar no estágio adquirido do Instituto Pasteur para as pesquisas microbiológicas, nas vacinas e soros terapêuticos que deslanchavam na instituição. Porém, havia um primeiro problema a suplantar: adquirir dinheiro para o sustento da família. A solução foi se candidatar ao emprego de assistente na clínica urológica do dr. Guyon. Oswaldo Cruz dividia seu tempo entre o emprego que ofertava o pão à mesa e sua paixão profissional no mundo microscópico bacteriano. Porém, Oswaldo Cruz não permaneceu muito tempo na clínica, pois aceitou outro convite em um centro de diagnósticos movimentado pelas sequelas da *belle époque*.

OSWALDO CRUZ, O INVESTIGADOR

Outro flagelo reinava nas ruas sombrias de Paris. E, dessa vez, pouco relacionado às práticas sexuais. Imperava na calada da noite parisiense, no interior de residências, nos quartos de hotéis e nos becos escuros da cidade. Eram os assassinatos. Oswaldo Cruz iniciou seu novo emprego no Laboratório de Toxicologia de Paris.

A medicina legal desenvolveu-se nesse final de século XIX. Médicos especializados em desvendar causas de mortes, assassinatos e abusos sexuais encontraram terreno fértil nesse período. Os agressores tinham, agora, que tomar cuidados na arquitetura dos planos de morte, a Medicina Forense deslanchava nas pesquisas e tinha grandes avanços. Entre 1835 e 1880, quase metade dos crimes por envenenamento na França eram realizados através do elemento químico preferível: o arsênio.[119] Adicionado em líquidos e alimentos, não deixava provas pela ausência de cheiro e gosto. Era o campeão na escolha dos assassinos. Porém, desde a década de 1830, cientistas descobriram técnicas de identificar sua presença.[120] Amostras de órgãos envenenadas recebiam ácidos que desprendiam o arsênio acumulado. A adição de zinco precipitava a formação de moléculas gasosas com átomos de arsênio unidos a hidrogênio. Finalmente, o calor quebrava essa ligação e o arsênio puro podia ser identificado. A bancada reservada a Oswaldo Cruz já ofertava a fórmula na busca do arsênio nos casos de suspeita de envenenamento.

Na época, a sumidade na área criminológica era o respeitado e frequentemente homenageado médico italiano Cesare Lombroso. Ele amadureceu suas pesquisas relacionadas ao comportamento humano quando se voluntariou como médico do exército da Calábria em 1863.[121] Lombroso realizou medidas antropométricas em milhares de soldados e as catalogou de acordo com a personalidade de cada combatente. Algumas medidas discrepantes surgiam naqueles com tendências obscenas, entre elas uma surpreendente aos olhos atuais. Qual obscenidade? O hábito de tatuagem. Isso mesmo, na época a tatuagem refletia intransigência, ato suspeito de pessoa com tendência obscena e criminosa. Lombroso avançou nas pesquisas em hospitais psiquiátricos e penitenciárias italianas. Sempre com o mesmo objetivo: encontrar medidas humanas que delatassem tendências homicidas, comportamentos deploráveis e alcoolismo.

Cientistas respaldavam inquéritos policiais com as orientações de Lombroso na busca por homens com características primitivas e selvagens, portanto, compatíveis com atos criminosos. As medidas expunham os potenciais criminosos: mandíbula proeminente e larga, maçãs do rosto avantajadas, orelhas grandes, fronte abaulada, órbitas oculares gigantes, presença de tatuagem, lábios salientes e grossos, face assimétrica, narinas inchadas, entre outras. Os congressos de Antropologia Criminal atualizavam as pesquisas de Lombroso nessa última década do século XIX.

Enquanto isso, médicos legistas se debruçavam em outra linha de ação da criminologia. Buscavam indícios científicos para a causa das mortes. Procuravam indícios de arsênio nos órgãos. Vasculhavam os pulmões na busca de equimoses incriminadoras de asfixias. Analisavam as arcadas dentárias e ósseas para precisar a idade e altura do cadáver em avançado estado de decomposição. Recolhiam amostras de cabelos na cena do crime para compará-las às dos suspeitos. Misturavam reagentes químicos em manchas para identificar a presença de sangue ou esperma.

Nessa década de 1890, uma nova arma criminal ganhava força nas delegacias: a impressão digital. Em 1892, pela primeira vez, investigadores argentinos conseguiram analisar amostras de sangue seco na porta de uma residência onde duas crianças foram encontradas mortas e ensanguentadas.[122] A mancha revelou a impressão digital do assassino, que coincidiu com as digitais da mãe. Os debates se concentraram na eficácia da busca de digitais nas cenas dos crimes.

Nessa era da Medicina Forense debutante, as análises químicas toxicológicas cabiam ao laboratório de Oswaldo Cruz. O jovem se empenhou nas pesquisas e, até mesmo, publicou sua descoberta científica ao solucionar a investigação de uma morte que lhe foi incumbida. Qual descoberta?

Os chefes do serviço, Ogier e Vibert, entregaram a investigação de uma morte a Oswaldo Cruz.[123] O cadáver foi encontrado em seu apartamento vítima de intoxicação por gás. A dúvida estava em qual tipo de gás: da iluminação fornecida pela prefeitura de Paris ou pelo vapor da queima de carvão realizada pelo proprietário. A justiça aguardava a solução, pois, no caso de ser o gás de iluminação, estava claro um flagrante de negligência passível de indenização pela família da vítima. Oswaldo Cruz realizou experimentos em animais de laboratório, os envenenando com ambos os gases. O sangue das cobaias intoxicadas pelo gás da iluminação de rua continha elevadas concentrações de hidrocarbonetos, identificados com ação de faíscas elétricas e consequente formação de acetileno.[124] Já os que inalaram gases da queima do carvão não apresentavam resíduos de hidrocarbonetos. A análise do cadáver não deixou dúvidas: cabia indenização pelo óbito ser atribuído ao gás de iluminação. Oswaldo Cruz se destacava em qualquer área que atuasse e, apesar da paixão pelo Instituto Pasteur, estava preste a retornar ao Brasil para o famoso encontro dos quatro gigantes da Medicina brasileira. Aquele que interrompemos páginas atrás com a chegada da peste negra ao porto de Santos.

RETORNANDO À PESTE DE SANTOS – 1899

Em 1899, Emílio Ribas encontrava-se na direção do Serviço Sanitário do Estado de São Paulo, ao qual era vinculado o Laboratório de Bacteriologia, dirigido por Adolfo Lutz e seu assistente Vital Brasil. Oswaldo Cruz estava em vias de retornar do seu estágio no Instituto Pasteur. Enquanto isso, a República se atarefava com as doenças tropicais que eclodiam nas cidades, administrava as epidemias de febre amarela, tentava controlar os casos crescentes de tuberculose entre a população pobre, trabalhava para conter o avanço da malária e lutava para vacinar um maior número de pessoas contra as epidemias de varíola.

No ano de 1899, pouco mais que 1% da população do Rio de Janeiro morreu dessas quatro doenças; a tuberculose matou quase a metade desse total, seguida da varíola, malária e febre amarela. Com tantos problemas a enfrentar, tudo o que o governo não queria era a chegada da peste ao Brasil.

As autoridades sanitárias de Santos já receavam pela vinda da peste desde o momento em que souberam do mal que se abatia sobre a cidade do Porto, em Portugal. Vários navios chegavam de lá. Alguns estivadores menos informados, sem conhecimento da progressão da epidemia mundial, não mudaram sua rotina.

Os trilhos do trem procedente de São Paulo terminavam ao lado dos armazéns, onde o café era descarregado para aguardar o embarque nos navios. A fila de estivadores – cada qual com até cinco sacos de café nos ombros – era vista ao sair dos armazéns rumo aos navios. É provável que alguns desses trabalhadores tenham testemunhado a grande quantidade de ratos mortos no cais, o que não era habitual.

Esses roedores começaram a surgir após a chegada de um navio repleto de imigrantes portugueses da cidade do Porto, em meados de 1899. Se isso não chamou a atenção dos estivadores, o contrário aconteceu em relação às autoridades sanitárias, que encaminharam ofício urgente ao diretor do Serviço Sanitário, Emílio Ribas. Médicos do Laboratório de Bacteriologia tinham de ir ao litoral analisar os ratos, com a grande responsabilidade de confirmar ou não a chegada do mal ao Brasil. Seria a peste negra?

Os trilhos de trem da serra do Mar levaram o pedido de socorro para o planalto paulista e, em 9 de outubro de 1899, Vital Brazil foi despachado ao litoral para a investigação. Vital Brazil dirigiu-se ao Hospital de Isolamento da cidade de Santos, onde recebeu caixas que continham os ratos recolhidos no porto para serem analisados.

Cinco dias depois de chegar, visitou no Hospital uma jovem que viria a morrer com sintomas da doença. Ao microscópio, Brazil confirmou ser um caso de peste. Nos quatro dias seguintes, internaram-se cinco outros doentes com a peste. Diante da gravidade, o próprio Emílio Ribas foi a Santos para a necropsia dos dois últimos mortos. O dia 18 de outubro ficaria marcado como um "dia de cão" para a população santista; os boatos se disseminaram, as pessoas se reuniam nas ruas para comentar o edital do governo paulista que naquela data confirmava a presença da peste em Santos.

A cidade estava ameaçada pela doença, com seu comércio prejudicado pelas medidas de quarentena e o turismo, já ativo no final do século XIX, comprometido pelo alarme que se fazia. A população, temerosa da morte iminente que uma epidemia de peste anunciava, também previa que essas principais atividades, comércio e turismo, iriam estagnar. A economia ruiria.

Os representantes da Associação Comercial de Santos se reuniram na sede da entidade para debater a situação; não se podia aceitar com facilidade a notícia. A Associação Comercial deliberou o convite ao famoso médico Rodolfo Chapot Prévost, do Rio de Janeiro, para investigar os casos suspeitos. Os vereadores na Câmara Municipal discursaram, contrários ao noticiário. Após vários pronunciamentos inflamados, decidiu-se, por votação, chamar o médico carioca Oswaldo Cruz, que acabara de retornar do prestigiado Instituto Pasteur e tinha competência para esclarecer a presença ou não da peste. Os comerciantes queriam uma contraprova, um novo parecer.

Quatro dias depois das notícias oficiais da confirmação da doença, Oswaldo Cruz estaria em Santos. Ele e Prévost reiteraram o inevitável: a peste chegara ao Brasil. A pandemia de peste bubônica, que da China se espalhara pelo mundo, havia atingido Santos.

Oswaldo Cruz permaneceu na cidade com Emílio Ribas e Adolfo Lutz para tentar ainda controlar a epidemia. Circulavam pelos corredores do Hospital de Isolamento de Santos, onde examinavam os doentes e direcionavam a estratégia de combate à doença. Vital Brasil não mais fazia parte desse grupo; encontrava-se agora em um leito do hospital, acometido pela peste. Após dias de febre e cuidados especiais de seus colegas, reagiu e teve a sorte de evoluir para a cura.

O soro antipestoso produzido na Índia por cientistas franceses do Instituto Pasteur era a única esperança de tratamento para os doentes brasileiros. Porém não havia quantidade suficiente para ser exportada. Mas havia um local de fácil acesso ao frasco milagroso. E estava perto da peste de Santos.

Emílio Ribas soube da presença de um navio francês atracado próximo ao porto, cujo comandante dispunha de uma quantidade do soro antipestoso como medida preventiva para o caso de alguém de sua tripulação manifestar a doença. Após negociações, Emílio Ribas obteve autorização para subir ao navio e receber uma pequena doação do soro para teste. Administrou-o a alguns doentes no Hospital de Isolamento de Santos e, vendo a boa resposta terapêutica, lutou pela necessidade de se ter o soro antipestoso em território brasileiro diante da chegada da peste, que poderia ser catastrófica nos anos seguintes. Isso originaria dois grandes centros de pesquisa da atualidade.

Por sorte, a epidemia santista se restringiu a poucas pessoas e não se alastrou pelo nosso território. Mas mesmo assim precisávamos obter o soro caso a peste retornasse. Como o soro francês não poderia ser importado, seria preciso construir laboratórios no Brasil para a produção interna. O governo brasileiro aceitou imediatamente o pedido dos médicos que vivenciavam a epidemia em Santos. Em São Paulo, o governo comprou a Fazenda Butantan para nela instalar os laboratórios produtores do soro antipestoso. Recuperado da peste, Vital Brazil foi designado responsável pela direção do Instituto que fabricaria o soro. Passou a percorrer os 9 quilômetros de estradas lamacentas que o conduziam à Fazenda Butantan, na qual se manipulavam bacilos causadores da terrível doença. Tão distante do centro urbano? Sim, a população não podia ouvir que se manipulava uma bactéria tão letal e temida nas redondezas. As construções no Instituto incluíam cocheiras para os animais que seriam usados para a produção dos anticorpos contra a peste. Vital Brazil incluiu nas atividades do Instituto a produção de soro antiofídico, à qual estaria ligada a identidade do Instituto Butantan no futuro.

Enquanto isso, no Rio de Janeiro, o governo criou o Instituto Soroterápico de Manguinhos, sob a direção de Oswaldo Cruz, que futuramente seria renomeado Instituto Oswaldo Cruz. Assim, em razão do medo da peste e da necessidade de produção do soro antipestoso, nasceram o Instituto Butantan e o Instituto Oswaldo Cruz, que ganhariam autonomia e seriam marcos da produção científica de uma época áurea da pesquisa brasileira.

Em 15 de janeiro de 1900, apesar das poucas mortes que a peste ocasionou, desembarcou em Santos o médico Camilo Terni, de Messina, trazendo quantidade suficiente do soro antipestoso para controlar a epidemia no Brasil. Nesse momento, a doença surgiu no Rio de Janeiro e nos portos da Argentina. Da América do Sul, percorreu, nos navios, o oceano Atlântico e foi parar na Cidade do Cabo, na África do Sul. A primeira pandemia global da história fechava, assim, seu deslocamento ao redor do planeta, atingindo todos os continentes.

UMA REVOLTA

Após o controle da epidemia de peste no porto de Santos, em 1900, Oswaldo Cruz regressou à cidade do Rio de Janeiro com a missão de produzir o soro antipestoso. O Instituto Soroterápico do Rio de Janeiro, dirigido pelo Barão Pedro Afonso, confiou o serviço a Oswaldo Cruz, credenciado pelo estágio no Instituto Pasteur.

No Instituto, ele comandava experimentos, treinava alunos, médicos e funcionários, além de ter à disposição a fazenda de Manguinhos para o que mais fosse preciso. Naquele ano, o soro estava sendo produzido, e Manguinhos já era reconhecido como um centro de pesquisas, atraindo o interesse de vários profissionais da área.

Apesar disso, as cidades portuárias do Brasil permaneciam em condições precárias de saúde pública. Favelas ascendiam os morros; as ruas sem calçamento eram lamaçais contendo todo tipo de sujeiras animais ou vegetais; o comércio desorganizado deixava detritos nas ruas, por onde proliferavam os ratos. As epidemias, firmes e fortes, se repetiam todos os anos, sendo uma constante a febre amarela, a varíola, a peste bubônica e a cólera.

Essa imagem atrapalhava cada vez mais a política de imigração incentivada pela República. Os navios que partiam da Europa com destino a Buenos Aires reforçavam sua propaganda aos passageiros de não fazer paradas nas perigosas cidades brasileiras. Os riscos eram enormes. Em 1895, chegava ao Rio de Janeiro o navio italiano Lombar para uma visita de cortesia. O presidente Prudente de Morais presenciou uma catástrofe nas festividades. Dos 340 tripulantes, quase todos adoeceram e 234 morreram. A imagem do Brasil caminhava para o limbo da saúde, a mão de obra dos imigrantes era ameaçada; as cidades que sustentavam a economia nacional, Santos e Rio de Janeiro, eram vistas com reservas; alguma atitude precisava ser tomada para reverter esse quadro.

Oswaldo Cruz, acompanhando os resultados de Havana, relatou a descoberta da transmissão da febre amarela pelos mosquitos. Trocava informações e novidades científicas com o diretor do Serviço Sanitário de São Paulo, Emílio Ribas, que comandou, em 1901, uma campanha destinada ao controle desse inseto. Entre os colegas de Oswaldo Cruz estava seu amigo Sales Guerra, então titular do Ministério da Justiça e Negócios. Foi ele quem indicou Oswaldo Cruz para assumir o cargo da Diretoria de Saúde Pública.

O presidente Rodrigues Alves era grande defensor do controle da febre amarela. Fazendeiro de café no interior de São Paulo e um dos presidentes paulistas da política do "café com leite", queria que se obtivesse o controle da doença para que esta não ameaçasse as exportações do produto. Era também interessado nos avanços da saúde pública. Motivos para o interesse não faltavam: participava de reuniões científicas e acompanhava os trabalhos de Emílio Ribas, tinha um filho estudando Medicina e um motivo trágico – perdera uma filha vítima da febre amarela.

Por isso, Oswaldo Cruz foi nomeado, em 1903, diretor da Saúde Pública do Brasil, e sua meta principal era acabar de vez com a febre amarela. Organizou um sistema de saúde pública vinculado ao Poder Judiciário para que as medidas instituídas fossem obedecidas. Era constituída a "polícia sanitária", com a participação de guardas sanitários. Aliada ao prefeito da cidade, Pereira Passos, a "ditadura" da saúde pública iniciou seus trabalhos no Rio de Janeiro.

A campanha foi montada nos moldes de uma verdadeira operação militar, com a cidade dividida em dez distritos para a ação. Todas as áreas urbanas que favoreciam a proliferação de mosquitos foram atacadas. Aterraram-se alagados; os lixos foram retirados das ruas; os cortiços vasculhados. Caixas de água foram tampadas; poços e cisternas foram vedados aos mosquitos; todo foco de coleção de água da chuva foi eliminado.

Combatendo ao mesmo tempo a peste, Oswaldo Cruz também promovia a desratização. Pagavam-se cerca de 300 réis por rato morto levado aos agentes sanitários, o que incentivava o apoio da população ao objetivo de diminuir o número desses animais na cidade. A desratização foi um sucesso? Não. O número de ratos capturados aumentava e não surgia a esperança de sua redução até o momento que se descobriu que a população, em troca das notas de réis, passara a criar roedores em gaiolas para vender as proles.

Como todas as medidas foram prejudiciais às classes pobres, iniciaram-se os protestos dessa maioria. Os cronistas satirizavam o trabalho de Oswaldo Cruz, mas os resultados vieram no final daquele mesmo ano de 1903. Em fevereiro de 1904, pleno verão, não aconteceu a anual epidemia de febre amarela; e em abril, nenhum caso de peste foi registrado. As medidas adotadas foram coroadas como absoluto sucesso, e o trabalho de Oswaldo Cruz foi reconhecido pelos jornalistas que o haviam atacado. Mas, se no começo do ano se obteve o controle da febre amarela e da peste, não ocorreu o mesmo em relação à varíola – por não depender de nenhum animal para ser transmitida, disseminou-se de forma assustadora. Em meados de 1904, os hospitais ficaram lotados de doentes. O alvo, agora, era a varíola. E a arma seria a vacinação em massa.

A vacina contra a varíola já era obrigatória para as crianças desde 1832, pelos esforços de Dom João VI, que vira dois irmãos e um filho morrerem da doença.[125] Mas essa lei nunca fora seguida pela população. O medo da vacina já circulava no nosso solo. Era utilizada em larga escala apenas pelos fazendeiros, que a aplicavam em sua "propriedade escrava" para evitar eventual perda de seu "patrimônio". Apesar disso, os benefícios da vacina ficavam evidentes quando se relaxava nas campanhas de vacinação, como ocorreu em 1886, ano em que se desorganizou esse sistema. Um ano depois, morreriam vinte pessoas por dia em decorrência da varíola.

Em 1877, o interior do Nordeste enfrentou uma das piores secas por causa da alteração climática provocada, provavelmente, pelo fenômeno El Niño. A seca precipitou a migração de 400 mil pessoas para o litoral.[126] A cidade de Fortaleza tinha 170 mil habitantes, 110 mil deles refugiados. Nesse aglomerado de fugitivos da seca, uma nova epidemia de varíola, iniciada em 1878, encontrou condição muito propícia para disseminar-se, levando à morte mais de 56 mil pessoas. Dez anos depois, o Ceará seria castigado novamente pela seca e por outra epidemia da doença, registrando-se até mil mortes num dia em Fortaleza. A varíola espreitava a população no aguardo de qualquer descuido. Era hora de agir.

O Brasil começou a produzir a vacina animal apenas em 1887, com a vinda de amostras viáveis do vírus da Europa. O barão Pedro Afonso conseguiu então a inoculação em vitelos na Santa Casa de Misericórdia e iniciou a produção da vacina no Brasil, criando o Instituto Vacínico. No auge da epidemia de 1904, Oswaldo Cruz empreendeu sua campanha para a vacinação maciça da população contra a varíola. Em julho daquele ano, era aprovado no Senado o projeto de lei que obrigava à vacinação contra a doença.

Os efeitos das reações à lei ditatorial, bem como os resultados das propagandas dos políticos da oposição contrárias à obrigatoriedade da vacina que ocorreram em julho, puderam ser observados no número de vacinações registrado em agosto. Enquanto cerca de 20 mil pessoas foram vacinadas tanto em junho quanto em julho, 6 mil se submeteriam à vacinação no mês seguinte, o que mostrava a relutância da população em consequência dos acontecimentos de julho.

A oposição do Senado incitava a população contra a violação da liberdade individual caracterizada pela obrigatoriedade da vacina, que muitos classificavam de um "despotismo da saúde pública". Entre eles estava o senador Barata Ribeiro, com peso por ser médico docente da Faculdade de Medicina. Comícios e discursos inflamavam a população.

Outro argumento contrário à vacinação sustentava-se na afirmação de que a vacina seria feita de material purulento retirado de animal sifilítico, sendo, portanto, uma fonte para se contrair a doença. O boato nasceu na época que a aquisição de sífilis vinha pela prática do método braço a braço que vimos anteriormente. Mas, agora, a vacina era segura por utilizar o vírus bovino retirado diretamente do animal. Além disso, o receio de se inocular material bovino no próprio corpo ainda estava enraizado na população.

Os protestos ganharam força com a necropsia que o legista Cunha e Cruz realizou em uma paciente vítima da vacinação, constatando que a morte ocorrera pela disseminação do imunizante. A Oswaldo Cruz coube revisar o cadáver para a impugnação do atestado de óbito, mas sua intervenção se deu tarde demais – a conjunção de fatores já havia influenciado a opinião pública. Panfletos foram espalhados pela cidade, protestos cresciam entre a população, que já não tinha habitação em consequência da caça aos cortiços e se via obrigada à vacinação.

Absurdo maior seria pensar que, enquanto os maridos trabalhavam, suas esposas e filhas eram obrigadas a levantar as roupas para os agentes sanitários lhes vacinarem o braço. E mais, esses homens estranhos entrarem em uma residência de família sem que o patriarca estivesse presente. Os boatos, agora, atingiam os vacinadores, que seriam homens de moral duvidosa.

Alguns militares contrários ao regime da oligarquia cafeeira atacavam Rodrigues Alves, protestando contra a vacinação obrigatória. Colocavam-se ao lado da população amedrontada. O general Lauro Sodré, líder de grande prestígio, incluía-se entre esses opositores. Até mesmo foi articulado, na carona da instabilidade política, um golpe militar frustrado.

Os grupos opositores à vacina se articulavam desde o início do projeto de lei, o Centro da Classe Operária organizou protestos e movimentos contrários à vacina obrigatória, com o apoio de outras classes sociais. Em novembro de 1904, fundou a Liga Contra a Vacinação Obrigatória, que uniu o operariado e era presidida pelo militar Lauro Sodré.[127] Após tantas reuniões, discursos, pronunciamentos, passeatas e comícios, o inevitável aconteceu: a revolta popular.

Em 10 de novembro de 1904, um grupo de estudantes saiu às ruas para uma passeata de protesto contra a vacina. No início, o que seria uma manifestação estudantil sem maiores consequências ganhou notoriedade pela repressão da polícia, com violência e prisões.[128] Apesar da calma naquela noite, o número de adeptos do grupo estudantil cresceria no dia 11, e mais ainda no dia seguinte.

Ocorreram disparos que inflamaram o conflito. Lauro Sodré discursou a favor de uma resistência à vacinação, conseguindo a adesão dos cadetes da Escola Militar da Praia Vermelha, enquanto o Exército era posto de prontidão para agir a qualquer momento.

A franca rebelião explodiu no dia 13, com a população tomando vários bairros na região central da cidade. Barricadas eram construídas nas ruas, bondes eram tombados e incendiados, lampiões a gás eram quebrados, e os conflitos deixavam feridos e causava prisões. Oswaldo Cruz recebeu cartas anônimas anunciando seu assassinato, sua casa foi cercada e ameaçada de invasão na noite do dia 14 – o que o forçou a fugir pelos fundos com amigos.

No dia 15, chegaram de São Paulo e Minas Gerais os batalhões para apoiar o Exército da República. A batalha final deu-se no bairro da Saúde, e o Exército e a polícia venceram as barricadas. A repressão foi eficaz, com prisão e deportação de revoltosos. A rebelião estava controlada, mas a população obteve sua vitória: suspendeu-se a lei da vacinação obrigatória. Com isso, Oswaldo Cruz viu interrompida sua política de saneamento, e a população comemorou vitoriosa.

O benefício de que a população fora privada se evidenciaria em 1908, quando uma nova epidemia se alastrou no Rio de Janeiro, atingindo aqueles

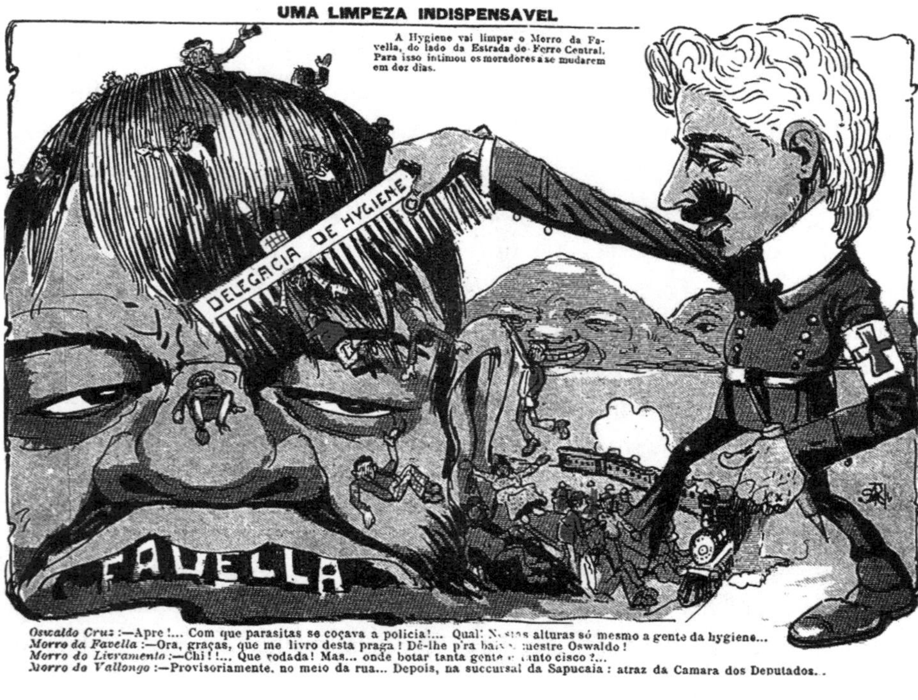

Periódico *O Malho*, nº 247, 08/06/1907. Umas das inúmeras caricaturas de Oswaldo Cruz da imprensa carioca. Aqui a referência é a ação no Morro da Favella.

que não haviam sido vacinados – foram nove mil casos de varíola e o índice de uma morte em cada cem habitantes. A razão de Oswaldo Cruz era finalmente comprovada aos olhos do povo. Em 11 de fevereiro de 1917, Oswaldo Cruz morreu em decorrência de insuficiência renal.

O TROCO DOS MOSQUITOS A OSWALDO CRUZ

Após anos de intenso trabalho, iniciado por Oswaldo Cruz, o mosquito *Aedes* foi efetivamente eliminado no Brasil nos anos de 1950 e 1960. Com o sucesso alcançado, relaxou-se seu controle, mesmo em um século que favorecia sua disseminação em decorrência da urbanização intensa e desorganizada. A população mundial crescia.

Levamos dezenas de séculos para ultrapassar 1 bilhão de habitantes no planeta, o que aconteceu no século XIX,[129] mas no século XX crescemos exponencialmente para 6 bilhões, e depois para 7 bilhões no século XXI. Esse aumento ocasionou uma urbanização em grande escala e de forma desordenada, sem infraestrutura adequada. Além disso, o século XX, da industrialização, descarregou nas cidades uma novidade: lixo industrial descartável. Agora, se amontoavam nas cidades os diversos tipos de recipientes, vasilhames, pneus, garrafas, lonas, plásticos, latas e todo tipo de entulho para acumularem água da chuva e favorecer a proliferação dos mosquitos. Enquanto isso, as cidades cresciam com lajes, vasos, calhas obstruídas e mais caixas de água abertas. Conclusão: na década de 1980, quase todas as cidades da costa brasileira voltaram a ser povoadas pelo mosquito *Aedes aegypti,* que, com o passar dos anos, invadiu também localidades do interior. Novamente, os brasileiros mantinham grande quantidade de reservatórios de água para as larvas do mosquito: faltava apenas a chegada de um vírus para que ocorresse uma epidemia.

Em 1981, provavelmente transportado em embarcações provenientes da Ásia, o vírus da dengue chegou a Cuba; em 1982, foi a vez de o Brasil enfrentar sua primeira epidemia – a doença atingiu Roraima, onde se registraram 11 mil casos. Ano após ano, o vírus infectou os mosquitos brasileiros, causando epidemias anuais no verão, época em que esses insetos proliferam em decorrência das chuvas e do clima quente. Chegavam em ondas sucessivas ao Brasil os quatro tipos de vírus da dengue.

O número de casos aumentou a partir da década de 1990. As manchetes dos jornais do começo do século XIX alertavam para as epidemias anuais de febre amarela causadas pelo *Aedes aegypti*, enquanto no começo do século XXI se repetiu a história, dessa vez com epidemias anuais de dengue causadas pelo mesmo *Aedes aegypti*, que retornou.

O combate ao mosquito no começo do século XX foi mais fácil, uma vez que à época só havia lixo orgânico, poços e cisternas abertas e poucas casas nas cidades com caixas de água abertas. Além disso, apenas 20% da população brasileira se aglomerava nas cidades, as demais estavam no campo. Hoje o cenário é bem diferente: o número de habitantes é muito maior que no tempo de Oswaldo Cruz, e 80% das pessoas moram em cidades infestadas pelo mosquito.

Como se não bastassem as epidemias anuais de dengue, em dezembro de 2013 desembarcou da Ásia o vírus chikungunya na ilha caribenha de Saint Martin. O intenso tráfego humano atual pelo planeta globaliza ainda mais os microrganismos. A história da febre amarela recém-chegada em Barbados no século XVII, que vimos anteriormente, se repete. Dessa vez, o vírus chikungunya saltou de ilha a ilha, e em seis meses tomou conta das ilhas caribenhas. A doença avançou para o continente americano, e o inevitável ocorreu: chegou ao Brasil em 2014.[130] Passávamos a conviver com epidemias anuais de dengue e chikungunya pelo *Aedes aegypti*. Mas tinha mais por vir.

Enquanto os noticiários relatavam o novo invasor chikungunya, provavelmente outro vírus já circulava oculto pelo nosso Nordeste sem ser descoberto:[131] o zika vírus se escondia entre os diversos diagnósticos de viroses. Não sabíamos ainda, mas já havia desembarcado proveniente também da Ásia. O início de 2015 foi marcado pelas novas notícias: o zika vírus acomete brasileiros.

Oswaldo Cruz foi nocauteado pelo mosquito. O inseto retornou com força total às nações tropicais, e, agora, no Brasil, nos distribui a tríade viral urbana de todos os anos: dengue, chikungunya e zika vírus. E, mais, o mosquito não abandonará nossas cidades, teremos que tentar suprimir sua proliferação enquanto sua eliminação total já é impossível.

A PRIMEIRA GUERRA MUNDIAL

Junho de 1914: o sucessor do trono austro-húngaro, Francisco Ferdinando, em visita ao território da Bósnia, foi assassinado. O Império atribuiu a autoria do crime ao movimento nacionalista da Sérvia e declarou guerra a esta nação. Como uma cascata, o conflito faria entrar países aliados nos dois lados, ocasionando a generalização do confronto. Iniciava-se a Primeira Guerra Mundial, já prevista pelas décadas de imperialismo colonial, disputa pelos mercados econômicos, nacionalismo e fortalecimento militar. Aliados a toda e boa guerra, viriam os microrganismos.

Epidemias pelo tifo não assustavam a população mundial desde o final do século XIX e estavam sob controle. Diversas regiões relatavam casos esporádicos por ano e mesmo epidemias, mas de dimensões nada alarmantes. Apenas uma delas permanecia como área endêmica, com taxas anuais da doença não tão desprezíveis: o Leste Europeu. A Rússia apresentava uma média de 90 mil casos por ano. Qualquer situação histórica que proporcionasse fome e guerra, com aglomeração de pessoas e proliferação dos piolhos, poderia criar condições para que o tifo eclodisse em um desastre humano.

As forças do Império Austro-Húngaro iniciaram seu ataque à Sérvia, bombardeando e cercando Belgrado, para tomar a cidade em novembro de 1914. Enquanto os austríacos comemoravam a invasão desse território, os civis e militares da Sérvia aglomeravam-se ao sul, em condições propícias para o surgimento do tifo. Em novembro, a epidemia eclodiu entre os povos da Sérvia, que, no mês seguinte, lançou um contra-ataque ao exército austríaco e retomou a cidade de Belgrado. Mas a situação da região era diferente – as cidades estavam em ruínas, não dispunham de locais para o atendimento dos doentes; a população vivia em alojamentos improvisados com lotação acima do ideal; e havia, principalmente, prisioneiros austríacos, muitos com tifo, totalizando 60 mil soldados.

Esses homens eram enviados a prisões da Sérvia em trens lotados, os exércitos sérvios eram transferidos para áreas diferentes e a população peregrinava à procura de condições melhores de moradia. Assim, o tifo disseminou-se com mais velocidade no inverno de 1915, nos meses de fevereiro e março, atingindo o auge em abril. A taxa de mortalidade chegou a 60% – 150 mil pessoas acometidas morreram em apenas seis meses. As ocorrências eram de até 6 mil por dia em diversas regiões da Sérvia, e incluíam militares e civis. O número de médicos no território sérvio sofreu baixa em decorrência do tifo – do total de 350, 126 morreram; alguns hospitais perderam até 80% dos médicos. Metade dos prisioneiros austríacos morreu nos campos vitimada pelo mal.

As operações militares da Sérvia foram suspensas para o controle da doença por vários métodos de saneamento, que visavam ao combate dos piolhos (conhecido como causador do tifo desde 1909), o que não impediu a morte de cerca de 25% de seu exército. Enquanto isso, a força austríaca não pôde prosseguir com a invasão. A guerra nessa fronteira oriental permaneceu parada por seis meses.

A Rússia sofreu várias derrotas na fronteira com a Alemanha e o Império Austro-Húngaro, sendo obrigada a recuar, perdendo territórios. Os soldados permaneciam nas trincheiras, onde a disseminação dos piolhos os fazia ter mais medo do tifo do que da própria guerra. No primeiro ano do confronto, 100 mil casos da doença ocorreram na Rússia; após as derrotas do ano de 1916, com o recuo do exército, o número de casos já atingia 150 mil. Mas seria entre os anos de 1917 e 1921 que a população mais sofreria com as epidemias de tifo, registrando-se um total de 30 milhões de acometidos.

Nas cidades russas, a insatisfação da população aumentava com a escassez de alimentos, o aumento dos preços e as derrotas na guerra. Fome, miséria e doenças alastravam-se no campo e nas cidades. Não suportando mais a situação, o czar Nicolau II foi obrigado a renunciar em março de 1917, e um governo provisório assumiu. O novo governo e o seguinte não foram capazes de resolver os problemas, persistindo na guerra, e a instabilidade política levou à Revolução Bolchevique em outubro daquele ano. E, com a Revolução, o tifo explodiria.

Lênin, que comandava a formação da Guarda Vermelha armada, pôde colocar em ação a Revolução de outubro. Ele assumiu o poder e tratou de assinar um acordo de paz, tudo o que a população pleiteava. Com Lênin no comando, os bolcheviques deram início a reformas no sistema político e econômico da Rússia, o que acarretaria uma guerra civil em condições de vida ainda piores e adequadas às epidemias de tifo.

As terras agrícolas foram nacionalizadas e assentados camponeses; os estabelecimentos industriais e bancos foram tomados pelo governo; e o controle das fábricas foi transferido para o Estado. Não demoraram a surgir opositores ao regime de Lênin, entre os quais capitalistas e proprietários de fábricas, indústrias e terras, que arregimentaram partidários diversos. Começava a guerra civil entre o Exército Vermelho e os contrarrevolucionários, chamados de Brancos. O "terror" foi implantado na Rússia – toda pessoa suspeita de ser contrária ao regime era aprisionada ou assassinada. Somente em 1922 a guerra civil chegou ao fim, mas deixou a Rússia em frangalhos.

Desde as derrotas do Exército Russo em 1916, percorrendo a Revolução Bolchevique de Lênin, até 1923, a população enfrentou miséria, fome, desnutrição e condições insalubres de vida, enquanto se construíam 70 mil campos de concentração para prisioneiros políticos. Tais circunstâncias contribuíram para a disseminação dos piolhos e o acometimento de 30 milhões de pessoas pelo tifo, com a morte de três milhões, uma das maiores epidemias da história.

Enquanto o tifo se propagava no Leste Europeu, a Europa aventava momentos melhores com os estertores da guerra. O ano de 1918 marcou as constantes derrotas da Alemanha e do Império Austro-Húngaro. Territórios eram conquistados pelas forças adversárias. A guerra caminhava para o fim. Porém, o fim de uma tragédia marcaria o início de outra muito maior e, agora, globalizada.

UM VÍRUS NOVO

A humanidade atingida por um vírus mutante de animais não era novidade e voltará a ocorrer no futuro. Dentre esses candidatos, podemos destacar o mais promíscuo de todos em termos de escolha do animal a invadir: o vírus *influenza*, da gripe. Seu batismo vem das épocas remotas ainda sob o domínio da teoria dos miasmas. Os italianos conheciam a doença nos invernos anuais. A relação foi óbvia: os ventos gelados desses períodos traziam os miasmas. Portanto, era a doença pela influência, *influenza*, dos ventos do inverno. Depois, os franceses a chamaram de doença que agarrava a pessoa por alguns dias e a derrubava no leito: em francês, *gripper*, "agarrar".

O problema do vírus *influenza* reside em ter a capacidade de invadir diversas espécies de animais, como as aves migratórias e aquáticas, além dos porcos e aves domesticadas, o que o torna, para nós, potencial assassino. Por quê?

Os diversos tipos de vírus *influenza* das aves aquáticas podem sofrer mutações e passar a infectar o homem. Estaríamos, assim, vulneráveis a um vírus desconhecido, portanto, com tendência a pandemia, além de elevada letalidade. Mas ainda há uma outra via possível de nos atingir. O vírus aviário pode invadir os porcos, e, nos suínos já infectados pelo vírus humano, poderá ocorrer uma mistura do material genético viral. Dessa forma, cria-se um vírus totalmente novo com fragmentos genéticos do vírus aviário, humano e suíno. Também desconhecido ao homem, com capacidade de pandemia e letal.

Em algum momento e lugar, provavelmente um vírus mutante das aves aquáticas sofreu mutação enquanto se replicava. Expulso do organismo aviário, pode ter infectado outras aves e, talvez, agora, as galinhas domesticadas. De alguma maneira, atingiu os primeiros doentes dessa década de 1910. Ou, quem sabe, o vírus possa ter nos atingido diretamente da ave selvagem sem passagem por qualquer domesticada. De qualquer maneira, iniciou-se, assim, a grande epidemia da gripe espanhola, conhecida em 1918. Como sabemos que veio provavelmente de mutações de vírus aviário? Sem passar pelo embaralhamento genético nos porcos? Através dos avanços científicos da atualidade.

No início do século XXI, pesquisadores resolveram buscar material genético do vírus da gripe espanhola. Agora, tinham às mãos recursos para encontrar fragmentos de RNA viral. Bastava saber onde procurar. Conseguiram. Encontraram em cinco fragmentos de pulmão de pessoas mortas à época: dois fragmentos pulmonares conservados após necropsia de civis londrinos; dois em militares americanos e o quinto em uma esquimó enterrada nas terras geladas do Alasca, que conservou seu pulmão. As bancadas do laboratório revelaram o assassino de 1918. Era um dos diversos tipos de vírus *influenza*: o H1N1.

Apesar dos indícios apontarem para sua vinda das aves, ainda há muita controvérsia causada pelos trabalhos posteriores ao estudo genético sobre se houve ou não mistura de material de RNA. Mas, de qualquer maneira, visualizamos o responsável pela catástrofe de 1918. Bastava agora saber de onde tinha partido para atingir o globo, e alguns candidatos da origem despontam.

Provavelmente, o vírus emergiu em uma área rural, recheada de criações animais. Em 1918, a cidade de Haskell abrigava seus 1.700 moradores. Incrustrada no interior do Kansas, Estados Unidos da América, sua população era eminentemente rural com colheita de grãos anuais, e, principalmente, entrelaçada com as criações de porcos, aves, gado e cavalos. Um meio adequado para vírus *influenza* mutante. No final de janeiro, no pequeno núcleo urbano rodeado pelas criações, o dr. Loring Miner alertou as autoridades: estava atendendo um número considerável de doentes pela gripe. Mas, diferente do esperado, seus doentes se debilitavam muito. E mais, jovens saudáveis estavam sucumbindo. Em poucos dias, muitos casos apareceram na cidade e, pior, começaram as mortes.[132] Apesar disso, da mesma forma que vieram, os doentes começaram a cessar. Pouca importância foi dada, mas hoje muitos acreditam ter sido a origem do vírus. Apesar da rotina de Haskell ter voltado ao normal, o vírus encontrou local ideal para aportar a pouco mais de 300 quilômetros da cidade: o acampamento militar Funston.

O acampamento militar estava muito diferente de sua característica habitual. As construções que albergavam dormitórios, enfermaria, cozinha, refeitório, escritório ou sala de comando não mais estavam isoladas no terreno. Era a véspera do envio de tropas americanas ao campo de batalha europeu. Por isso, as construções permanentes estavam rodeadas de barracas temporárias. Centenas de barracas com tenda pontiaguda e, precisamente espaçadas, albergavam 56 mil combatentes à espera de serem enviados à guerra. Jovens de vários cantos americanos convergiram para aquelas terras, e o *influenza* os encontrou.

Final de fevereiro e início de março, começaram a adoecer. A fila de soldados doentes fez ampliar os leitos no hospital militar. As mortes começaram. As viagens de familiares ou mesmo a folga de militares espalharam a gripe para cidades do Atlântico e outros acampamentos. Uma rede de comunicação humana espalhou o vírus, e, por fim, combatentes o levam à Europa.

Apesar de essa ser a teoria mais aceita, muitas dúvidas e debates ainda pairam. Alguns acreditam que o vírus se originou na China. No final de 1917, havia 140 mil chineses recrutados pelos ingleses como trabalhadores na guerra.[133] Estavam aglomerados em barracas à espera do embarque. Partiram pelo Pacífico, aportaram nas terras inglesas próximo a Vancouver e foram transportados por trens até a costa Atlântica. Dalí para a Europa. Outros afirmam que a gripe já circulava pela Europa em guerra antes da chegada de americanos ou chineses. De qualquer forma, foi Madri que a relatou, daí o nome "gripe espanhola", mesmo que a Espanha não seja apontada como sua origem.

Apesar de Berlim já receber informação de tropas doentes, e soldados estarem acamados no exército francês, inglês e belga, ninguém assumiria a epidemia. Exército adoecido seria sinônimo de enfraquecido e elevaria moral dos inimigos. Foi preciso aguardar a epidemia em Madri, neutra no conflito, para o alerta mundial. Na capital espanhola ficou claro que um novo microrganismo emergira: um em cada três habitantes caiu doente, e o próprio rei espanhol, Alfonso XIII, foi acamado. O alerta mundial foi dado, a pandemia da gripe espanhola se iniciava.

Cerca de um quinto da população mundial foi acometido pela doença, com uma taxa de mortalidade ao redor de 0,5% a 1,2%, o que significou a morte de cerca de 22 milhões de pessoas, muito mais que os 8 milhões de combatentes da guerra. Alguns elevam o número provável de mortes ao redor do mundo para 50 milhões, enquanto outros pessimistas para 100 milhões. A mortalidade variou de região para região, e foi muito maior nas áreas em que a doença nunca havia ocorrido, onde, portanto, a população não lhe tinha imunidade.

Os Estados Unidos da América perderam quase 1% de sua população. Em Samoa, esse percentual chegou a 25%; no Alasca, vários grupos de esquimós foram dizimados; e a Índia, uma das principais vítimas da gripe, perdeu 12 milhões de vidas. Por isso que, apesar de o número oficial de mortes ter sido estimado em 22 milhões, aventa-se a possibilidade de ser muito maior, ainda mais pela dificuldade de estatísticas de óbitos nos países da África; na Rússia, que vivia sua Revolução e consequente desorganização; e nas regiões superpovoadas da Ásia.

A GRIPE ESPANHOLA SE PROPAGA

Após essa primeira onda da epidemia, quando a doença já se disseminava pelo mundo, veio a segunda onda, mais devastadora. Começou no mês de agosto de 1918 de forma simultânea nos Estados Unidos, Europa e costa oeste da África. A cidade africana de Freetown, em Serra Leoa, recebeu a gripe pelas embarcações inglesas em agosto, e em um mês a doença já tinha atingido dois terços da população, matando 3% dos enfermos. Nas cidades dos Estados Unidos, a gripe alastrou-se de Boston para toda a nação. Os militares continuavam a ser as principais vítimas.

Um dos relatos que descrevem melhor a fúria da gripe nesse grupo foi sobre uma tropa militar americana a caminho da Europa. A epidemia iniciou-se entre os militares da infantaria que se preparavam para uma missão na França. Ao longo de sua marcha de Nova Jersey para Nova York, onde embarcariam, começaram a surgir doentes com gripe que foram abandonados nas estradas. Chegando a Nova York, os não acometidos pela doença, um total de 9 mil militares, embarcaram no navio Leviathan rumo ao extremo oeste da França no dia 29 de setembro. Mas nas primeiras 36 horas de viagem já apareceram cerca de 700 militares doentes, com notificação da primeira morte. O número de enfermos subiu para 2 mil e, com apenas quatro dias no mar, crescia a quantidade de mortes diárias: 3, 7, 10 e 24, chegando a 31 em 7 de outubro, quando finalmente o Leviathan aportou na cidade francesa

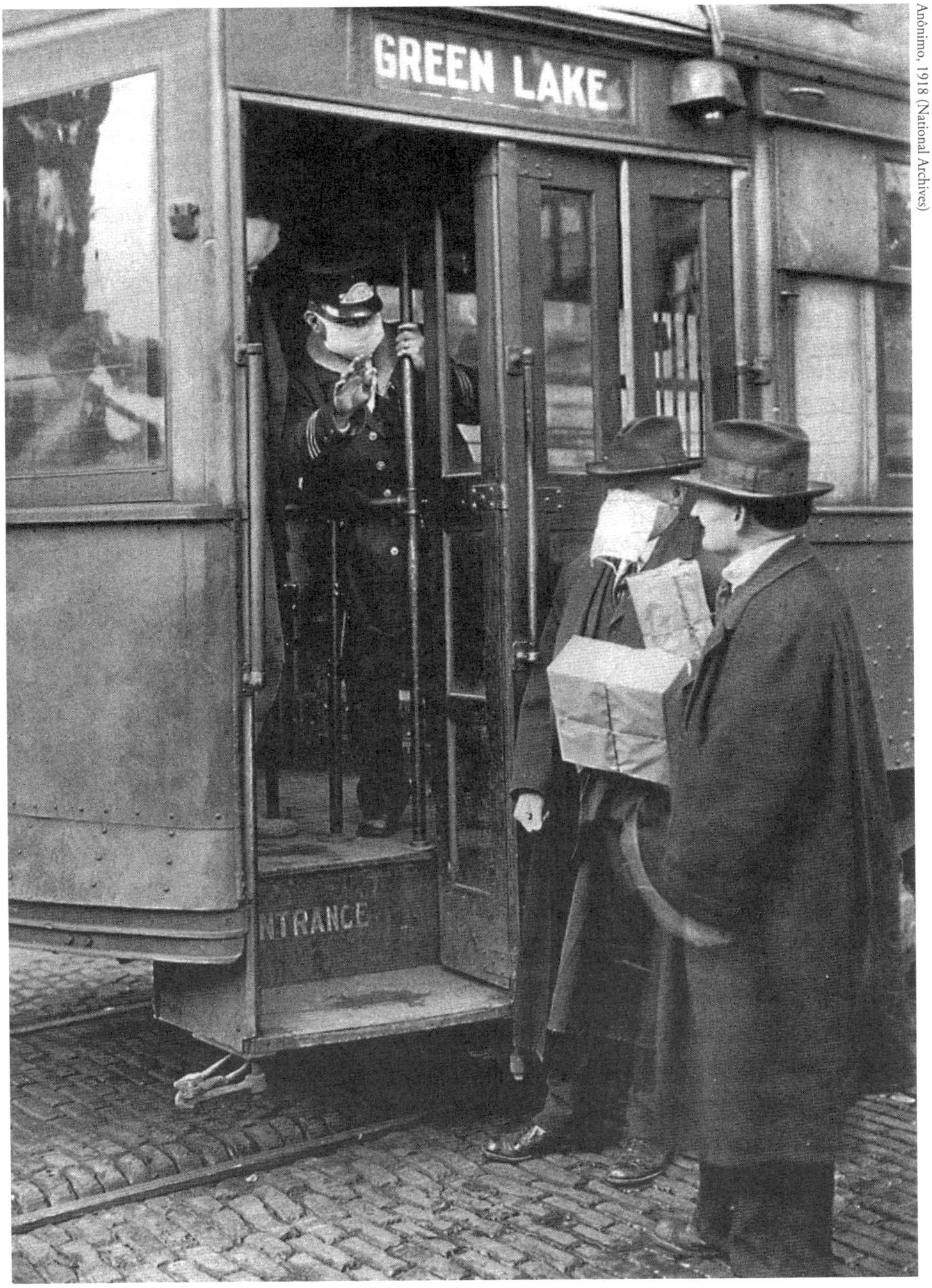

Anônimo, 1918 (National Archives)

Condutor de bonde em Seattle, nos Estados Unidos, barra a entrada de um cidadão por não estar usando a máscara obrigatória na época da gripe espanhola, em 1918.

de Brest. Na viagem, os mortos eram lançados ao mar sem identificação, os quartos pouco arejados ficavam lotados de doentes e até mesmo de cadáveres que demoravam a ser removidos. O pânico tomou conta das pessoas, que se recusavam a limpar o chão contendo sangue proveniente de hemorragias, pois tinham medo do contágio. A gripe persistia espalhando-se entre os militares em marcha pela Europa.[134]

A taxa de mortalidade atingiu o pico no mês de outubro de 1918 em todo hemisfério Norte – os americanos internaram cerca de 45 mil homens nos hospitais de guerra e 10% deles morreram. Os alemães perderam 225 mil pessoas. A cidade de Damasco teve dificuldade de resistir aos ataques dos aliados em razão do estado de saúde dos turcos acometidos pela gripe. Na Itália, a doença matou 375 mil habitantes, com a cidade de Turim computando 400 mortes por dia. Paris contou 5 mil mortos por semana; na Inglaterra, o número de óbitos foi de 228 mil.

Nos Estados Unidos, a doença atingiu todos os estados. No auge da epidemia, na Filadélfia, morreram cerca de 7 mil pessoas em duas semanas. O número de mortes excedia a quantidade de caixões existentes para os enterros; assim, medidas de emergência foram adotadas para produzi-los. Até mesmo a madeira de portas velhas foi empregada na produção de caixão. Os bondes tinham seus acentos removidos para, lotados de caixões, se transformarem em carros funerários. Aumentava o número de crianças órfãs no país. As máscaras se disseminaram pelas cidades. Agora, víamos todos utilizarem o novo vestuário de pano na face, transeuntes, policiais, funcionários dos correios, vendedores, motoristas de bondes e guardas de trânsito. As máscaras tornaram-se obrigatórias em algumas cidades, e quem não as usasse era barrado em estabelecimentos comerciais e bondes.

O número de acamados subia. Ginásios de universidades foram preenchidos com macas e se transformaram em hospitais de campanha, assim como clubes, fábricas, igrejas, teatros e repartições públicas.

Enquanto isso, os médicos tentavam por todos os meios conter o avanço da epidemia e o número de mortos. Lançavam mãos das terapias da época. Recomendavam inalação com óleo de eucalipto para limpar as vias aéreas, bem como de cânfora e substâncias mentoladas. Higiene bucal frequente com pequenas porções de permanganato de potássio também eliminaria o agente. Gargarejos com água morna e sal destruiriam o vírus, além da ingesta de álcool. A prevenção advinha de lavagens constantes das mãos, isolamento dos doentes em quartos próprios e cuidados com a manipulação de dinheiro, jornais e revistas que outros tivessem usado.

No final de maio de 1919, a gripe chegou a Bombaim. Pelas estradas ferroviárias, espalhou-se por toda a Índia, acometendo mais da metade da população. Em Bombaim, em uma semana, morreram cerca de 1.500 pessoas. A cidade de Madras parou no tempo, as escolas suspenderam suas atividades pela ausência de alunos sadios, os bondes foram recolhidos por falta de funcionários, os órgãos públicos não abriram pelo mesmo motivo e os correios fecharam. A produção indiana de algodão e juta diminuiu, contribuindo para o prejuízo econômico. Como as monções foram amenas naquele ano, a colheita foi fraca, o que ocasionou a fome e contribuiu para que 12 milhões de pessoas morressem em decorrência da gripe.

A economia mundial entrou em crise, diminuíram as explorações de ouro na África do Sul, com a falência de empresas em todos os continentes – as plantações de café na América Central foram duramente prejudicadas, a fome agravou a situação no vale do rio Ganges, batatas não eram plantadas na Polônia. Sem contar a situação que vivia a Europa, recém-saída da Primeira Grande Guerra.

NO BRASIL – UMA HISTÓRIA CONHECIDA

A gripe espanhola está mais viva em nossas vidas do que você imagina. Sua história, de pouco mais de um século, poderia ser recontada nos dias atuais. Por quê? Você saberá ao fim de sua descrição.

Tudo sugere que o navio Demerara, de bandeira inglesa, partido de Lisboa, tenha trazido a gripe em setembro de 1918. Atracou em Recife, Salvador e Rio de Janeiro. O vírus desembarcou.

No Rio de Janeiro, políticos, grande parte da população e da mídia a trataram com descaso. Não acreditavam no poder letal do novo vírus. Muitos a descreviam como uma simples gripe corriqueira de "limpa velhos". Nome dado em razão de a população idosa ser vulnerável às gripes ocasionais. Jamais imaginavam a mortandade de todas as faixas etárias. A população estava mais apreensiva com as prováveis medidas autoritárias que o governo poderia tomar para conter a epidemia do que com sua gravidade.

Porém, o vírus mostrou sua face agressiva. Cariocas começaram a tombar nas camas, e os óbitos se iniciaram. Médicos e políticos começaram o alerta:

os serviços de saúde iriam colapsar. Não haveria leito suficiente para atender o número de casos graves que ascendiam. Conforme os casos não pararam de crescer, aumentavam as críticas às ineficazes medidas do governo em tentar contê-las. As comissões do governo eram chamadas de incompetentes e negligentes. Criticava-se o descaso em relação à epidemia e morosidade nas condutas. Oposição política engrossava as vozes do populacho e da imprensa.

Membros do governo, desgastados, eram trocados. O chefe e os membros do Serviço de Combate à Epidemia perderam cargos e foram substituídos. O renomado médico Carlos Chagas, descobridor da doença de Chagas, foi convidado a ocupar o cargo. Mas declinou. Enquanto isso, o presidente eleito, Rodrigues Alves, foi acometido pela gripe e não tomaria a posse em 15 de novembro daquele fatídico ano, falecendo no início de 1919.

Enquanto isso, o número de mortes aumentava, o comércio parava e as lojas fechavam pela falta de funcionários saudáveis. Muitos morriam em casa, e há até relatos de familiares que colocavam os pés dos cadáveres na janela para serem avistados e recolhidos pelos órgãos públicos funerários, quando não os colocavam diretamente na rua.[135] O Rio de Janeiro perderia 1,5% de sua população vitimada pela gripe.

São Paulo foi outro alvo da epidemia. O estado proibiu aglomerações, fechou bares e restaurantes. Suspendeu partidas de futebol. Encerrou atividades em teatros e museus. O comércio fechou e a economia foi nocauteada.

Cemitérios foram ampliados e foi criado o Cemitério da Lapa.[136] A cidade se preparava para um elevado número de mortos. Estava proibido acompanhar os enterros e as visitas aos cemitérios. Apenas poucos familiares das vítimas podiam se despedir no enterro. Covas coletivas receberam aglomerados de cadáveres sem caixão no Brás sob críticas e revolta da população.

Os médicos disseminavam as informações, via jornais e panfletos, para a lavagem das mãos frequentemente como forma de evitar o mal. Enquanto isso, máscaras cirúrgicas protetivas se esgotavam nas poucas lojas que as comercializavam. Vencer a doença requeria também a ingesta de limão, vinho, alho, cebola, pimenta, sal, cachaça e emprego de tabaco. Alguns acreditam que, nessa epidemia, a receita caseira de limão, alho e mel acrescidos de cachaça para combater o mal foi a precursora da "caipirinha".

Médicos e população se agarravam a uma única droga possível à disposição contra o mal: o quinino. Receitas recomendavam a droga para a contenção da enfermidade. Quinino, o precursor da hidroxicloroquina.

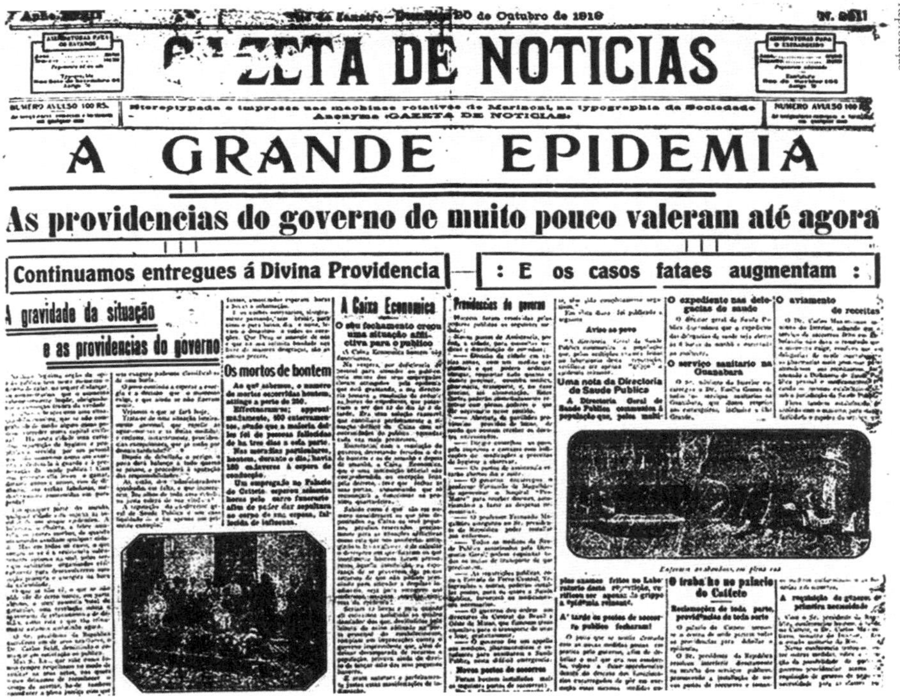
de Outubro de 1918

TA DE NOTICIAS

A GRANDE EPIDEMIA

As providencias do governo de muito pouco valeram até agora

Continuamos entregues á Divina Providencia

: E os casos fataes augmentam :

A gravidade da situação e as providencias do governo

A Caixa Economica

Os mortos de bontem

Providencias do governo

Aviso ao povo

Uma nota da Directoria de Saude Publica

O expediente nas delegacias de saude

O serviço sanitario na Guanabara

O aviamento de receitas

O trabalho no palacio do Cattete

Novos postos de soccorro

Críticas aos órgãos governamentais foram comuns nas grandes epidemias desde a Antiguidade. Aqui no Brasil, com a gripe espanhola, a história seria a mesma.

O número de doentes graves fez com que surgisse a necessidade de hospitais de campanha. Foram, então, improvisados leitos na Hospedaria dos Imigrantes para acomodar até mil pessoas. Leitos foram abertos também em fábricas, clubes esportivos, escolas e construções religiosas. Todos contribuíam para vencer o mal. Porém, São Paulo perdeu próximo a 1% de sua população.

Após suas ondas epidêmicas, o vírus desapareceu. Mas, sem sabermos, permaneceu na natureza à espreita. Quem imagina que a história da gripe espanhola é coisa do passado se engana. Uma nova epidemia de gripe, tão mortal quanto a vivida no ano de 1918, é uma ameaça constante ainda hoje.

REDUTOS DOS NOVOS *INFLUENZA*

Passado o pânico, o mundo continuou com suas epidemias anuais de gripe de todos os invernos. Ora no hemisfério Norte, ora no Sul. O vírus comum, H1N1, não preocupava as autoridades de saúde e muito menos a população que passou a interpretar a gripe como uma doença inofensiva. Porém, diversos tipos de *influenza* estavam lá, nas aves migratórias e aquáticas, sendo eliminado na natureza. Além disso, outros tantos estavam aqui, nas criações de aves e porcos, cada qual com seu vírus. E, pior, a todo instante os porcos eram infectados por ambos os vírus de aves e humanos nas diversas criações domésticas. Era questão de tempo para uma nova pandemia.

Em 1957, ocorreu o inevitável: algum suíno foi infectado pelo vírus aviário. O local? Em uma das inúmeras criações asiáticas. Talvez em alguma área rural com criação conjunta de porcos e galinhas? Talvez em algum dos mercados abarrotados de animais, com galinhas e porcos trocando seus excrementos? Talvez aves aquáticas tenham pousado nas imediações das criações de suínos? Apesar de tantas dúvidas, uma coisa é certa, o suíno foi infectado. De tantos tipos prováveis que habitam as aves, o escolhido foi o tipo

H_2N_2. Agora, nosso porco multiplicava em suas células o *influenza* H_2N_2 das aves. Porém, algo a mais o infectara.

O vírus humano H1N1 também infectou esse suíno. Ambos, durante as replicações, e no momento de empacotar os fragmentos genéticos, acabaram por misturá-los. Nasceu um novo H2N2, com capacidade agora de retornar aos humanos e infectá-los. E, além disso, era eliminado pelo homem para infectar outras pessoas. Nascia a pandemia da gripe asiática de 1957.[137]

A nova epidemia mataria 1 milhão de pessoas na Ásia e ainda respingaria em outras nações. Nada comparável à gripe espanhola. Em pouco tempo, o novo H2N2, como todo bom vírus, se adaptou ao homem e reduziu sua agressividade. Passávamos a tê-lo como causador de gripe comum. Isso até 1968.

Em 1968, novamente a história se repete, e dessa vez nas proximidades de Hong Kong. Tudo de novo. Nosso vírus H2N2, invadiu os porcos. Ao mesmo tempo, um novo vírus das aves, agora um H3, também os invadiu. Nova mistura genética e emerge o novo vírus H3N2. O mundo é apresentado à nova epidemia de Hong Kong de 1968.

Novamente, o H3N2 se adapta ao homem e desde então é um dos tipos *influenza* que nos causam a gripe comum dos dias atuais.

E março de 2009, os noticiários alarmaram o mundo com a notícia da nova epidemia pelo vírus da gripe suína, um H1N1 originário no México e Sudoeste dos Estados Unidos da América. A epidemia progrediu e avançou para mais de 30 países. A história é recente em nossas lembranças: prontos-socorros lotados de filas para atendimento, hospitais cheios, mortes de jovens, gestantes como alvo da doença e países se rendendo um a um com a chegada da epidemia. Jornais e noticiários atualizando as mortes e os casos. Porém, foi pouco discutido o bastidor dessa nova epidemia.

As trocas virais para a formação do vírus de 2009 iniciaram-se ainda na década de 1980, às escondidas da ciência. As aves despejavam seus vírus H1N1 na natureza e bombardeavam a alimentação dos porcos a todo instante. Enquanto isso, o homem também fornecia seu vírus da gripe comum, agora o H3N2, aos porcos de criação. Conclusão: um caldeirão de mistura genética ia se formando à medida que os porcos recebiam, no mesmo instante, ambos os vírus.[138] Além disso, o próprio vírus dos porcos, H1N1, misturava seu material genético quando infectado concomitante ora com o das aves, ora com o dos humanos. Uma quimera de vírus novos ia se formando na natureza. A qualquer momento algum atingiria o homem.

Pouco antes da epidemia de 2009, tínhamos já a presença de porcos com vírus formado pela mistura genética de quatro vírus: um de porcos americanos, um de porcos europeus, um humano e um das aves.[139] Nas vésperas de 2009, ocorreu a gota de água que faltava. Mais dois fragmentos de RNA do *influenza* das aves foi acrescentado a esse mosaico viral. Pessoas em contato com os porcos se infectaram, agora, por um novo vírus. Iniciou-se a primeira pandemia de gripe do século XXI em 2009.

Para nossa sorte, o vírus de 2009 ainda continha fragmentos de vírus humano. Então, não era um *influenza* totalmente estranho, e, portanto, sua mortalidade não se comparou à da gripe espanhola. Mas nem por isso estamos livres de um vírus mutante diretamente das aves causar nova epidemia mortal. Se você se impressionou com a covid-19 de 2020, nem imagina o que podemos ainda vir a sentir.

1997 – QUASE OUTRA TRAGÉDIA

Era março de 1997, os membros do governo de Hong Kong preocupavam-se com um problema que, no início, parecia afetar apenas a economia da região. As fazendas passavam por sérias dificuldades com uma epidemia de gripe, iniciada perto de Yuen Long, que acometia as criações de galinhas. Sete mil desses animais morreram em consequência da doença, que se espalhou para as fazendas vizinhas. O departamento da agricultura identificou o agente causador do mal, o vírus *influenza* H5N1. Conhecido por infectar as aves e não o homem, tratava-se de um fato semelhante ao ocorrido anos atrás no México, e que alarmou apenas os órgãos econômicos.

Em maio de 1997, dois meses após o episódio da epidemia das galinhas, internava-se num hospital de Hong Kong uma criança de apenas três anos com sintomas de gripe. Estranhamente, ela evoluiu com deterioração clínica, complicações pulmonares e óbito em 12 dias. Seus fluidos orgânicos foram enviados para o laboratório de virologia, onde se identificou o agente causador da doença, o *influenza*. Mas nenhuma das cepas humanas testadas, H1 e H3, era identificada como responsável. As amostras foram então encaminhadas para novos testes nas unidades do Centro de Controle e Prevenção de Doenças (CDC) em Atlanta e Londres.

Em agosto chegavam membros do CDC a Hong Kong para investigar o caso, por um motivo muito simples mas extremamente alarmante: as cepas haviam sido identificadas como do tipo H5N1, nunca visto em humanos. O laboratório de virologia de Hong Kong foi examinado para descartar uma contaminação.

Colheram-se amostras de sangue e secreções da garganta de todas as pessoas que mantiveram contato com a criança e também da população, totalizando cerca de 2 mil indivíduos. Apenas nove deles mostravam indícios de contato prévio com esse tipo de vírus, mas nenhum ficara doente. A fonte suspeita da infecção que acometeu a criança foi um local de sua escola em que ela brincava e onde haviam morrido galinhas. O caso ganhava interpretação de um episódio isolado e não causou grande repercussão.

As autoridades médicas permaneceram em estado de alerta. Por seis meses, nenhum caso novo apareceu, o episódio estava aparentemente resolvido. Mas, no fatídico mês de novembro, o mundo esteve sob a ameaça de reviver os acontecimentos de 1918. No dia 6, internava-se outra criança, de dois anos, com sintomas de gripe, e o laboratório já isolava o tipo H5N1. Naquele mesmo mês, o número de pacientes internados por *influenza* H5N1 subiu para quatro, registrando-se duas mortes. Em dezembro, já eram dez pacientes internados com o tipo H5N1; a maioria deles havia tido contato com as aves, trabalhava em mercados de galinhas, as comprara ou manuseara. No total da epidemia, foram identificados 18 casos de gripe pelo *influenza* H5N1 e a assustadora taxa de mortalidade de 33%.

Membros do CDC retornaram a Hong Kong. Aquele *influenza* H5N1 apresentara capacidade de infectar o homem, porém, ainda não sofrera mutações que o capacitasse a ser transmitido de pessoa a pessoa: esse era o grande temor. Em reunião com os Departamentos de Saúde e Agricultura, a decisão foi tomada: tinham de sacrificar as galinhas. No final de dezembro de 1997, iniciou-se o controle da epidemia, e cerca de 1,2 milhão de galinhas foram mortas, além de 400 mil outras aves. A epidemia foi controlada, e não se registraram mais casos. O estudo posterior desse tipo de *influenza* revelou uma taxa de evolução fantástica: em poucos meses, poderia ter a capacidade de transmissão de pessoa para pessoa, desencadeando uma nova pandemia. Estávamos livres daquele *influenza* H5N1? Ledo engano.

Comemoramos a provável eliminação do *influenza* H5N1 por seis anos. Porém, em 2003 ele retornou com força total.[140] Não sabíamos, mas estava sendo disseminado pelas aves migratórias de norte a sul do Leste Asiático.[141] E mais, as rotas migratórias o levavam para o Oriente Médio e o despejavam na África e Europa. Uma a uma, as criações domésticas de aves, galinhas, eram acometidas pelo vírus. O estrago estava instalado. O extermínio das criações infectadas não o eliminaria mais da natureza.

A partir de então, começamos a presenciar doentes infectados pelo novo H5N1. Até o momento, por sorte, o vírus tem a capacidade de infectar o homem, mas não de ser eliminado por um doente a ponto de desencadear uma epidemia. A maioria dos poucos casos de doentes adquiriram o vírus do contato próximo com secreções e excrementos das aves infectadas. Até o início da covid-19, a Organização Mundial da Saúde (OMS) relatara 861 doentes pelo novo *influenza* H5N1, com 53% de letalidade.[142] Torcemos para um dos vírus *influenza* não sofrer mutação que o torne transmissível de pessoa a pessoa.

OS *INFLUENZA* CANDIDATOS SE ALTERNAM NA LIDERANÇA

No início de 2013, um senhor de 87 anos habituado com problemas pulmonares e hipertensão procurou ajuda no Hospital Fifth People de Xangai. A tosse não acalmara e, agora, acompanhada de febre elevada, iniciou falta de ar. Internado pela gravidade, seus pulmões estavam tomados pela infecção, e, apesar de todas as medidas, ele faleceu. Sua idade avançada e os problemas pulmonares prévios justificariam a complicação da infecção. Isso, se não fosse por um segundo paciente.

No mesmo período e hospital, um rapaz de 27 anos também foi internado. O destino se repetiu. Apesar de jovem, a infecção em ambos os pulmões progrediu e ocasionou o óbito. O jovem ativo trabalhava como açougueiro e, portanto, em contato próximo com suínos e aves.

Coletaram secreções de ambos para investigação e, novamente, prendíamos a respiração. Dessa vez encontraram outro *influenza* das aves com capacidade de infectar humanos.[143] Começava a era do H7N9. Agora, convivíamos com dois fortes candidatos a suplantar a gripe espanhola de 1918, o H5N1 e H7N9.

A corrida contra o tempo iniciou-se em 2013. Qual a extensão do problema? Os órgãos chineses rastrearam novos casos humanos, mercados de aves e porcos. Criações foram fiscalizadas e mercados lacrados. Todos os esforços para conter o avanço viral. Enquanto isso, novos doentes eram diagnosticados e relatados às autoridades: era prioridade do governo. Pior, as mortes se elevavam. Tudo levava a crer que o novo *influenza* H7N9 já estava disseminado na China. Isso porque os doentes chegavam de diversas províncias, desde Beijing ao norte até Guangdong ao sul. Outros vinham do litoral até das interioranas províncias de Hunan e Henan.

Os esforços para conter sua disseminação nos animais de criação foram árduos naquele fatídico ano de 2013. Ao final do ano, foram 139 doentes, e um terço morreu. Tudo levava a crer que o novo H7N9 seria muito mais preocupante que seu antecessor H5N1. E havia mais informações temerosas.

Em dezembro daquele ano um doente adquiriu o vírus ao visitar o mercado de aves em Shangai, tendo manipulado os animais. Até aqui preencheria a estatística dos doentes de 2013. Porém, debilitado, foi cuidado pelo pai e pelo irmão. A dupla se revezava no auxílio necessário ao doente acamado. Também o acompanhavam ao médico. Em poucos dias, o terror: ambos adoeceram. O H7N9 tinha a capacidade de ser transmitido de pessoa a pessoa, e não apenas adoecia quem entrasse em contato com as aves infectadas. Mais três famílias também foram identificadas com transmissão do doente aos familiares saudáveis.[144] Apesar disso, ainda não há facilidade de o vírus ser eliminado e transmitido a outros. Nesses quatro exemplos, os familiares infectados tiveram um contato muito próximo e quase contínuo com os doentes. Ainda não chegamos à mutação viral capaz de causar uma nova pandemia, mas estamos próximos.

Até o início de 2020 já foram identificados 1.568 casos de doentes pelo H7N9. A cada momento corremos o risco de mutações, e resta novamente torcermos para que não seja repetida a epidemia de 1918.

O NAZISMO REDESCOBRE A PENICILINA

No começo do século XX, nos Estados Unidos, quase 1% da população morria por ano em decorrência de algum processo infeccioso. As infecções eram um temor, o pânico aflorava nas famílias quando um dos seus era acometido pela febre. A criança era uma vítima em potencial. Em 30% dos óbitos, a vítima tinha menos de 5 anos. A pneumonia, a tuberculose e as diarreias eram, respectivamente, a primeira, segunda e terceira principais causadoras de mortes na população americana. As três infecções ocasionavam um terço de todos os óbitos ocorridos nos Estados Unidos, 40% dos quais de crianças.

Os primeiros quarenta anos do século XX mostraram o reflexo dos avanços científicos do final do século anterior. As descobertas dos microrganismos como causadores dos processos infecciosos e, especialmente, do mecanismo de transmissão das infecções por meio de mosquitos, água contaminada, ratos e contato íntimo de pessoa com pessoa levaram à adoção de medidas de controle.

Tinha início uma grande atividade da saúde pública nas cidades mundiais. Sistemas de esgotos foram desenvolvidos e aperfeiçoados, a água começou a ser tratada com cloração antes de chegar às residências, difundia-se a educação e o esclarecimento da população sobre a importância de lavar as mãos, os alimentos eram rigorosamente inspecionados e tratados, os mosquitos eram exterminados do meio urbano, os ratos eram perseguidos e controlados, os pacientes transmissores de doenças contagiosas eram isolados.

Todas essas medidas causaram um impacto enorme nas taxas de mortalidade por doenças infecciosas. Aliado a isso, chegaram as novas vacinas contra o tétano, a difteria e a coqueluche. Sem a descoberta de nenhuma droga terapêutica, mas apenas sabendo a causa da transmissão das infecções e com as medidas de prevenção, o número de óbitos nos Estados Unidos foi quatro vezes menor. Em 1940 morria de algum processo infeccioso 0,2% da população americana, bem menos que o quase 1% de 1900.

Apesar de todo esse avanço, as infecções permaneciam um temor. Outro capítulo das doenças infecciosas seria escrito com a descoberta dos antibióticos, que proporcionaria uma nova queda da mortalidade por esses males. A descoberta da penicilina já foi contada e recontada diversas vezes. Porém, há caminhos diferentes de sua história, e, aqui, podemos relacioná-la às influências do nazismo.

A penicilina foi descoberta em 1928 por Alexander Fleming, nascido na Escócia em 1881. Graças a uma bolsa de estudos, Fleming cursou a Universidade de Londres, sendo empregado no Hospital Saint Mary, onde trabalhou no Departamento de Inoculação até aposentar-se. Foi no laboratório desse departamento que ele se viu agraciado com uma série de eventos que lhe permitiriam realizar uma das grandes descobertas do século XX, a penicilina.

Fleming cultivava estafilococos em sua bandeja, que continha meio de cultura para o crescimento dessas bactérias, quando se deparou com a contaminação de algumas colônias pelo fungo *Penicillium notatum.* Ele observou que ao redor dos fungos não havia crescimento do estafilococo e deduziu que o fungo deveria produzir alguma substância inibidora da bactéria. A penicilina, assim batizada em razão do nome do fungo que a produzia, estava à beira de ser descoberta.

Vários fatos contribuíram para o sucesso da descoberta de Fleming naquele setembro de 1928. Sua bandeja de cultura não poderia ser contaminada pelos esporos do *Penicillium notatum* se estes não estivessem suspensos no ar de seu laboratório em quantidade muito grande. O laboratório de Fleming recebeu os esporos do fungo pela porta, permanentemente aberta. Eles entraram pelo corredor, provenientes do andar de baixo, onde funcionava o laboratório de bolores, que cultivava o *Penicillium notatum.* Este contaminou a bandeja no momento exato em que Fleming inoculava o estafilococo, cujo crescimento foi inibido pelo fungo; caso houvesse contaminação após o início da proliferação do estafilococo, o fungo não teria a capacidade de inibir a bactéria e a descoberta não se concretizaria. Se Fleming estivesse cultivando outra bactéria, não sensível à ação do *Penicillium notatum,* o mundo aguardaria mais tempo por essa descoberta. O fungo também não teria conseguido crescer na bandeja se a forte onda de calor que se abatia sobre Londres tivesse permanecido, pois a temperatura elevada impossibilitaria seu desenvolvimento. Não é todo *Penicillium* que produz a penicilina. Por sorte, o fungo que estava sendo cultivado no andar abaixo do de Fleming era uma variante produtora da substância; caso contrário, a bandeja contaminada seria desprezada no lixo. E, finalmente, contrariando uma rotina em seu laboratório, Fleming não colocou a bandeja na incubadora, cuja temperatura elevada propiciava um crescimento muito mais rápido do estafilococo. Se a bandeja tivesse sido levada à incubadora, a alta temperatura não teria deixado o *Penicillium* crescer. Como Fleming entraria em férias por duas semanas, não viu necessidade de acelerar o processo, o que o fez deixar a bandeja na bancada, à temperatura ambiente, para garantir um bom crescimento do estafilococo até seu retorno. Isso propiciou o desenvolvimento do fungo.

Fleming começou seus estudos a partir do caldo de cultura em que se deu o crescimento do fungo, descobrindo que a penicilina apresentava ação destruidora sobre várias bactérias. O trabalho era animador, graças ao efeito eficaz contra bactérias causadoras de infecções de pele, garganta, pneumonia, gonorreia e meningite. Assim, ele deu início aos tratamentos por meio da aplicação local da penicilina nos tecidos infeccionados, lavando ferimentos de pele com a nova droga e aplicando-a em olhos infectados. Fleming estava longe de considerar a administração da penicilina por comprimidos ou na veia para agir em infecções.

Conhecido como uma autoridade no tratamento de pacientes com sífilis, Fleming foi o primeiro médico na Inglaterra a administrar, na veia, uma nova e promissora droga, o salvarsan, a base de arsênico. Por ironia, se tivesse testado a penicilina no combate à doença que o consagrava na prática médica diária, teria visto um efeito ótimo, e provavelmente mudaria a história de seu trabalho. A penicilina é usada até hoje como a droga de eleição para o tratamento da sífilis. Naquela época, os médicos estavam distantes da aceitação de uma substância que pudesse ser injetada na veia para debelar infecções, o que ajudou na decisão de Fleming de abandonar os estudos sobre a penicilina para retornar a seus projetos anteriores.

Os resultados de Fleming foram apresentados à comunidade científica no ano de 1929. Seu trabalho, publicado numa renomada revista científica britânica, podia ser lido pelo meio médico mundial. Porém, poucos deram atenção à nova droga. A penicilina passou despercebida durante uma década, nas folhas de um artigo. Mas retornou com força total às vésperas da Segunda Guerra Mundial.

O RENASCIMENTO DA PENICILINA

Em janeiro de 1933, Hitler foi nomeado chanceler pelo presidente Paul von Hindenburg; estavam abertas as portas para a ascensão definitiva do nazismo. Hitler consolidava seu poder enquanto as pesquisas da penicilina estacionavam, aguardando que o destino os unisse. O presidente Roosevelt aplicava sua política de recuperação econômica nos Estados Unidos, o New Deal, e Hitler começava a sua carreira na Alemanha de forma bem diferente.

Suspendeu o pagamento das dívidas da guerra, impôs seu regime de governo com a proibição de qualquer outro partido e a perseguição aos políticos que lhe eram contrários, assim como à população que não pertencesse à "raça superior" alemã. Os cofres do nazismo eram abastecidos com os recursos que não mais se destinavam ao pagamento das indenizações da guerra, assim como com o dinheiro confiscado dos perseguidos políticos e judeus e com o das empresas alemãs, obrigadas a entregar seus lucros excedentes.

A Alemanha nazista investia na construção de casas populares, sistemas de transporte, hospitais e, principalmente, na indústria militar. Empreendia seu fortalecimento nessa área com a fabricação de tanques, aviões e barcos de guerra, todos camuflados por terem sido proibidos pelos acordos do fim da Primeira Grande Guerra.

Com a recuperação industrial e as construções faraônicas, o desemprego no país despencou para um milhão em 1937. O número de perseguições e expulsões dos indesejáveis crescia com as anexações das nações vizinhas. A Alemanha nazista tornava-se cada vez mais insuportável para os perseguidos pelo regime de Hitler. Muitas pessoas eram obrigadas a tentar a vida em outros países. A Alemanha perdia um exército de mentes brilhantes em diversas áreas da ciência nos trens e navios dos refugiados. Entre esses fugitivos encontravam-se Ernst Boris Chain, que transferiu sua atividade científica para a Universidade de Oxford, na Inglaterra, sob o comando de Howard Walter Florey.

Ao saber da existência das culturas dos fungos de Fleming na universidade e animado pelos novos estudos da década que demonstravam o uso de substâncias administradas na veia em pacientes com infecções, Chain se interessou pela pesquisa da penicilina. Apoiado e incentivado por Florey, retomou as pesquisas do potencial terapêutico da nova droga, conseguindo verba da Fundação Rockefeller. No mesmo ano em que Florey e Chain iniciaram seus trabalhos, Hitler invadiu a Polônia e deflagrou a Segunda Guerra Mundial.

Florey e Chain determinaram a quantidade de penicilina produzida pelo fungo e o quanto seria necessário para a sua atividade. Purificaram a droga e conseguiram, por congelação, desenvolver o pó para diluição e administração pela veia. Encontraram sua forma ativa na urina de camundongos que a receberam pela veia, animando-se com a possibilidade de sua distribuição por todos os fluidos do corpo. Injetaram bactérias estreptococos em ratos e demonstraram que a administração da penicilina desse modo curava as infecções causadas por essas bactérias.

Os trabalhos de Florey e Chain foram publicados em agosto de 1940. Enquanto o mundo conhecia o poder da penicilina administrada para o tratamento de infecções, Hitler dava início aos ataques aéreos com o bombardeio da cidade de Londres, que duraria quase um ano, matando 40 mil civis.

Os primeiros tratamentos à base de penicilina foram feitos em crianças, que necessitavam de quantidade menor da droga, que ainda não podia ser fabricada em grande escala. Com os resultados animadores apresentados pela penicilina e diante do grande número de feridos na guerra, Florey e Chain iniciaram a produção da nova droga em maior quantidade. Florey criou em Oxford um "departamento de produção" – era a primeira vez na História que uma universidade produzia uma substância em grande escala. Oxford se organizava para isso: os frascos do meio de cultura eram fabricados para melhorar a produção, nutrientes eram desenvolvidos para que o fungo produzisse mais penicilina e pessoas se revezavam para o rolamento (agitação) dos frascos. Nesse início, precisavam proliferar o fungo para coletar, no caldo, a penicilina produzida.

A necessidade de aumentar a produção da penicilina fez aumentar o número de minifábricas em Londres. As Indústrias Químicas Imperiais começaram a fabricá-la. Com os bombardeios alemães, os locais de produção da droga se espalharam pela cidade. A companhia Kendall, uma das principais fabricantes, situava-se a leste de Londres, local de preferência dos ataques nazistas dada a presença de estaleiros e indústrias. Por sorte, a Kendall sobreviveu às bombas alemãs. A penicilina era produzida em quantidade suficiente para o tratamento de civis e militares feridos; o homem conseguia reduzir a taxa de mortalidade do conflito, diferentemente do que ocorrera na Primeira Grande Guerra.

Os Estados Unidos também começaram a produzir a nova droga desde a apresentação dos trabalhos em Oxford. O primeiro paciente tratado sistematicamente com a penicilina estava internado em Nova York. Em julho de 1941, Florey viajou aos Estados Unidos, aprofundando as relações científicas dos continentes. Mas essas relações sofreriam abalos com a entrada dos Estados Unidos na guerra em dezembro de 1941; os estudos americanos para melhor fabricação da penicilina começaram a ser realizados sem o conhecimento da Inglaterra. Os dois países passaram a desenvolver seus trabalhos em sigilo.

Nos bastidores da guerra, eram feitas pesquisas em segredo absoluto. Em agosto de 1942, Roosevelt lançava o sigiloso Projeto Manhattan, com físicos comandados por Oppenheimer, que, três anos depois, conseguiriam produzir a bomba atômica do urânio 235. O bombardeiro Enola Gay estrearia a nova arma em Hiroshima, no Japão, matando 140 mil dos 350 mil habitantes da cidade. A penicilina tornava-se outro segredo da Segunda Guerra Mundial. Todos os cuidados, por parte da Inglaterra e dos Estados Unidos, eram tomados para que amostras do mofo de Fleming não caíssem nas mãos dos nazistas.

A descoberta da penicilina e, principalmente, a sua utilização no tratamento de infecções abriram horizontes para pesquisas de novas drogas. Em 1943, Selman A. Waksman descobriria a estreptomicina, primeira substância eficiente no combate à tuberculose. Os Estados Unidos conseguiriam, em dez anos, reduzir a mortalidade causada por essa doença: de 40 para 9 em cada 100 mil habitantes. Em 1949, a Parke-Davis produziu o primeiro antibiótico sintetizado em laboratório, o cloranfenicol – era a vez de combater a febre tifoide. As próximas décadas vivenciaram a inundação de novos antibióticos no mercado mundial.

OUTRA DESCOBERTA COM A GUERRA

Novamente, a guerra proporcionava condições ideais para a proliferação de piolhos e o surgimento do tifo nos acampamentos militares e entre os civis em condições precárias de higiene. Mas o comportamento das epidemias de tifo foi bem diferente nas duas Grandes Guerras. Enquanto na Primeira Guerra as epidemias acometeram os combatentes militares das fronteiras do Leste Europeu, na Segunda Guerra a população é que foi intensamente castigada pela doença, com os judeus confinados em campos de concentração e em guetos.

Já no ano da ascensão de Hitler, 1933, implantou-se a política de perseguição das supostas "raças inferiores". Criou-se a temida Gestapo, órgão destinado à espionagem e perseguição dos inimigos do Estado. Os judeus foram excluídos da vida econômica e social da Alemanha. Passaram a ser demitidos dos órgãos públicos e suas lojas foram identificadas com a estrela de Davi, instituindo-se um boicote por parte da população alemã, que engrossava a campanha antissemita. Realizaram-se prisões, expulsões e também o confisco de patrimônios judaicos durante essa perseguição, que ocasionou a fuga de 150 mil judeus até 1938: novas mentes brilhantes da ciência entre os refugiados.

Com o começo da Segunda Guerra, em setembro de 1939, intensificou-se a formação dos guetos e campos de concentração nos territórios ocupados, inaugurando outra etapa do extermínio. Os judeus eram aprisionados em guetos, que se multiplicavam nas cidades ocupadas. Ficavam confinados em bairros delimitados por muros, madeiras e arames farpados. Viviam sem condições de higiene, morando aglomerados em cômodos superlotados de famílias, onde a infestação de piolhos era constante. O alimento que entrava naqueles locais era limitado; as refeições tinham quantidades mínimas de calorias, ocasionando fome e mortes por desnutrição.

Com a infestação de piolhos e a falta de alimentação adequada, as epidemias de tifo eram rotineiras – cerca de meio milhão de judeus morreram de desnutrição e em epidemias nos guetos do Leste Europeu. Os campos de concentração, onde os judeus eram submetidos a trabalhos forçados, também se disseminaram na Europa, e com eles, as epidemias da doença.

Em 1941, os nazistas iniciaram sua "Solução Final", plano de aniquilação da "raça judaica". Inauguraram os campos de extermínio. Pelas linhas ferroviárias, os judeus dos guetos e dos campos de concentração eram transferidos para esses locais. Surgiram os campos de Chelmno, Belzec, Treblinka, Auschwitz, Lublin-Majdanek, Sobibor e outros. No complexo de Auschwitz, com 40 quilômetros quadrados, chegaram a ser assassinados 6 mil judeus por dia com o gás cyclon B. Ali morreram cerca de 2 milhões de pessoas.

Em junho de 1942, o mundo começava a receber notícias não da perseguição àquele povo, mas do extermínio que estava acontecendo na Europa. Relatos secretos, assim como de fugitivos judeus, revelavam fatos que os jornais e rádios mundiais publicavam em manchetes. Naquela época, um milhão de judeus já haviam sido mortos, e os assassinatos foram noticiados na BBC, no *Daily Telegraph* de Londres e no *The New York Times*.

Foi durante a Segunda Guerra que o mundo presenciou o aparecimento de uma nova droga eficaz no combate ao tifo, após tentativa frustrada dos americanos de desenvolverem uma vacina. Não conseguindo produzi-la e estando longe da substância eficiente contra o agente causador da doença, os Estados Unidos conseguiram sintetizar um pó com ação contra os piolhos. O diclorodifeniltricloroetano, DDT, era pulverizado nos utensílios e roupas, com efeito letal para esses insetos.

Foi na cidade de Nápoles que pela primeira vez se empregou a nova droga com eficácia no controle de uma epidemia. As tropas italianas recuavam diante do avanço dos aliados, que iniciavam a conquista de seu país. O tifo eclodiu entre os militares, principalmente entre os prisioneiros, e foi transmitido para os civis de Nápoles. Em dezembro de 1943, a epidemia chegava à cidade. A força aliada lançou mão de sua nova arma contra a doença por meio do combate aos piolhos.

Mais de três milhões de napolitanos foram pulverizados com o DDT por três meses. A epidemia durou pouco mais de dois meses, acometendo quase 1.500 pessoas e causando 200 mortes. O novo inseticida mostrava-se eficiente no controle e na prevenção de epidemias de tifo e foi uma arma a mais dos aliados para a reconquista do território europeu nos anos finais da guerra.

A INOVAÇÃO DA GUERRA BACTERIOLÓGICA

O uso de bactérias e vírus como meio de ocasionar o morticínio dos inimigos numa situação de combate – a guerra bacteriológica – não é um fenômeno recente. Mesmo antes de se saber que as infecções eram causadas por agentes microscópicos, o homem já tentava disseminar epidemias letais entre aqueles com quem guerreava. Foi o exemplo descrito páginas atrás sobre a epidemia da peste bubônica de 1347, no polo comercial genovês da cidade de Kaffa, na região da Crimeia, onde os comerciantes italianos travaram uma batalha contra os tártaros da região. Os genoveses, além de defenderem suas muralhas da invasão do inimigo, tiveram que remover os cadáveres dos combatentes tártaros mortos pela peste bubônica que eram arremessados em catapultas, na tentativa de causar uma epidemia e enfraquecer o inimigo.

No século XVIII, sabendo do poder de disseminação da varíola e da alta mortalidade que provoca quando epidêmica, *sir* Jeffrey Amherst, comandante das forças britânicas responsáveis pela conquista dos territórios indígenas na América do Norte, sugeriu um meio de introdução da doença entre a população nativa para causar uma mortalidade tamanha que enfraquecesse suas defesas e facilitasse a conquista. Esse intento, chamado Plano Amherst, pôde ser executado quando uma epidemia de varíola se abateu sobre o forte Pitt. Em junho de 1763, o subordinado de Amherst, o capitão Ecuyer, foi encarregado de reunir cobertores e lenços usados pelos doentes de varíola para oferecer aos índios da região. Os nativos começaram a adoecer e a varíola alastrou-se para as áreas ao longo do rio Ohio. Outros casos ocorreram entre indígenas de diferentes regiões, incluindo os do Brasil, como referido no episódio sobre os goitacás.

Apesar disso, a guerra bacteriológica ganhou um novo enfoque com a era bacteriológica da segunda metade do século XIX – Pasteur e Koch mostravam então ao mundo que as bactérias eram responsáveis pelas doenças infecciosas. No início do século XX, enquanto o meio científico buscava a descoberta de agentes infecciosos que ocasionavam epidemias, já florescia a semente da ideia de se cultivar e armazenar alguns desses agentes com a finalidade de disseminá-los entre os inimigos. Um novo capítulo sobre as doenças infecciosas poderia vir a ser escrito no século XX: a guerra bacteriológica.

O INÍCIO

Em 1916, durante a Primeira Guerra Mundial, tropas aliadas aprisionaram alemães no território da Romênia; a princípio, tratava-se de um dos diversos conflitos e prisões que a Europa ainda veria nos próximos dois anos de guerra, mas esse guardava uma surpresa para os aliados que obrigaria, no futuro, a uma medida conjunta das maiores potências. Alguns frascos de culturas bacterianas, usados apenas nos laboratórios especializados, foram apreendidos dos alemães capturados. Após a notificação das autoridades superiores, as análises começaram; o resultado confirmou a presença das bactérias *Pseudomonas* e do *anthrax*.

Investigações posteriores descobriram o projeto da Alemanha, que empregava a arma bacteriológica para enfraquecer os aliados. Seus laboratórios produziam em larga escala as bactérias, que eram armazenadas e seriam enviadas para países neutros que mantinham comércio com os aliados. O objetivo era contaminar animais e alimentos dessas nações para que, quando fossem exportados para os aliados, os enfraquecessem. A Romênia exportava carneiros para a antiga União Soviética (URSS); se conseguissem contaminá-los, promoveriam a entrada das bactérias nos rebanhos russos. O projeto alemão incluiu a contaminação de cavalos que seguiriam para a França, de mulas no Oriente Médio e de animais domésticos argentinos que se destinavam aos aliados.

A guerra bacteriológica ainda engatinhava no século XX. Sua eficácia era baixa, precisava-se de melhor tecnologia para a produção das culturas e armazenagem dos agentes, de mais conhecimento sobre o funcionamento das infecções e de técnicas mais aperfeiçoadas para a introdução dos agentes infecciosos entre os inimigos. Apesar de se restringir à contaminação de animais, o projeto alemão foi suficiente para alarmar as potências mundiais quanto ao risco do avanço científico nesse terreno. Assim, poucos anos após o fim da guerra, era assinado por algumas nações, em 1925, o Protocolo de Genebra, que proibia o emprego de substâncias químicas e biológicas com finalidades bélicas. Foi a primeira tentativa de evitar a progressão desse ramo de pesquisa, o que depois se mostrou impossível por se tratar de um meio para disputas pelo poder entre seres humanos.

NO DISTANTE ORIENTE

O confronto entre chineses e japoneses pela região da Manchúria poderia ter passado como uma disputa territorial qualquer, se não fosse por algumas construções realizadas pelos japoneses em sua ocupação, de 1931 ao fim da Segunda Guerra Mundial.

Logo após a tomada do território, eles deram início ao projeto de guerra bacteriológica, que só seria descoberto no término da Segunda Guerra Mundial. No ano de 1932, os oficiais Shiro Ishii e Kitano Misaji iniciaram o comando da famosa Unidade 731 – o centro de pesquisa bacteriológica, construído nas proximidades da cidade de Pingfan e disfarçado como um centro de purificação de águas.

Esse complexo de 6 quilômetros quadrados era formado por mais de 150 construções que abrigavam os laboratórios de pesquisa em guerra bacteriológica e onde se promovia o crescimento de bactérias, que eram processadas e armazenadas para utilização em testes aplicados em civis chineses aprisionados no período do conflito. Cerca de 3 mil cientistas e técnicos circulavam pelos laboratórios, realizando procedimentos que só poderiam ser relatados com veracidade por aqueles que os presenciaram. Os prisioneiros chineses eram submetidos a experimentos que visavam ao estudo de lesões por queimaduras, pelo frio, por elevadas pressões e por perfurantes. Muitos dos que sobreviviam eram assassinados após a conclusão das experiências. Mas a Unidade 731 dava prioridade aos testes da guerra bacteriológica.[145]

O bacilo da peste bubônica era cultivado e armazenado nos laboratórios da Unidade 731. As pulgas dos ratos criadas no centro de pesquisa eram colocadas em contato com aquele agente; assim, construíam-se minúsculas "bombas da peste" para serem postas em ação. Os experimentos prosseguiram com a decolagem de aviões repletos dessas pulgas contaminadas que seriam dispersas em cidades chinesas, documentando-se então o surgimento e a propagação de epidemias. Em outubro de 1940, aviões japoneses sobrevoaram as cidades de Chuhsien e Ningpo; a população jamais notou a grande quantidade de pulgas contaminadas espalhadas no ar que aterrissavam suavemente nas proximidades das casas e causaram epidemias com mais de cem mortes. A doença começou a se manifestar entre os chineses com o surgimento de bubões pouco depois, ocorrendo até casos da forma pulmonar. Passados três meses, outros aviões repetiram a execução nas regiões de Suiyuan, Ninghsia e Shansi. O bacilo da peste mostrava-se uma boa estratégia de guerra bacteriológica quando solto nos céus das cidades. Posteriormente, novas técnicas aperfeiçoariam esse método.

Estimativas da OMS feitas na década de 1970 concluíram que 50 quilos de bacilos dispersos nos céus atingiriam uma extensão de 10 quilômetros. Tal quantidade lançada sobre uma cidade de 5 milhões de habitantes, se inalada, ocasionaria predominantemente a forma pulmonar da doença em 150 mil habitantes, com 36 mil mortes. A peste bubônica era uma candidata à guerra bacteriológica.

Os japoneses também realizaram experimentos com bactérias causadoras de diarreia, pela facilidade de contaminar reservatórios de fornecimento de água. O bacilo da cólera e a bactéria *Salmonella* eram reproduzidos nos laboratórios da Unidade 731 e concentrados em frascos destinados a testes em civis e militares chineses. Poços, tanques e lagoas foram contaminados por esses agentes.

Chineses que ingeriam a água contaminada começavam a apresentar diarreias intensas, que levavam à desidratação com queda da pressão arterial, confusão e, em vários casos, ao óbito. A falta de experiência com a manipulação das bactérias nesse novo tipo de guerra ocasionou diarreia e morte de 1.700 japoneses quando contaminaram a água da província de Zhejiang, em 1942. A guerra bacteriológica seria aprimorada nas décadas seguintes.

Com o fim da Segunda Guerra, as forças armadas americanas desmantelaram o projeto japonês. Em troca de imunidade para crimes de guerra, vários cientistas e oficiais confessaram e detalharam os experimentos realizados na Manchúria. Os testes incluíam bactérias causadoras de meningite e o *anthrax*. Planos secretos programavam enviar camicases em balões e aviões repletos de bactérias à costa oeste dos Estados Unidos, principalmente à Califórnia. O mais assustador foi a constatação do saldo final dos experimentos comandados por Shiro Ishii na Manchúria: cerca de 10 mil chineses, entre civis e militares, mortos.

Terminada a guerra, ocorreram ainda epidemias de peste bubônica nas proximidades dos laboratórios abandonados da Unidade 731, consequência da permanência do bacilo na natureza.

NOVOS PROJETOS

Os japoneses não estavam isolados nessas pesquisas. Em 1942, durante a Segunda Guerra Mundial, temendo o desenvolvimento de armas biológicas pelos países do Eixo, os aliados iniciaram suas pesquisas no campo da guerra bacteriológica. A Inglaterra, que estava entre essas nações, abandonou rapidamente o projeto, enquanto os Estados Unidos permaneceram por mais 27 anos. Os dois países fizeram estudos com a bactéria do *anthrax.* O bacilo do *anthrax,* quando presente na natureza em condições desfavoráveis à sua reprodução, em solo seco, sem umidade e sem nutrientes, tem a capacidade de adquirir uma forma arredondada denominada esporo. O esporo permanece na natureza sem se reproduzir e com resistência à agressão das variações climáticas, como se estivesse "hibernando" enquanto aguarda condições favoráveis. Portanto, funciona como uma espécie de "semente" que se guarda por muito tempo e que, colocada na terra e regada, brotará como planta.

Quando o esporo do bacilo entra em contato com uma lesão na pele ou com aparelho digestivo do gado que o ingere, encontra uma temperatura agradável, com nutrientes e água. O esporo transforma-se novamente no bacilo, que, por sua vez, começa a se reproduzir, formando milhões de bacilos e causando a doença característica do gado, geralmente letal. O homem a adquire ao entrar em contato com os esporos por lesão na pele; por sua ingestão, a forma intestinal; ou quando inala uma quantidade grande dos esporos, que então se transformam no bacilo nos pulmões, ocasionando a forma grave pulmonar. Pelo fato de esses microrganismos não estarem concentrados em grande quantidade na natureza, a forma pulmonar é muito rara, exceto se utilizada como arma bacteriológica.

A manipulação do *anthrax* para usá-lo como arma é simples. O bacilo é reproduzido em culturas no laboratório e, em seguida, colocado em condições desfavoráveis, o que ocasiona sua transformação em esporos. Estes são então desidratados e, então, acrescenta-se bentonita ou sílica, que impedem a sua aglomeração, tornando-os mais soltos. Dessa forma, obtém-se uma quantidade grande de esporos que, uma vez eliminados no ar, atingem um grau de dispersão adequado para serem inalados pelas vítimas da guerra bacteriológica. A dispersão de 50 quilos de esporos sobre uma cidade de 5 milhões de habitantes pode resultar em 250 mil doentes, com 100 mil óbitos. Se a cidade de Washington recebesse 100 quilos do esporo, ocorreriam entre 130 mil e 3 milhões de mortes. Os Estados Unidos e a Inglaterra o escolheram como uma das armas biológicas mais poderosas para fazer seus estudos em 1942.

Embora a Inglaterra tenha suspendido suas atividades logo no início do projeto, esse breve tempo foi suficiente para causar um dano terrível à natureza, colocando sob quarentena uma ilha inteira por mais de quarenta anos. A ilha Gruinard, localizada nas proximidades da Escócia, foi escolhida pelos oficiais ingleses para os primeiros testes. Rebanhos de carneiros soltos ali tornaram-se vítimas de um morticínio pelas mãos do homem. Várias bombas com *anthrax* foram detonadas e em poucos dias a região ficou coberta das carcaças dos animais. Esses primeiros testes produziram um resultado excelente para os cientistas ingleses, mas o solo da ilha permaneceu com os esporos resistentes e foi posta em quarentena até o ano de 1986. Somente nesse ano procedeu-se então à descontaminação, com 280 toneladas de formaldeído e duas mil toneladas de água do mar.

Os Estados Unidos iniciaram seus experimentos na guerra bacteriológica no Forte Detrick, em Maryland, no ano de 1942. Esse complexo continuou a funcionar até o final da década de 1960. Nos seus laboratórios, promovia-se a reprodução do bacilo do *anthrax* e armazenavam-se estoques de esporos. Diante das acusações recíprocas das principais potências, Estados Unidos e União Soviética, no auge da Guerra Fria, em 1969, o presidente Nixon encerrou o programa americano da guerra bacteriológica, com a desativação do complexo e a destruição do arsenal biológico. O receio mundial das experiências perigosas fez com que os tratados contrários a esse tipo de guerra fossem ratificados. Em 1972, mais de cem nações assinaram um novo tratado proibindo o uso de armas químicas e biológicas. Será que os experimentos, dessa vez, se encerrariam?

UM ACIDENTE

A União Soviética deu início às suas pesquisas na década de 1950, na ilha Vozrozhdeniye, no mar de Aral, onde desenvolvia o projeto Aralsk 7 para produção de armamento biológico. Como esse país foi um dos signatários do tratado de 1972, esperava-se que tal complexo já estivesse desativado. No final da década de 1970, todas as nações estavam tranquilas em relação ao fim das pesquisas de armas bacteriológicas, tendo em vista sua proibição. Mas, como muitos tratados são feitos para serem quebrados e como a pesquisa de armas biológicas é altamente secreta, não seria de se estranhar que em algum lugar do globo esporos do *anthrax* ainda estivessem em produção.

Em abril de 1979, na cidade russa de Sverdlovsk, começaram a surgir casos de pessoas infectadas pelo bacilo do *anthrax*. Por seis semanas, os hospitais da cidade receberam mais de 90 casos de infecção por esse agente, com 64 mortes. Foi a maior epidemia do século XX. As autoridades soviéticas informaram que fora causada por ingestão de carne contaminada, mas o governo Jimmy Carter, dos Estados Unidos, suspeitou da ocorrência de acidente relacionado com a manipulação do bacilo, o que incriminava a União Soviética de violar o tratado de 1972. Os doentes viviam e trabalhavam num raio de 4 quilômetros de uma base militar. Foi somente em 1992 que o governo de Boris Yeltsin admitiu que se manipulava no laboratório dessa base militar o bacilo do *anthrax* e que uma falha no sistema de filtração permitiu a liberação de esporos nas redondezas, o que ocasionou a epidemia. Os projetos de arma biológica continuavam.

Com a queda da União Soviética, no início da década de 1990, muitos cientistas ficaram desempregados e foram absorvidos por mercados de outros países, principalmente asiáticos. Tendo em vista o sigilo das atividades, não se pode saber com certeza quais deles realmente estão produzindo armas biológicas; apenas as epidemias futuras revelarão suas origens.

A facilidade de uso de armamento biológico é demonstrada nos ataques realizados por grupos restritos. Em setembro de 1984, mais de setecentas pessoas foram atendidas com diarreia após ingerirem saladas em um restaurante do Oregon, nos Estados Unidos. As investigações demonstraram a presença da bactéria *Salmonella* e, no ano seguinte, membros da seita Rajneeshee admitiram ter contaminado as saladas. Em 1995, os noticiários mostraram ao mundo o atentado no metrô de Tóquio, no Japão, com a utilização do gás sarin, comandado pelo líder do grupo terrorista Aum Shinrikyo. O que só depois se revelou é que os terroristas já haviam ensaiado ações desse tipo com os esporos do *anthrax*.

Os fatos ocorridos após o atentado ao World Trade Center, em 11 de setembro de 2001, refletem a permanência de atividades envolvendo armas biológicas por grupos radicais. A internação, no início de outubro, do editor de fotografia de um jornal da Flórida com infecção pelo *anthrax* marcaria o começo de uma série de dez casos naquele mês. Todos os noticiários informaram o envio de cartas contaminadas pelo esporo do *anthrax*, bem como o pânico gerado na população.

QUASE UMA PANDEMIA PELO VÍRUS EBOLA

Em agosto de 1967, a rotina da cidade alemã de Marburg foi alterada por acontecimentos em uma companhia farmacêutica. Os trabalhadores desse laboratório científico manifestaram sinais e sintomas de uma infecção nova e desconhecida no meio médico. Após apresentarem febre, calafrios, diarreia, dores de cabeça e musculares, evoluíram com sangramentos generalizados e insuficiência dos órgãos. No início, os médicos a julgaram um surto diarreico, mas os antibióticos administrados não surtiram efeito e o quadro agravou-se. Cada vez mais, ficava claro que se tratava de uma infecção estranha à literatura médica. Era uma febre hemorrágica, uma vez que causava danos às artérias e veias, evoluindo para sangramentos generalizados, com a assustadora taxa de uma morte em cada quatro doentes. O problema ganhou maior proporção ao se constatar a transmissão da nova infecção pelo contato pessoa a pessoa.

Trabalhadores da área de saúde (médicos e enfermeiros) que cuidaram dos doentes, mantendo contato próximo com eles, começaram a apresentar sintomas idênticos, assim como pessoas da família que habitavam o mesmo domicílio. A solução do problema veio com as notícias do surgimento da infecção também em trabalhadores de laboratórios distantes na cidade de Frankfurt e, um mês depois, de Belgrado. O que haveria de comum em cidades tão distantes? Dos 31 pacientes com os sintomas, 25 haviam entrado em contato com o sangue de macacos-verdes pela manipulação de seus tecidos e órgãos. Seis casos foram secundários, pois a doença foi adquirida por manipulação de secreções dos pacientes. A doença estava relacionada aos macacos?

No final da década de 1960, os macacos eram amplamente utilizados em laboratório, como, por exemplo, nos experimentos de doenças infecciosas que visavam esclarecer o mecanismo das infecções e o ciclo dos microrganismos; suas células renais eram usadas como meio de cultura para experimentos com vírus e desenvolvimento de vacinas. A Europa e os Estados Unidos importaram, à época, cerca de 250 mil macacos africanos para seus laboratórios.

O aparecimento da epidemia parecia ter sido causado pela transmissão de algum microrganismo desconhecido vindo dos órgãos dos macacos-verdes para o homem. Essa conclusão foi selada diante da constatação de que os animais importados para Marburg, Frankfurt e Belgrado procediam da mesma região de Uganda. Medidas de urgência foram tomadas, luvas e máscaras foram adotadas, macacos foram sacrificados e queimados. O mundo controlou a epidemia e conseguiu isolar seu agente causador, um vírus batizado de Marburg.

Após esse episódio de 1967, relataram-se casos esporádicos no continente africano. O vírus causava uma doença letal, acometia homem e macaco e podia ser transmitido pelo contato com líquidos e secreções dos doentes. O que mais assustou o meio médico foi o fato de esse vírus não ser encontrado na natureza, em nenhuma espécie animal. Até hoje não se sabe onde o vírus vive para, então, contaminar o macaco e eventualmente o homem. Mais apavorante foi a descoberta, anos depois, de um parente próximo do vírus Marburg, pertencente à mesma família: o ebola.

No vilarejo de Yambuku, nas proximidades do rio Ebola, no Zaire, em 1976, iniciou-se uma epidemia de febre hemorrágica, com taxa de mortalidade nunca antes vista: 90% dos pacientes que apresentavam os sintomas morriam. Em dois meses, o número de óbitos chegava a 200. O Sudão também foi atingido, com mortalidade menor, mas nada animadora, de 50%. A epidemia acometeu 318 africanos do Zaire e 284 do Sudão. O órgão americano CDC recebeu amostras de sangue dos doentes e constatou-se a existência de um novo vírus.

Esse agente, batizado de vírus ebola, também continua escondido na natureza, uma vez que não foi observado em nenhum animal silvestre, exceto em raros morcegos. Após quase vinte anos de sua descoberta, uma nova epidemia eclodiu em Kikwit, no Zaire, em 1995, com o acometimento de 316 pessoas, fato amplamente divulgado pelas emissoras de televisão. O ebola reaparece de tempos em tempos, em epidemias devastadoras, porém restritas a vilas e vilarejos. Nesses mais de 40 anos de sua descoberta, eclodiram epidemias encrustadas nas matas de Uganda, Congo, Gabão, Congo e Sudão. E, mais, sempre se restringiram a pouquíssimas centenas de casos, sem nunca ultrapassar 500 pessoas infectadas. Porém, tudo mudou em 2014, quando, pela primeira vez, vimos uma epidemia simultânea em três países africanos, com inesperados 28 mil doentes, e, pior, grande chance de globalização. Como isso foi possível? Através das receitas para sua disseminação.

RECEITAS PARA A DISSEMINAÇÃO DO VÍRUS EBOLA

No século XIX, as tensões tribais na Libéria e Serra Leoa já estavam exaltadas pelos séculos do tráfico negreiro. As guerras tribais resultaram na captura de inimigos para serem vendidos aos navios negreiros e geraram uma animosidade enraizada nos bolsões da região. Como se não bastasse, vieram as intervenções inglesas e americanas.

As campanhas antiescravidão londrinas ganharam adeptos e forçaram novas leis pelo Parlamento. Em 1807, então, o tráfico negreiro fora proibido. A marinha britânica, em sua luta contra a escravidão, passou a patrulhar o Atlântico para proibir o tráfico negreiro. Porém, o que fazer com milhares de negros recapturados nos navios clandestinos? E os negros ingleses que adquiriram a liberdade? Foi escolhida uma cidade para desembarcá-los à liberdade. O destino seria Freetown, em Serra Leoa.[146] Nome muito bem dado para aqueles que readquiriam a liberdade. Entre 1810 e 1864, a Marinha Real desembarcou quase 150 mil negros libertos, grande parte na Serra Leoa.[147] Porém, a chegada de negros de várias tribos diferentes e com hábitos ingleses gerou maior indisposição entre os nativos. Algo semelhante ocorria na vizinha Libéria.

Os Estados Unidos se lançaram na campanha antiescravidão e também adotariam as mesmas medidas de desembarque dos libertos em algum local africano. Escolheram, dessa vez, terras próximas à dos ingleses – um território de homens livres, a Libéria, onde fundaram a cidade da Monrovia em homenagem ao presidente americano James Monroe. Novamente, foram desaguadas 300 famílias estranhas aos nativos, e, pior, os negros americanos se achavam superiores e mais civilizados que os nativos. Acentuavam-se as rivalidades.

Essa elite de descendentes americanos acabou por assumir o poder da Libéria. Alternavam-se no poder com eleições tendenciosas: somente a elite possuidora de terras tinha direito ao voto. As exportações de borracha e ferro serviam aos interesses dos donos do poder, enquanto a população permanecia na miséria.

Como todo bom ato teatral africano, o presidente da Libera sofreu um golpe militar em 1980. A cena é dramática com sua mansão invadida e três tiros em sua cabeça. Assume Samuel Doe com apenas 28 anos de idade. A rotina africana se instala contra os opositores: prisões, julgamentos sumários, fugas, exílio e assassinatos. Chegam os investidores aliados, os Estados Unidos. Engrossa a riqueza do novo líder.

O roteiro é o mesmo: Doe vence as eleições fraudadas em 1985. Novas guerrilhas se instalam pelo interior. Vilas e vilarejos são arrasados e empurrados à pobreza. Exilados políticos reúnem exércitos e tentam invadir a Libéria rumo a capital. Entre eles, Charles Taylor, descendente das famílias descarregadas pelos americanos no século XIX.

Taylor reúne exército de descontentes pelo interior e arma até crianças e adolescentes. Avança de vila a vila. A destruição continua. Porém, não consegue ocupar a Monrovia: esta é tomada por outro revolucionário. A história se repete, dessa vez é Doe, deposto, que é mutilado e assassinado.

Taylor se retira para fundar, agora, a Grande Libéria.[148] Um território no interior protegido pelo seu, cada vez maior, exército de jovens adeptos. Uma nação dentro de outra. O enriquecimento pessoal se dá à custa das exportações de ouro, diamante, ferro e madeira. Inglaterra e França participam.

Na retaguarda das guerras civis da Libéria vem a pobreza do interior do país. Mas, agora, era a vez de Serra Leoa. Taylor reúne seus combatentes para cruzar as fronteiras em busca das reservas de diamante do seu vizinho. Novamente, vila após vila é devastada pela guerra. Enquanto isso, na capital de Serra Leoa, Freetown, reina a perpetuação da ditadura. Desde a década de 1970, Siaka Stevens reinava absoluto pela força com exportações de diamantes que o enriqueceram enquanto a população caminhava para a pobreza. Após deixar o poder, em 1985, seus sucessores continuaram com a posse pessoal das minas de diamantes, além dos contrabandos e da corrupção. Enquanto Serra Leoa e Libéria empobreciam pelas guerras civis, ditadura e corrupção, a vizinha Guiné não conseguia se reerguer após o abandono da França em sua independência de 1958. A receita estava formada para a eclosão da pior epidemia do vírus ebola.

QUASE UMA CATÁSTROFE GLOBAL

O vilarejo de Meliandou, no interior da Guiné, abrigava apenas 30 famílias em 75 casas no final de 2013. A comunidade se reuniu em uma das casas em dezembro daquele ano. Um menino de apenas 2 anos de idade agonizava.[149] As mulheres experientes em tratar pequenas doenças com ervas, banhos e receitas caseiras vinham ao socorro da criança. Mas nada deu resultado, e, pior, em poucos dias a irmã de 4 anos e a mãe, gestante, também adoeceram. Agora, mais seis mulheres se alternavam na humilde casa em busca da melhoria dos doentes. Além de não terem sucesso, todas adoeceram. A epidemia se alastrava na distante comunidade com sua face cruel: desses nove primeiros casos, seis morreram.

Acredita-se que por algum meio o vírus ebola saltou de algum morcego para a criança. Talvez, o desmatamento periférico do vilarejo tenha alterado a ecologia local com aumento da população de morcegos frugívoros.[150, 151] A partir de então, cada doente eliminava o vírus pelas secreções e nos sangramentos. Os cuidadores se contaminavam ao manipular os líquidos corpóreos. Ao final, 23 moradores do vilarejo adoeceram. Porém, a catástrofe ainda estava se iniciando.

Um dos infectados viajou para Guéckédou, cidade maior e distante apenas 12 quilômetros.[152] Agora o vírus encontrava maior aglomerado populacional em casebres e ruas de terra batida. Uma população sofrida pela pobreza e refugiados das guerras da Libéria e Serra Leoa. Um terreno fértil para o ebola. A epidemia eclodiu.

Viajantes levaram o vírus de vila a vila, vilarejo a vilarejo e cidade a cidade. Cada doente fornecia o vírus ao próximo pelas secreções, excrementos e sangue. Cada cadáver infectava outros durante a cultura do preparo do corpo para o enterro. Amigos próximos e familiares do mesmo sexo se reuniam para os preparos do funeral. Limpavam restos de vômito, fezes, urina e sangue. Lavavam o corpo com as próprias mãos: se contaminavam. Ainda removiam os fetos das gestantes mortas para manter o ciclo natural da morte. Vestiam o corpo que ainda permanecia horas reunido com familiares e amigos.

A epidemia se alastrava na Guiné. Em março de 2014, surgia o primeiro caso na capital Conakry, com 2 milhões de habitantes. O ministro da Saúde alertava sobre a epidemia e a Organização Mundial da Saúde relatava um novo surto de ebola. Achavam ser mais uma das 25 epidemias pregressas.

Enquanto isso, a porosidade das fronteiras levava viajantes infectados à Libéria: em março de 2014, surgia o primeiro caso no país. Em duas semanas já estaria em 5 condados e atingiria também a capital Monrovia. Serra Leoa seria a próxima.

Final de maio, uma jovem era internada no hospital de Kenema, Serra Leoa.[153] Os médicos somente suspeitaram de ebola quando o estado de saúde se deteriorou e iniciaram sangramentos. A jovem tinha participado do funeral de uma curandeira que havia atravessado a fronteira da Guiné. Logo, mais 13 pessoas adoeciam. A epidemia se alastrava pelas cidades e atingiria a capital Freetown.

Em setembro, o caos já estava instalado e a OMS já dera o alerta internacional. As três nações enfrentavam a maior epidemia de ebola da História, com mais de 5 mil casos. Ajuda internacional já desembarcara: Médicos Sem Fronteiras, ONGs e missão enviada pela ONU. O risco de globalização era iminente. O tráfego internacional das aviações poderia levar o vírus para outros continentes. Naquele ano, deixariam a Guiné em voos cerca de 183 mil passageiros; a Libéria, outros 148 mil; e da Serra Leoa partiriam mais 163 mil.[154] Todos com destinos principais para outras cidades africanas além de Londres, Paris, Bruxelas e Casablanca.

A pobreza catalisava a epidemia. As três nações estavam nas piores colocações no ranking da pobreza mundial. Guiné se posicionava no 178º lugar de desenvolvimento, quase empatada com Serra Leoa, 177º, e Libéria em 174º. Saldo de décadas de instabilidade política. Na Guiné, cerca de 20% da população estava em pobreza extrema e mais de 50% abaixo da linha da pobreza.[155]

Os doentes não tinham acesso a hospitais e muitas vezes permaneciam e morriam em casa transmitindo o vírus aos familiares e amigos. Não tinham condições de chegar a um hospital, e, quando conseguiam, os encontravam lotados. A Guiné dispunha de 3 leitos hospitalares para cada 10 mil habitantes, na Serra Leoa eram 4 e na Libéria 8. Retornavam para casa disseminando o vírus. A Saúde Pública dessas nações investia os poucos recursos para cuidados com gestação, aleitamento materno e tratamento de crianças com até 5 anos de idade.

Muitos nem procuravam ajuda nos hospitais. Boatos se espalhavam de que médicos disseminavam a doença para o governo arrecadar ajuda financeira internacional. Além do medo de serem infectados nos hospitais caóticos. No interior da Guiné, atacaram profissionais de saúde e jornalistas que foram cobrir a epidemia por receio de divulgação e intervenção do governo.

Os funerais continuavam como meio de transmissão, mesmo tendo sido proibidos pelos governos. Não havia condições de buscar contatos e bloquear a cadeia de transmissão. Estima-se que no auge da epidemia os funerais foram responsáveis por transmitir 60% dos casos na Guiné e 80% em Serra Leoa.[156]

Ambulâncias para remover os doentes aos hospitais eram escassas. Saldo das guerras anteriores. Muitas foram improvisadas por caminhões que amontoavam doentes recolhidos. Aqueles sem infecção pelo ebola se contaminavam na carroceria. Nos hospitais, a situação era pior.

A pobreza refletia no sistema de saúde. Para cada 10 mil habitantes existia de 1,5 a 3,7 profissionais de saúde entre médicos, enfermeiras e dentistas.[157] Todos sem qualquer treinamento específico para o enfrentamento do vírus ebola. Nas construções simples dos hospitais, a epidemia se transmitia entre os leitos.[158, 159] Além disso, nem se pensava na existência suficiente de gorros, luvas, óculos de proteção e aventais. O vírus transitava sem ser incomodado. Faltavam até medicamentos, agulhas e seringas. Os hospitais de campanha e aparelhados contra o vírus surgiram somente com a chegada da ajuda internacional. Mesmo assim em número insuficiente para o tamanho da epidemia.

Os governos implementaram atitudes mais drásticas devido ao caos. Freetown foi posta em quarentena e instalado o famoso *lockdown* em setembro de 2014. Os governos da Libéria e Serra Leoa ameaçaram fiscalizar todas as casas em busca de doentes e internação compulsória. A região de West Point na capital Monrovia foi colocada em quarentena por dez dias. Os moradores, em trabalho informal, se rebelaram. Confrontos com a polícia e incêndios pioravam a situação.[160]

Após muito custo e vidas, a epidemia deu sinais de melhora, e, mesmo assim, se encerraria no outro ano. Computo geral para surpresa de todo meio científico que jamais esperaria uma epidemia de ebola dessa maneira: Libéria com 10.675 doentes, Serra Leoa com 14.124 e Guiné com 3.811.

O MUNDO PAROU EM 2020

A OMS recebeu, no dia 31 de dezembro de 2019, o alerta de uma nova doença na China que se instalava de forma epidêmica no interior. Os doentes evoluíam com febre, tosse, indisposição e, o mais grave, falta de ar. Um vírus novo emergia na humanidade e o foco da doença estava na cidade de Wuhan, com 10 milhões de habitantes e a sétima maior cidade chinesa. Como centro político, econômico e financeiro do interior, seu tráfego humano poderia globalizar a nova epidemia.

O mundo ainda não sabia, mas a epidemia já caminhava a passos largos. Médicos da região trocavam mensagens sobre o provável novo vírus. Suspeita-se até que um homem de 55 anos adoentado em meados de novembro já estivesse acometido pela doença. As dúvidas permanecem. Se as autoridades chinesas tentaram omitir as informações, talvez só saibamos no futuro. Vale lembrar que o país manteve em sigilo absoluto os primeiros casos da SARS de 2003.[161] Naquela oportunidade, o novo vírus atingiu a humanidade pelo morcego ferradura, que usou o civeta, gato selvagem, como intermediário. Os gatos caçados nas matas e aglutinados em gaiolas disseminaram o vírus entre si e atingiram o homem.

A história pode ter se repetido? Vimos, nas páginas anteriores, diversas epidemias do passado que tiveram seu início abafado e até negado com intuito de manter a população calma e o comércio em atividade enquanto se ganhava tempo para contornar o problema. Os órgãos de governos menosprezavam a gravidade das epidemias e negavam os primeiros casos. Exemplos não faltaram nas páginas anteriores do livro: epidemias de peste com negação inicial dos órgãos governamentais e a própria gripe espanhola relatada como um exagero antes de sua chegada ao Brasil.

No dia seguinte ao alerta à OMS, o mercado central de frutos do mar de Wuhan, provável foco da epidemia, foi fechado. E, em uma semana, o inimigo foi identificado: um novo coronavírus, batizado nos meses seguintes de SARS-CoV-2 e sua a doença de covid-19.

A história se repetia. As últimas duas epidemias de coronavírus tomaram o mesmo atalho para atingir os humanos. A SARS de 2003 pelo civeta e a MERS do Oriente Médio pelos camelos. Ambos originários dos morcegos. O velho e bom meio pelo qual diversas epidemias alcançaram o homem, visto nas páginas anteriores. O SARS-CoV-2 deve ter seguido os passos do vírus da aids vindo dos chimpanzés, dos vírus *influenza* vindos dos porcos e aves, do sarampo vindo da peste bovina e, provavelmente, do vírus da varíola vindo do camelo ou roedor. Resta saber qual animal nos presenteou com o SARS-CoV-2. Uma questão contínua e, quem sabe, com maior frequência no futuro, uma vez que já ultrapassamos os 7 bilhões de habitantes pelo planeta.

Novamente, a mão humana privilegia os microrganismos com condições de epidemias. Abrimos as portas para a chegada de vírus selvagens, até então distantes. Como? No mercado de Wuhan.

O mercado não era apenas de frutos do mar, como seu nome indicava. Em seus corredores, ofereciam-se gansos, pombos, pavões, galos, galinhas, perus, faisões, cisnes, ouriços, sapos, serpentes, coelhos, morcegos, diversos tipos de moluscos e centopeias[162] para compradores. E não é só: nos espaços externos, ofertavam-se camelos, gatos selvagens, cabras e veados. Um mundo de secreções, excrementos carregados de microrganismos confraternizando pelo chão e, sabe-se lá, quantos vírus mutantes. Pior, provavelmente o SARS-CoV-2. Diversos tipos de coronavírus circulam entre os morcegos e a qualquer momento poderíamos ser presenteados com um mutante.

Com o fechamento do mercado de Wuhan, todos os animais foram sacrificados para conter a epidemia e, com eles, a chance de identificarmos o animal intermediário responsável pelo contágio. Os órgãos de saúde chineses informaram que isolaram o SARS-CoV-2 em 33 das 585 amostras coletadas de ambientes do mercado:[163] o local precisava ser lacrado.

Independentemente do fatídico mercado, vírus semelhantes ao SARS-CoV-2 já circulavam pela natureza sob nossas vistas. Seu material genético se assemelha ao de outros vírus isolados em morcegos e no pangolim,[164] protegido de extinção na China, no entanto, contrabandeado.

Um dia depois do fechamento do mercado da cidade, uma garota adoecia, porém, a 150 quilômetros da cidade de Wuhan,[165] sinal de que a epidemia já se alastrava há tempos. Naquele janeiro de 2020, enquanto as informações sobre a nova epidemia transitavam entre os escritórios das agências de saúde nacionais e internacionais, o vírus se disseminava pelas cidades chinesas e ultrapassava fronteiras. O vírus era transmitido por gotículas eliminadas na fala, no espirro e na tosse. Dificilmente conseguiríamos controlar a nova pandemia. Casos começavam a aparecer em Tailândia, Japão, Coreia do Sul, Taiwan, Vietnã, Austrália, Malásia, Camboja e Canadá. No final de janeiro, ocorreu o inevitável: a Organização Mundial da Saúde declarou a covid-19 uma emergência de saúde pública internacional, e relatou já haver 18 países com a presença viral. A Alemanha trazia notícias perturbadoras.

Um empresário de 33 anos reuniu-se com sua parceira de negócios, recém-chegada de Xangai, nos dias 20 e 21 de janeiro. A sala de seu escritório, perto de Munique, contava com a presença de três participantes saudáveis. No dia seguinte, a parceira retornou à China sentindo-se bem. Porém, ao chegar ao país apresentava sintomas da covid-19, que foi confirmada. Durante a reunião em Munique, assintomática no período de incubação da doença, estaria já eliminando o vírus? A resposta veio rapidamente: o empresário e o outro participante da reunião adoeceram três dias depois.[166] Em seguida, mais dois trabalhadores da empresa adoeceram por contato próximo com o empresário. O SARS-CoV-2 mostrava que era transmitido por uma pessoa saudável mesmo antes de iniciarem os sintomas. Dificilmente conteríamos a pandemia: o vírus demostrava ser altamente contagioso. Apesar da cidade de Wuhan já estar em quarentena e com suas fronteiras fechadas, o vírus já atingira outras cidades chinesas. Naquele momento, a China ainda tentava conter o avanço da epidemia mantendo cerca de 40 a 60 milhões de pessoas em quarentena total nas cidades da província de Hubei.[167] Enquanto isso, mais notícias desanimadoras chegavam do Japão.

Com a quarentena total das cidades chinesas afetadas, diversas nações começaram a repatriar seus cidadãos proibidos de deixar Hubei. O Japão foi uma das primeiras: entre 29 e 31 de janeiro partiram três voos japoneses com destino a Tóquio. Desceram 566 passageiros e todos foram alocados nos alojamentos destinados à quarentena.[168] Deveriam permanecer por no mínimo 14 dias para serem liberados, caso não adoecessem. Porém, os órgãos sanitários realizaram exames de rotina em busca da presença viral em suas vias respiratórias. O inevitável ocorrera, oito repatriados evoluíram para a infecção sintomática do SARS-CoV-2. Porém, o pior era que outros quatro infectados não apresentavam sintomas mesmo portando e transmitindo o vírus. Ou seja, um terço dos infectados não sabia que tinha o vírus e que, portanto, podia transmiti-lo. Nesse mesmo período, outra notícia veio do porto japonês.

O cruzeiro marítimo Diamond Princess retornava de sua jornada de 16 dias com escalas em Hong Kong, Vietnã e Taiwan. Porém, ao voltar ao Japão, foi posto em quarentena no porto de Yokohama no dia 5 de fevereiro. O motivo? Um passageiro idoso que desembarcou na escala de Hong Kong dez dias antes fora diagnosticado com covid-19: o governo japonês recebeu o alerta antes da chegada do cruzeiro.[169] Todas as 3.711 pessoas (2.666 passageiros e 1.045 membros da tripulação) ficariam em quarentena na embarcação. Os exames em busca do vírus nas vias aéreas começaram a positivar dia após dia. Em duas semanas, surgiram 634 infectados e novamente as notícias eram desanimadoras. Quase um quinto dos infectados não apresentaram qualquer sintoma enquanto transmitiam o vírus em suas gotículas.[170]

Nesse momento, já sabíamos que a enorme maioria dos infectados apresentava sintomas leves ou moderados tratáveis no domicílio, enquanto a gravidade e as internações se restringiam a parcelas de idosos ou pessoas com doenças de base debilitantes. O temor mundial era apaziguado com notícias tranquilizadoras de um vírus inofensivo à grande maioria dos infectados. Porém, a doença mostraria o outro lado da moeda ao chegar à Itália.

Um jovem de 38 anos foi internado no Hospital Codogno, na Lombardia, em 21 de fevereiro. O diagnóstico? Uma pneumonia avançava em seus pulmões. No dia seguinte, já eram mais 36 doentes que batiam às portas do Hospital. Começava a epidemia da covid-19 na Itália. Porém, o que os médicos italianos presenciavam era apenas a ponta de um iceberg que se aproximava da Lombardia: havia dias que o vírus já se alastrava oculto pela Itália. A catástrofe se apresentou após esse primeiro caso: em uma semana, o número de confirmações de infectados pelo novo coronavírus saltou para 530 e, na outra semana, o número era de quase 6 mil doentes.[171] A epidemia explodia. Agora os focos epidêmicos progrediam nas cidades de Cremona, Bergamo e Codogno. A epidemia avançaria ao sul para tomar todo o território italiano em apenas um mês.

O vírus altamente contagioso surpreendeu os italianos. Os 720 leitos de UTI dos 74 hospitais da Lombardia não foram suficientes para a avalanche de doentes necessitados de oxigênio e ventiladores mecânicos.[172] Ainda mais porque desses leitos disponíveis, 85% a 90% já estavam ocupados. Ficava claro que um dos problemas principais da covid-19 seria a superlotação aguda dos hospitais e UTIs. Agora sabíamos do porquê a China ter erguido um novo hospital com mil leitos no auge de sua crise.

A Lombardia tentava administrar sua crise aguda e inesperada de todas as maneiras. Aquisição de roupa de proteção, compra de aparelhos de ventilação mecânica, transferência de doentes para vagar leitos de hospital e UTI e, principalmente, a criação de mais leitos de UTI. Nada, porém, continha o avanço da epidemia, o aumento do número de mortes e o colapso dos hospitais. Partiu-se, então, para uma solução radical, que se mostrou a mais eficaz para conter a epidemia. Após duas semanas da detecção do primeiro caso, foi instituída na Lombardia a quarentena e o isolamento social. Logo depois, o *lockdown* era instituído em todo território italiano.

Descobríamos que nenhuma nação estava preparada para a quantidade súbita de doentes necessitados de UTI. Apesar da parcela de doentes que precisava de internação ser pequena, a disseminação da covid-19 era tão rápida e exponencial que os leitos hospitalares não davam conta de acomodar tamanho número de pessoas necessitadas de oxigênio ou UTI. Os hospitais lotaram em semanas. Nas semanas seguintes, a primeira nação europeia se rendia à covid-19. O vírus continuava se espalhando pelo continente. Aqueles relutantes ao fechamento do comércio se rendiam pelo avanço do número de mortes. Desde então, as notícias são conhecidas: *lockdown* de cidades e países, sistema hospitalar com risco de colapso pela falta de leitos em UTI, lavagem das mãos, álcool em gel, isolamento social, fechamento de comércio, máscaras cirúrgicas e economia em crise.

O iminente colapso do sistema de saúde seguia a epidemia. Tornava-se claro que a melhor maneira de conter os riscos era o isolamento social precoce, logo após detectar os primeiros casos da doença. Estávamos em uma guerra, e não teria outra opção senão sacrificar o comércio e economia para evitar o colapso do sistema de saúde e o número de mortes. Nova York aprendeu isso a duras penas.

O primeiro caso da covid-19 foi diagnosticado em Manhattan em 1º de março, na mesma época que a Itália travava o início da guerra contra o coronavírus. O governo americano divulgou as medidas profiláticas para a população e recomendou o distanciamento social. Porém, o comércio e atividades urbanas permaneceram em funcionamento, enquanto o número de doentes aumentava. As escolas foram fechadas somente 16 dias após o primeiro caso. O comércio e os serviços não essenciais levariam mais uma semana para serem fechados.[173] Mas a essa altura, já era tarde. Nova York chegava, em apenas um mês, aos 38 mil diagnósticos de covid-19 com quase mil mortes e respondia por um quarto de todos os doentes do país. E daí em diante a epidemia e o número de mortes só cresceram.

Estávamos na presença de um vírus novo com alta contagiosidade e que levava cerca de 15% dos acometidos à internação, inclusive UTI. Não havia leitos disponíveis para isso. A única maneira de conter o avanço viral era o fechamento do comércio, o isolamento social, e, em último caso, o *lockdown*. Tratava-se de uma epidemia única na história da humanidade.

O SUCESSO DE CINGAPURA E COREIA DO SUL

Ambas as nações já haviam sofrido com epidemias passadas de coronavírus: a Coreia do Sul pela MERS em 2015 e Cingapura pela SARS de 2003. O efeito disso? O governo montou uma infraestrutura e planos de contingência para futuras epidemias. Ambas as nações estavam preparadas, ao contrário dos países do Ocidente, para o enfrentamento de novos coronavírus sem a necessidade de fechar comércio ou *lockdown*.

A triagem realizada nos aeroportos coreanos identificou uma jovem sintomática em 20 de janeiro. Sua aeronave vinha do epicentro de Wuhan. Imediatamente, iniciou-se o plano de contingência já elaborado. Todos os suspeitos de ter contraído a covid-19, por menor que fossem os sintomas, eram isolados e testados: eram postos em quarentena. Os testes consistiam na coleta de secreção da nasofaringe em busca do vírus. Além disso, os órgãos de saúde rastreavam todas as pessoas que tiveram tido contato prévio com o doente, localizavam-nas e novamente as testavam, mesmo se não apresentassem qualquer sintoma. Dessa forma, percorriam toda a cadeia de contatos para diagnosticar a infecção e impor isolamento precoce dos infectados.

A busca por prováveis infectados se intensificou. Mais de 600 locais de triagem foram montados para que todo habitante procurasse o serviço ao menor sintoma. Esses locais foram amplamente divulgados à população. A implantação de testagem seguiu as normas e a capacidade laboratorial já preparada desde a epidemia da MERS de 2015: a Coreia do Sul tinha condições de realizar mais de 15 mil testes por dia.

Dessa forma, a testagem foi maciça em busca de infectados para isolamento em quarentena. Além disso, o governo vigiava os passos dos infectados na busca ativa de prováveis focos da doença a partir de suas gotículas respiratórias. Assim, esboçavam-se mapas com todos os lugares frequentados pelos infectados, incluindo aqueles que desrespeitassem a quarentena domiciliar. Sabiam os locais que frequentaram: lojas, bares, restaurantes, transportes públicos, supermercados e shopping. Esses locais eram visitados para desinfecção e divulgados para medidas preventivas e alerta à população local. Como rastreavam os caminhos dos infectados? Através de registros centrais do governo, que recebia as informações de compras com cartão de crédito, por rastreamento de celulares, pela utilização de passes de transporte público e com os circuitos de câmeras. Além disso, acessavam prontuários médicos e prescrições buscando adoecidos. A Coreia do Sul conseguiu evitar o pico da epidemia e conter o surto. Reduziu a mortalidade e manteve aberto o comércio, exceto as escolas que foram temporariamente fechadas. Como conseguiu tal feito? Seguindo os doentes e seus contatos (que ficavam em quarentena) e com muitos testes laboratoriais para mapear (e isolar) a doença.

Cingapura seguiu o mesmo exemplo. Todos que apresentavam sintomas respiratórios eram testados. Médicos eram incentivados a testar qualquer infecção pulmonar. Mais de 800 clínicas foram aparelhadas para atender qualquer cidadão suspeito. A população recebia orientação para comparecer a esses postos de atendimento. E, novamente, a infraestrutura preparada para um novo surto de coronavírus foi utilizada: a capacidade era de realizar mais de 2 mil testes por dia.

Todos os doentes foram isolados em quarentena, seus contatos isolados até o resultado dos testes. A receita ideal para conter a epidemia: busca ativa de infectados, busca dos contatos e testagem em massa. Infelizmente, os países ocidentais não tinham esse preparo e as condições de testagem em massa.

Como se não bastasse, os famosos boatos gerando pânico: um vírus chinês criado em laboratório? Ou a busca por um culpado: cultura chinesa de ingerir animais silvestres, a OMS falhou em conter a pandemia. Os morcegos albergam tipos diferentes de coronavírus que podem atingir humanos por animais intermediários com a SARS e a MERS, não precisamos de um vírus criado em laboratório. Vírus novos podem emergir em diversos animais silvestres pelo planeta, nas matas, e atingir criações domesticadas, não precisamos incriminar qualquer cultura pela sua culinária. E a OMS não tem culpa por uma pandemia de um novo vírus altamente contagioso em um mundo globalizado. Além disso, repetimos um velho padrão na história das epidemias: a busca por uma droga milagrosa. Se mudarmos a cloroquina por tuberculina, e a covid-19 para tuberculose, retornaremos para a última década do século XIX.

AS CLOROQUINAS DOS SÉCULOS XIX E XXI

Europa – ano de 1890

Na segunda metade do século XIX, a tuberculose e a sífilis eram o que a aids foi na década de 1980: pânico, pavor e morte. Duas doenças incuráveis à época que ocasionavam sequelas ou óbito. As esperanças eram depositadas nos novos expoentes da Medicina, os bacteriologistas, e nas bancadas de seus laboratórios. Em 1882, Robert Koch descobriu, após esforços em encontrar os corantes adequados, a bactéria da tuberculose. Agora, sabíamos quem combater.

Em 1890, o mundo ansiava pela cura da tuberculose, uma das principais causas de morte. E, diante disso, a ambição de Koch o levou a essa linha de pesquisa. O alemão recolhia linfa infectada dos animais e as injetava em cobaias de laboratório. Sabia que aquele conteúdo apresentava fragmentos da bactéria. A novidade daquela década eram vacinas. E Koch foi além da tentativa inicial de imunizar animais. As cobaias infectadas pela bactéria da tuberculose que receberam sua linfa não adoeceram, diferente da demais que morreram em 6 a 8 semanas. Sua sugestão era de que a linfa, batizada como tuberculina, destruía as bactérias e proporcionava a tão sonhada e perseguida cura da tuberculose. A própria tuberculina foi injetada no braço de Koch para certificar-se de sua segurança. A notícia que o mundo mais aguardava poderia vir pelas suas palavras. E Koch não se conteve.

Em agosto de 1890, no Décimo Congresso Internacional Médico, em Berlim, todos os 6 mil participantes ansiavam pelas novidades médicas que afloravam a todo instante. Mas jamais imaginariam a notícia bombástica da provável cura da tuberculose. Foi quando, em sua aguardada palestra, Koch insinuou ter descoberto uma substância que interrompia a proliferação da bactéria não apenas em cultura, mas também em animais.[174] A notícia percorreu cabos de telégrafos e cartas ao redor do mundo. Em pouco tempo, todos falavam sobre a provável cura, mesmo sem saber detalhes do conteúdo de sua tuberculina. O frenesi tomou conta do planeta.

Médicos de todas as nações já discutiam a provável cura no horizonte, enquanto Koch se debruçava em novos experimentos que validassem sua descoberta. Em setembro, doentes, de um hospital de Berlim recebiam doses diferentes da tuberculina em busca da comprovação de cura, da quantidade adequada e da segurança do tratamento. Em outubro, novas notícias de que os experimentos desses pacientes em tratamento estavam avançados percorreram o mundo. Todos sabiam sobre a provável cura da tuberculose que poderia, a qualquer momento, ser relatada no hospital de Berlim.

Em meados de novembro, sob intensa repercussão internacional e pressão de todos, Koch foi obrigado a vir a público relatar o andamento de suas pesquisas. O médico, então, disse que ainda eram necessários novos experimentos para chegar a uma conclusão precisa. Porém, sugeriu que o tratamento mostrava efeito na regressão da doença. Isso bastou aos jornalistas e ao meio médico.

O *New York Times* estampava na primeira página de 16 de novembro: "O grande triunfo de Koch". A comunidade científica recebia informes frequentes sobre a descoberta por meio de periódicos médicos. Os experimentos em andamento eram aguardados ansiosamente. Todos sabiam dos estudos que forneciam a tuberculina aos pacientes de Berlim. Os debates se intensificaram no aguardo dos resultados. A tuberculina curava ou não os doentes? Naquele momento, não havia mais nada a fazer exceto aguardar novas notícias dos experimentos. Por quê? A tuberculina era um segredo. Somente Koch sabia como produzi-la e seus componentes.

Após chuvas de cartas e telegramas, Koch liberou sua tuberculina para alguns profissionais da Europa. Em pouco tempo, a tuberculina era fornecida em clínicas, hospitais e sanatórios pelos raros privilegiados que portavam a tuberculina de Koch. O mundo, agora, esperava notícias de todos que a usavam. A qualquer momento poderia haver um tratamento para a mortal pandemia da época. Mas havia um problema.

Ninguém sabia os componentes da tuberculina e muito menos a melhor dose para ser empregada. Uns usavam poucas injeções, enquanto outros estendiam o tratamento para mais de dez dias. Além da discórdia em relação ao número de doses, cada qual empregava a quantidade que achasse melhor em cada aplicação. Ninguém sabia o quanto aplicar na injeção e por quanto tempo. As dúvidas geravam diferentes mililitros injetados e diferentes dias de aplicações. Como se não bastasse, vários relatos começaram a chegar e, com eles, questionamentos sobre segurança da nova droga milagrosa. Alguns pacientes apresentavam reações temerárias após a inoculação da tuberculina: calafrios, febre elevada e náuseas. A tuberculina seria segura? Não haveria riscos? Outros descreviam a ineficácia da droga em seus pacientes. A tuberculina era ou não eficaz no tratamento da tuberculose?

O meio médico já se dividia entre os contrários e os favoráveis à tuberculina, entre os céticos e os animados. Artigos eram disparados pelas revistas médicas. Uns já não acreditavam na sua eficácia, enquanto outros alertavam sobre os riscos dos efeitos colaterais. Bastaram seis meses para saírem trabalhos pelo mundo sobre a sua utilização. A polêmica persistia: uns relatavam melhora, enquanto outros, dúvidas. Todos controversos quanto à sua eficácia. Ao final, a tuberculina foi nocauteada e se demonstrou ineficaz. Foi o maior erro de Robert Koch.

O planeta – ano de 2020

Os debates quanto à eficácia da cloroquina na epidemia da covid-19 também se intensificaram. Os chineses comprovaram que cloroquina reduzia a quantidade de vírus nas culturas. Porém, eram nas células de culturas e não em humanos. Mesmo assim, começaram a dar o medicamento aos doentes no auge de sua epidemia. Porém, a cloroquina precisava ganhar o mundo, e isso veio da França.

Um trabalho francês de março de 2020 relatou a redução da quantidade de vírus, agora nos humanos, com o emprego da hidroxicloroquina associada à azitromicina.[175] Optaram pela hidroxicloroquina por ser menos tóxica do que a cloroquina. Tudo que o mundo queria ouvir diante do novo pânico do século XXI. Esse estudo ganhou os noticiários internacionais. O mundo ansiava pela cura da covid-19. A nova possibilidade de cura era estampada em rádios, internet, noticiários de jornais e televisão. Porém, os críticos ao estudo emergiram. O experimento comparava pacientes que receberam as drogas com aqueles que não as receberam. Mas um número muito pequeno para grandes conclusões: apenas 26 ingeriram os medicamentos comparados com 16 sem tratamento. Teríamos conclusões adequadas? Além disso, 6 pacientes do grupo que recebeu as drogas foram excluídos das análises. Por quê? Porque três necessitaram de UTI, um morreu, outro não suportou os efeitos colaterais e o último abandonou o tratamento. A hidroxicloroquina seria eficaz na evolução do doente? Seria uma droga curativa? Afinal de contas, três que as ingeriram precisaram de UTI e outro faleceu. Além disso, por que precisaram de UTI? O que ocorreu com eles? Seria efeito colateral cardíaco da hidroxicloroquina?

A droga seria segura? O mundo se lançou em debates acalorados entre os prós e contras da hidroxicloroquina. Enquanto isso, aguardavam novos estudos. Uma droga salvadora? Ainda havia outro problema: qual dose administrar?

Novamente não havia consenso sobre a dose adequada e isenta de riscos aos pacientes. A China iniciou tratamento com 500 mg de cloroquina duas vezes ao dia por 10 dias; o estudo francês ofertou 200 mg de hidroxicloroquina, três vezes ao dia; e cada nação adequou sua dose e dias de tratamento. A OMS incentivou novos estudos. Vários governos a instituíram como orientações terapêuticas a seus médicos.

No auge da pandemia global, só restava aos médicos pescar os novos experimentos da hidroxicloroquina. Buscavam em revistas prestigiadas. O pavor pela pandemia apressava a aceitação dos revisores das revistas para novas publicações que jogassem luz às dúvidas. Surgia um estudo britânico que não encontrava diferenças na evolução dos pacientes que a receberam comparados com os que não a ingeriram. Outro demonstrava que não havia eficácia em tomá-la para evitar a infecção. E outros tantos inconclusivos. Aguardávamos um estudo bem realizado.

Um vai e vem de opiniões referentes à nossa "tuberculina" de 2020. Somente o futuro dirá se a hidroxicloroquina é realmente eficaz ou não.

POUCAS PALAVRAS SOBRE O R0

Uma epidemia termina quando o vírus não encontra mais pessoas suscetíveis, ou seja, quando encontra apenas pessoas que já se infectaram e desenvolveram anticorpos. Isso quando não há vacinas. Apesar disso, não precisamos de 100% da população já imune para o término do surto, basta uma porcentagem da população. Mas o que define essa porcentagem necessária? Aqui entra o R0, número básico de reprodução.

O R0 é o número de pessoas que serão infectadas por um doente. Por exemplo, o R0 do sarampo é próximo de 20. Significa que um paciente com sarampo infectaria outras 20 pessoas se não tivéssemos a vacina. Por isso, o sarampo é a doença mais contagiosa que temos. O R0 também serve para calcular a quantidade necessária da população imune para o vírus não circular. Isso através da fórmula 1-1/R0. Voltemos ao exemplo do sarampo. Ao colocar seu R0 na fórmula teremos 1-1/20 (0,95), ou seja, 95%. Isso significa que precisamos de 95% da população com anticorpos contra o sarampo, produzidos pela doença ou vacina, para não termos casos no Brasil. Por isso, as campanhas do Ministério da Saúde para vacinamos mais de 95% das crianças.

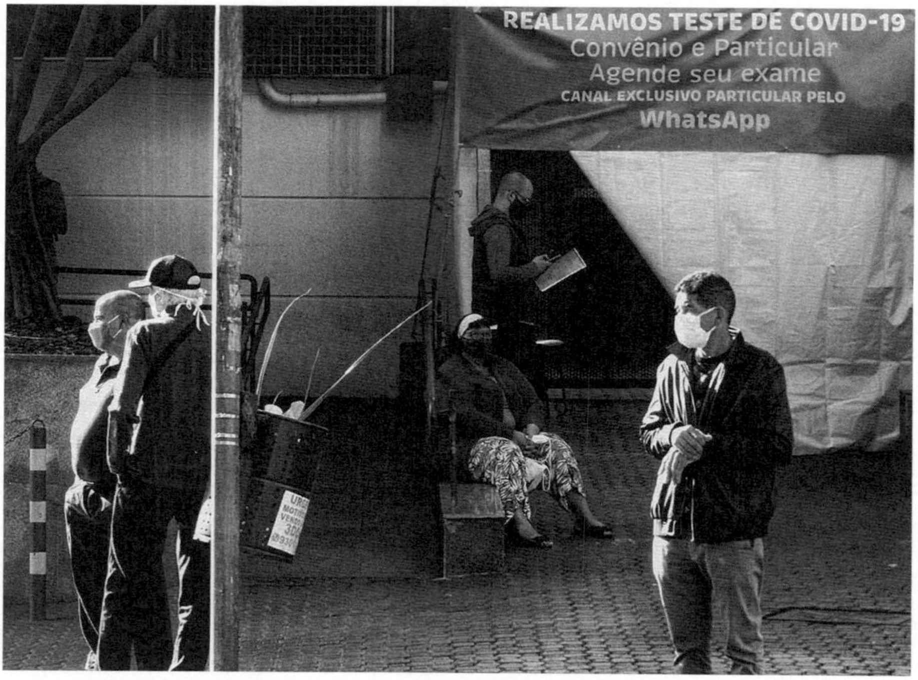

Gustavo S. Vilas Boas

São Paulo, julho de 2020. Em meio a dúvidas e incertezas da pandemia da covid-19, a população adota máscaras, muitas vezes obrigada por lei, e o medo, sempre presente nas epidemias, leva pessoas a realizarem exames de detecção do vírus.

Para a covid-19, o R0 tem variado nos diversos trabalhos entre 2 e 4. Se o colocarmos em R0=3, teremos a fórmula 1-1/3. Será necessário, na ausência de vacina, cerca de 66% da população brasileira infectada para o término da epidemia. Isso conseguiríamos se deixássemos a epidemia transcorrer sem medidas de controle, mas tivemos que utilizar as medidas de fechamento do comércio e distanciamento social para evitar o pico muito rápido e muitas mortes. Alteramos a história natural da epidemia. Conclusão: após 3 meses de epidemia, não havíamos chegado nem a 10% de infectados, muito longe dos 66% necessários.

Talvez por isso, não atinjamos o tão sonhado pico, mas sim um platô de novos casos com períodos de fechamento do comércio intermitentes. Haverá flexibilização do comércio e monitoramento das internações e leitos vagos em UTI. Conforme os casos aumentem, novamente o comércio será fechado para contenção da epidemia. Situação controlada e nova flexibilização, e assim por diante no aguardo da vacina. Escrevo no auge da epidemia no Brasil: apenas o futuro dirá se estarei correto ou equivocado.

E O FUTURO?

Pela primeira vez na história, uma pandemia parou o mundo em 2020. Uma conjunção de fatores estremeceu o planeta. De um lado, a globalização humana facilitada pela aviação, que contribuiu também para a disseminação rápida da "gripe suína", H1N1, de 2009. Do outro lado, um vírus altamente contagioso, e, pior, com letalidade elevada em idosos e grupos de risco. A covid-19 uniu essas duas receitas para explosão de casos e risco iminente de lotação hospitalar. Conclusão: as nações entravam em isolamento social e as fronteiras se fecharam.

Na pandemia de 2020, todos verbalizavam a grande frase de tranquilização: "VAI PASSAR". Sim, a covid-19 passará, mas a história das epidemias como vimos nas páginas anteriores apresentam um início, porém não há um fim. É uma história contínua influenciada pelas nossas alterações políticas, econômicas e sociais. Resta aguardarmos as próximas epidemias ou pandemias. E isso dependerá novamente das mãos da humanidade.

A covid-19 mostrou como somos vulneráveis e impotentes. E, após acalmar a sua tormenta, talvez as nações se unam em acordos internacionais para minimizar o risco de futuras epidemias semelhantes. Talvez nasçam novas condutas rumo a objetivos de um desenvolvimento sustentável do planeta. Minimizar o contato com animais silvestres e um controle rigoroso de higiene e isolamento de criações de animais pode ser, quem sabe, um primeiro passo.

NOTAS

CAPÍTULO "A GRÉCIA ANTIGA"

[1] Marcia Bartusiak, *Archives of the Universe*, New York, Pantheon Books, 2004.
[2] Steven Weinberg, *To explain the world*, New York, HarperCollins Publishers, 2015,
[3] Andrew Scull, *Madness in civilization*, London, Thames & Hudson, 2015.
[4] Roberto de Andrade Martins, *Contágio*, São Paulo, Moderna, 1997.
[5] Soren Dietz, *Proceedings of the Danish Institute at Athens*, Atenas, AARHUS University Press, 1995.
[6] M. J. Papagrigorakis et al. "DNA examination og ancient dental pulp incriminates thiphoids fever as a probable cause of the plague of Athens", *Intern. J. Infect. Dis.* 10:2-6-214, 2006.

CAPÍTULO "O IMPÉRIO ROMANO"

[7] Jérôme Carcopino, *Roma: no apogeu do Império*, São Paulo, Companhia das Letras, 1990.
[8] Charles River (Ed.), *The world's deadliest plagues: The History and Legacy of the Worst Global Pandemics*, Charles River Editors, Kindle edition, 2020.
[9] Hans Zinsser, *Rats, Lice and History*, Boston/New York/London, Back Bay Books, 1963.

CAPÍTULO "UMA FALSA EPIDEMIA"

[10] Manuel Leguineche e Maria A. Velasco, *A viagem prodigiosa*, Rio de Janeiro, Objetiva, 1998.
[11] Sheldon Watts. *Epidemics and History*, London, Yale University Press, 1997.

CAPÍTULO "A PIOR EPIDEMIA DA HISTÓRIA"

[12] R. D. Perry e J. D Fetherston, "Yersinia pestis – etiologic agent of plague", *Clinical Microbiology Review*, 10(1):35-66, 1997.
[13] J. B. Neto, *História da Baixa idade Média*, São Paulo, Ática, 1989.
[14] Philip Ziegler, *The Black Death,* New York, Penguin Books, 1982.
[15] J. L. D. Roio, *Igreja medieval: a cristandade latina*, São Paulo, Ática, 1997.
[16] Colin Platt, *King Death,* Toronto, University of Toronto Press, 1996.
[17] Jacques Le Goff, *A bolsa e a vida*, Rio de Janeiro, Civilização Brasileira, 2007.
[18] Jean Delumeau, *História do medo no Ocidente: 1300-1800,* São Paulo, Companhia das Letras, 1989.
[19] Barbara W. Tuchman, *Um espelho distante: o terrível século XIV*, Rio de Janeiro, José Olympio, 1999.

CAPÍTULO "NOVOS MUNDOS, NOVAS DOENÇAS"

[20] W. Crosby, Alfred, *Ecological Imperialism*, Cambridge, Cambridge University Press, 1993.
[21] A. Velho, *O descobrimento das Índias: o diário da viagem de Vasco da Gama,* Rio de Janeiro, Objetiva, 1998.
[22] Eduardo Bueno, *A viagem do descobrimento,* Rio de Janeiro, Objetiva, 1998.
[23] Kenneth Maxwell, *Chocolate, piratas e outros malandros,* São Paulo, Paz e Terra, 1999.
[24] Eduardo Bueno, *Capitães do Brasil,* Rio de Janeiro, Objetiva, 1999.

CAPÍTULO "CHEGA A SÍFILIS: A NOVA PESTE NA EUROPA"

[25] Sheldon Watts, *Epidemics and history*, London, Yale University Press, 1997.

CAPÍTULO "INDÍGENAS AMERICANOS: AS PRÓXIMAS VÍTIMAS"

[26] Noble David Cook, *Born to die: Disease and the New World conquest*, Cambridge, Cambridge University Press, 1998.

[27] Charles C. Mann, *1491: New revelations of the Americas before Colombus*, New York, Alfred A. Knopf, 2005.

CAPÍTULO "OS INDÍGENAS BRASILEIROS"

[28] Hans Staden, *A verdadeira história dos selvagens, nus e devoradores de homens*, Rio de Janeiro, Dantes, 1998.

[29] Eduardo Bueno, *Capitães do Brasil*, Rio de Janeiro, Objetiva, 1999.

CAPÍTULO "NOS NAVIOS NEGREIROS"

[30] Alan Taylor, *American Colonies: the settling of north America*, Eric Forner Editor, New York, Penguin Books, 2001.

[31] R. E. Conrad, *Tumbeiros: o tráfico escravista para o Brasil*, São Paulo, Brasiliense, 1985.

CAPÍTULO "A PRIMEIRA VACINA"

[32] Fred Watson, *Stargazer: the life and times of the telescope*, Cambridge, Perseus Books Group, 2005.

[33] Bill Bryson, *Seeing Further: The story of Science & The Royal Society*, London, Harper Press, 2010.

CAPÍTULO "A GRANDE REVOLUÇÃO"

[34] G. Perrault, *O livro negro do capitalismo*, Rio de Janeiro, Record, 1999.

[35] Didier Raoult et al., "Evidence for louse-transmitted diseases in soldiers of Napoleon's grand army in Vilnius", *Journal of Infectious Diseases*, 193:112-120, 2006.

CAPÍTULO "EPIDEMIAS NO SÉCULO DAS MÁQUINAS"

[36] G. Rosen, *Uma história da saúde pública*, São Paulo, Unesp, 1994.

CAPÍTULO "PASSO A PASSO PARA A GRANDE DESCOBERTA"

[37] Patrice Debré, *Pasteur*, São Paulo, Scritta, 1995.

CAPÍTULO "O PRECURSOR DA CLOROQUINA"

[38] Philip D. Curtin, *Disease and Empire*, Cambridge, Cambridge University Press, 1998.

[39] Mark Honigsbaum, *The fever trail*, New York, Farrar, Straus and Giroux, 2001.

CAPÍTULO "O DESPERTAR DE UM NOVO VÍRUS"

[40] Adam Hochschild, *O fantasma do rei Leopoldo*, São Paulo, Companhia das Letras, 1999.

[41] P.M. Sharp & B. H. Hahn, "The Evolution of HIV-1 and the origin of Aids", *Phil. Trans. R. Soc. B*, 365:2487-2494, 2010.

[42] P.M. Sharp & B.H. Hahn, "Origins of HIV and Aids Pandemic", *Cold Spring Harb Perspect Med*, september 1(1), 2011.

[43] M. Worobey et al., "Direct evidence of extensive diversity of HIV-1 in Kinshasa by 1960", *Nature*, 455(7213):661-664, 2008.

[44] Jacques Pepin, *The origin of Aids*, Cambridge, Cambridge University Press, 2011.

[45] M.T.P. Gilbert et al., "The emergence of HIV/Aids in Americas and beyond", *PNAS*, 104(47):18566-70, 2007.

CAPÍTULO "UM IMPÉRIO TROPICAL"

[46] Coleção História da Vida Privada no Brasil – Volume 2: *Império – a corte e a modernidade nacional*, São Paulo, Companhia da Letras, 1997.

[47] S. Chaloub, *Cidade febril: cortiços e epidemias na corte imperial*, São Paulo, Companhia das Letras, 1996.

CAPÍTULO "OS IMIGRANTES TOMBAM COM O CAFÉ"

[48] Ana Luiza Martins, *História do café*, São Paulo, Contexto, 2008.

[49] Alice Piffer Canabrava, *História econômica: estudos e pesquisas*, São Paulo, Unes/Hucitec, 2004.

[50] Edgard Carone, *A evolução industrial de São Paulo: 1889 – 1930*, São Paulo, Senac, 2001.
[51] Beatriz Mugayar Kuhl, *Arquitetura de ferro e arquitetura ferroviária em São Paulo,* São Paulo, Ateliê/Fapesp/ Secretaria da Cultura, 1998.
[52] Sônia Maria de Freitas, *E chegam os imigrantes...* São Paulo, S. M. de Freitas, 1999.
[53] Rodolpho Telarolli Jr. *Poder e Saúde: as epidemias na formação do serviço de saúde em São Paulo*, São Paulo, Unesp, 1996.
[54] Bruno Carvalho, *Cidade porosa*, Rio de Janeiro, Objetiva, 2019.

CAPÍTULO "A CÓLERA CHEGA AO BRASIL"

[55] Onildo Reis David, *O inimigo invisível: epidemia na Bahia no século XIX,* Salvador, EDUFBA, 1996.
[56] Pierre Verger, *Notícias da Bahia – 1850*. Salvador, Corrupio, 1999.

CAPÍTULO "OS MOSQUITOS"

[57] Matthew Parker, *Febre no Panamá*, Rio de Janeiro, Record, 2007.

CAPÍTULO "A PRIMEIRA PANDEMIA GLOBAL"

[58] Xiaobo Su & Peggy Teo*, The politics of heritage tourism in China*, London, Routledge, 2009.
[59] Hong-Senyan & Marco Ceccarelli, "International symposium on history of machines and mechanisms", *Proceedings of HMM 2008*. Springer, 2009.
[60] Henley, David & Forbes, *Andrew. China's ancient tea horse road,* Thailand, Cognoscenti Books, 2011
[61] C. Patterson Giersch, *Asian Borderlands,* Cambridge, Harvard University Press, 2006.
[62] Archilbald John, *Across Yunnan: a journey of surprises,* Cambridge, Cambridge University Press, 2010.
[63] Nathan Allen, "The opium trade; including a sketch of its history, extent, effects, etc.", *Lowell,* 1853.
[64] Hans Derks, "History of the opium problem: the assault on the east, 1600 – 1950", *Brill,* 2012.
[65] Livro 1493.
[66] Denis Twitchett & John Fairbank, *The Cambridge history of China,* Cambridge, Cambridge University Press, 1978.
[67] Gillen D'arcy Wood, *Tambora: the eruption that changed the world,* Princeton, Oxford, Princeton University Press, 2014.
[68] Carol Benedict, *Bubonic plague in nineteenth century China,* Palo Alto, Stanford University Press, 1996.
[69] Myron Echenberg, *Plague ports: the global urban impact of bubonic plague between 1894 and 1901*, New York, New York University Press, 2007.
[70] Baruch Boxe, *Ocean shipping in the evolution of Hong Kong*, Chicago, University of Chicago Press, 1961.
[71] Fan Shuh Ching, *The population of Hong Kong*. World Population Year, 1974.
[72] L. Starbuck, *A statistical survey of Hong Kong rainfall*, Hong Kong, Royal observatory, 1950.
[73] Lei Xu et al., "Nonlinear effect of climate on plague during the third pandemic in China", *PNAS*, 108(25):10214-10219, 2011.
[74] E.G. Pryor, "The great plague of Hong Kong", *Journal of the Royal Asiatic Society Hong Kong Branch* 15, 1975.
[75] Hong Kong museum of medical sciences society, *Plague,* SARS *and the story of medicine in Hong Kong*, Hong Kong, Hong Kong University Press, 2006.
[76] Edward Marriott, *Plague: a story of science, rivalry, and the scourge that won't go away*, New York, Metropolitan Books, 2004.
[77] Joseph P. Byrne, *The Black death,* Westport, Connecticut, Greenwood Press, 2004.
[78] A. A. Kousoulis et al., "Alexandre Yersin's explorations (1892-1894) in french Indochina before the Discovery of the plague bacillus", *Acta med-hist Adriat.*, 10(2):303-310, 2012.
[79] Kevin Cunningham, *The bubonic plague*, Minneapolis, ABDO Publishing Company, 2011.
[80] Guenter B. Risse, *Plague, fear, and politics in San Francisco's Chinatown*, Baltimore, The Johns Hopkins University Press, 2012.
[81] David J. Bibel & T. H. Chen, "Diagnosis of plague: an analysis of the Yersin-Kitasato controversy", *Bacteriol. Rev.*, 40(3):633-651, 1976.
[82] Robert Pechham & David M., *Pomfret. Imperial contagions,* Hong Kong, Hong Kong University Press, 2013.
[83] Louise Chipley Slavicek, *The Black death*, New York, Infobase Publishing, 2006.
[84] Prashant Kidambi, *The making of indian metropolis*, Farnham, Reino Unido, Ashgate Publishing, 2007.
[85] Meera Kosambi, "Commerce, conquest and the colonial city", *Economic and Political Weekly*, 20(1):32-35, 1985.
[86] Morris David Morris, *The emergence of an industrial labor force in India: a study of the Bombay,* Cambridge, Cambridge University Press, 1965.
[87] E. H. Hankin, "Haffkine's method of protective inoculation against cholera", *The British Medical Journal,* 569-71, 1892.

[88] *Public Health Reports*, 15(35):2135-2142, 1900.
[89] Barbara J. Hawgood, "Waldemar Mordecai Haffkine", *Journ. Med. Biography*, 15:9-19, 2007.
[90] Frances R. Frankenburg, *Human Medical Experimentation*. Santa Barbara, California; Denver, Colorado, GreenWood, 2017.

CAPÍTULO "OS PIONEIROS BRASILEIROS"

[91] Roberto Pompeu de Toledo, *A capital da solidão,* Rio de Janeiro, Objetiva, 2003.
[92] Janes Jorge, *Tietê, o rio que a cidade perdeu: São Paulo 1890-1940*, São Paulo, Alameda, 2006.
[93] Paula de Brito Mota, *A cidade de São Paulo de 1870 a 1930: café, imigrantes, ferrovia, indústria*. Dissertação (Mestrado em Urbanismo), Pontifícia Universidade Católica de Campinas, Campinas, 2007.
[94] Clarice Barbieri S., Érica Christina Rodrigues S. e Ivone Salgado, "Obras públicas da cidade de São Paulo na metade do século XIX", em *XXIV Simpósio Nacional de História*. Associação nacional de História (ANPUH), 2007.
[95] Roberto Pompeu de Toledo, *A capital da solidão*. Rio de Janeiro, Objetiva, 2003.
[96] Denise Bernuzzi de Sant'Anna, *Cidade das águas: usos de rios, córregos, bicas e chafarizes em São Paulo (1822-1901),* São Paulo, Editora Senac, 2007.
[97] Roberto Pompeu de Toledo, *A capital da vertigem*. Rio de Janeiro, Objetiva, 2015.
[98] José Geraldo Simões Júnior. *Anhangabaú: história e urbanismo*, São Paulo, Editora Senac e Imprensa Oficial do Estado de São Paulo, 2003.
[99] Jaime Benchimol & Magali Romero Sá, *Rio de Janeiro, Fiocruz, Adolpho Lutz – Febre Amarela, malária e protozoologia*, volume 2, livro 1, 2005.
[100] Adolpho Lutz, *Dysentery (1891-1898)*, Rio de Janeiro: Memórias do Instituto Oswaldo Cruz, 39(2):243-252, 1943.
[101] Jaime Larry Benchimol, "Adolpho Lutz: um esboço biográfico", *História, Ciências, Saúde* – Manguinhos, Rio de janeiro, 10(1):13-83,2003.
[102] Italo A. Tronca, *As máscaras do medo: Lepraids*, Campinas, Editora da Unicamp, 2000.
[103] John Tayman, *The colony: the harrowing true story of the exiles of Molokai*, New York, Scribner, 2006.
[104] Idem.
[105] Paula de Brito Mota, *A cidade de São Paulo de 1870 a 1930: café, imigrantes, ferrovia, indústria,* Dissertação (Mestrado em Urbanismo), Pontifícia Universidade Católica de Campinas, Campinas, 2007.
[106] João Luiz Máximo da Silva, *Cozinha modelo,* São Paulo, Edusp, 2008.
[107] Rosa Guadalupe Soares Udaeta, "As hospedarias de imigrantes em São Paulo: o caso da Maçan D'oro", em *Anais do XX Encontro Regional de História: História e Liberdade*. ANPUH/SP – UNESP-Franca, 2010.
[108] Rosa Guadalupe Soares Udaeta, "As hospedarias de imigrantes em São Paulo", em *Anais do XVII Encontro Regional de História – O lugar da História*. ANPUH/SP – Unicamp, 2004.
[109] Paulo Cesar Gonçalves, "A cidade de São Paulo: um entreposto de braços para a lavoura cafeeira", *Revista Cordis: Revista Eletrônica de História Social da Cidade,* São Paulo, 2009
[110] Adolpho Lutz, *O cólera asiático em São Paulo*, Rio de Janeiro, Memórias do Instituto Oswaldo Cruz, 39(2):201-217, 1943.
[111] Fernanda Rebelo, "O porto e a imigração como problemas de saúde pública: o caso do Vapor Carlo R. (1893)", em *XIV Encontro Regional da Associação nacional de História*, Rio de janeiro, Memória e Patrimônio. UniRio – 19 a 23 de julho de 2010.
[112] Felipe Nascimento da Silva, *Os debates médicos sobre as epidemias de febre amarela em Campinas (1889-1890)*, Dissertação (Mestrado em História), Faculdade de Filosofia, Letras e Ciências Humanas da Universidade de São Paulo, São Paulo, 2012.
[113] Felipe Nascimento da Silva, "Algumas considerações sobre a epidemia de febre amarela em Campinas, 1889", em *Anais do XXVI Simpósio Nacional de História,* ANPUH, São Paulo, julho de 2011.
[114] Rodolpho Telarolli Junior, Imigração e epidemias no estado de São Paulo. Rio de Janeiro: História, Ciências, Saúde – Manguinhos, III(2):265-283,1996.
[115] Daniela da Silva Santos Krogh. *A reconfiguração urbana de Campinas no contexto das epidemias de febre amarela no final do século XIX (1880 – 1900)*, Dissertação (Mestrado em Urbanismo), PUC, Campinas, 2012.
[116] Luiz Antonio Teixeira, "Da transmissão hídrica a culicidiana: a febre amarela na sociedade de medicina e cirurgia de São Paulo", *Revista Brasileira de História*, 21(41):217-242,2001.
[117] Andrew Hussey, *A história secreta de Paris*, Barueri/São Paulo, Amarilys, 2011.
[118] Moacyr Scliar, *Oswaldo Cruz,* Rio de Janeiro, Relume-Dumará/Prefeitura, 1996.
[119] Deborah Blum, *The poisoner's handbook*, New York, The Penguin Press, 2010.
[120] John Emsley, *The elements of murder: a history of poison,* Oxford, Oxford University Press, 2005.
[121] Marvin E. Wolfgang, "Pioneers in criminology: Cesare Lombroso (1835-1909)", *The Journal of Criminal Law, Criminology, and Police Science*, 52(4):361-391, 1961.

[122] Pierre Darmon, *Médicos e assassinos na Belle Époque,* Rio de Janeiro, Paz e Terra, 1991.
[123] Clementino Fraga, *Vida e obra de Oswaldo Cruz,* Rio de Janeiro, Editora Fiocruz, 2005.
[124] Luis Gustavo Guilhermino (org.), *Páginas da História da Medicina,* Porto Alegre, EDIPUCRS, 2010.

CAPÍTULO "UMA REVOLTA"

[125] Tania Maria Fernandes, *Vacina Antivaríola,* Rio de Janeiro, Editora Fiocruz, 1999.
[126] Mika Davis, *Holocaustos coloniais,* Rio de Janeiro, Record, 2002.
[127] Nicolau Sevcenko, *A Revolta da Vacina,* São Paulo, Editora Unesp, 2018.
[128] Jane Santucci, *Cidade rebelde,* Rio de Janeiro, Casa da Palavra, 2008.
[129] Massimo Livi-Bacci, *A concise history of world population,* Oxford, Blackwell Publishers, 1997.
[130] Mario Luis G. F. & Luiz Tadeu M. F., "Emerging alphaviruses in the Americas: Chikungunya and mayaro", *Rev. Soc. Bras. Med. Trop.*, 47(6), 2014.
[131] R. N. Faria et al., "Establishment and cryptic transmission of Zika virus in Brazil and the Americas", *Nature,* 546(7658): 406-410, 2017.

CAPÍTULO "UM VÍRUS NOVO"

[132] John M. Barry, "The site of origin of the 1918 *influenza* pandemic and its public health implications", *Journal of Translational Medicine*, 2004.
[133] Harald Salfellner, *The Spanish Flu*, European Union, Vitalis, 2018.
[134] Pete Davies, Catching cold. London: Michael Joseph, 1999.
[135] A. C. Goulart, "Revisitando a gripe espanhola: a gripe pandêmica de 1918 no Rio de Janeiro", *História, Ciência e Saúde – Manguinhos,* 12(1):101-142, 2005.
[136] Claudio Bertolli Filho, *A gripe espanhola em São Paulo, 1918*, São Paulo, Paz e Terra. 2003.

CAPÍTULO "REDUTOS DOS NOVOS *INFLUENZA*"

[137] Robert B. Belshe. *N Eng J Med,* 353:2209-2211, 2005.
[138] G.J. Smith et al., "Origins and evolutionary genomic of the 2009 swine-origin H1N1 *influenza* A epidemic", *Nature,* 459:1122-1126, 2009.
[139] G. Neumann et al., "Emergence and pandemic potential of swine-origin H1N1 *influenza* virus", *Nature*, 459:931-929, 2009.
[140] Mike Davis, *O monstro bate à nossa porta*, Rio de Janeiro, Record, 2006.
[141] R.G. Webster et al., "H5N1 outbreaks and enzootic *influenza", Emerg. Inf. Dis.*,12(1), 2006.
[142] World Health Organization, *Avian Influenza Weekly Update,* n. 722, 3 January de 2020.
[143] R. Gao, et al. "Human infection with a novel avian-origin *influenza* A (H7N9) virus", *NEJM*, 11 April, 2013.
[144] Qun Li et al., "Epidemiology of human infections with avian *influenza* A (H7N9) virus in China", *NEJM,* 370:520-32, 2014.

CAPÍTULO "A INOVAÇÃO DA GUERRA BACTERIOLÓGICA"

[145] Hal Gold, *Unit 731 testimony,* Boston/Tokyo, Tuttle Publishing, 2003.

CAPÍTULO "QUASE UMA PANDEMIA PELO VÍRUS EBOLA"

[146] Adam Hochschild, *Enterrem as correntes,* Rio de Janeiro, Record. 2007.
[147] Martin Meredith, *The fortunes of Africa,* New York, PublicAffairs, 2014.
[148] Martin Meredith, *The fate of Africa,* New York, PublicAffairs, 2011.
[149] Joseph, W.S. Timothy et al., "Early transmission and case fatality of ebola virus at the index site of the 2013-2016 West African ebola outbreak", *Lancet Infect. Dis.*, 19(4):429-438, 2019.
[150] Maria Cristina Rulli et. al., "The nexius between forest fragmentation in Africa and ebola virus disease outbreaks", *Scientific Reports*, 14 fevereiro 2017.
[151] Jesús Olivero et. al., "Human activities link fruit bat presence to ebola virus disease outbreaks", *Mammal Review*, 50(1):1-10, 2020.
[152] Sylvain Baize et. al., "Emergence of Zaire ebola virus disease in Guinea", *NEJM*, 371:1418-25, 2014.
[153] Gretchen Vogel, "Genomes reveal start of ebola outbreak", *Science*, 345(6200):989, 2014.
[154] O. Cenciarelliet al., "Ebola virus disease 2013-2014 outbreak in West Africa: an analysis of the epidemic spread and response", *Intern. J. Microbiol.*, 17 março 2015.
[155] Daniel G. Bausch & Lara Schwarz, "Outbreak of ebola virus disease in Guine: where ecology meets economy", *Plos Neglec. Trop. Dis.*, 8(7), 2014.

[156] Cordelia E.M. Coltart et al., "The ebola outbreak, 2013-2016: old lessons for new epidemics", *Philosophical Transactions R. Soc.*, 372(1721), 2017.
[157] Haitham Shoman et al., "The link between the West African ebola outbreak and health systems in Guinea, Liberia and Sierra Leone: a systematic review", *Globalization and Health*, 13:1, 2017.
[158] P. Shears & T. J. D. O'Dempsey, "Ebola virus disease in Africa: epidemiology and nosocomial transmission", *J. Hosp. Infec.*, 90:1-9, 2015.
[159] Jessica R. Spengler et. al., "Perspectives on West Africa ebola virus disease outbreak, 2013-2016", *Emerg. Infec. Dis.*, 22(6): 956-962, 2016.
[160] Adia Benton and Kim Yi Dionne, "International political economy and the 2014 west African ebola outbreak", *African Studies Review*, 58(1): 223-236, 2015.

CAPÍTULO "O MUNDO PAROU EM 2020"

[161] Karl Taro Greenfeld, *China Syndrome*, London, Penguin Books, 2006.
[162] E. Z. Mohamed, & D. J. Josef, "From SARS to covid-19: a previously unknown SARS- related coronavirus of pandemic potential infecting humans", *One Health*, 24 fev. 2020.
[163] Xu Zhang et al., "Strategies to trace back the origin of covid-19", *J. Infect.*, 80(6): e39-e40, 2020.
[164] Tao Zhang et al., "Probable Pangolin origin of SARS-Cov-2 Associated with the covid-19 outbreak", *Curr. Biol.*, 30(7): 1346-1351, 2020.
[165] Donna Lu, "The hunt to find the coronavirus pandemic' patient zero", *New Sci.*, 245(3276):9, 2020
[166] Camilla Rithe et al., "Transmission of 2019-nCov infection from an asymptomatic contact in Germany", *NEJM*, 383(10), 2020.
[167] Wu Zunyou & M.M. Jennifer, "Characteristics of and important lessons from the coronavirus disease 2019 outbreak in China", *JAMA*, 23 fevereiro 2020.
[168] Yuzo Arima et al., "Severe acute respiratory syndrome coronavirus 2 infection among returnees to Japan from Wuhan, China, 2020", *Emerg. Infect. Dis.*, 26(7), 2020.
[169] E. Nakazawa et al., "Chronology of covid-19 cases on the Diamond Princess cruise ship and ethical considerations: a report from Japan", *Disaster Med. Public Health Prep.*, 14:1-27, 2020.
[170] Kenji Mizumoto et. al., "Estimating the asymptomatic proportion of coronavirus disease 2019 cases on board the Diamond Princess cruise ship", *Eurosurveillance*, 25(10), 12 March 2020.
[171] D. Cereda et al., "The early phase of the covid-19 outbreak in Lombardy, Italy". arXiv:2003.09320v1 – 20 abril 2020.
[172] Giacomo Grasselli et al., "Critical care utilization for the covid-19 outbreak in Lombardy, Italy", *JAMA*, 323(16):1545-1546, 2020.
[173] Carrie Arnold, "Crisis in New York City", *New Scientist*, 4 April 2020, p. 7.
[174] Thomas Goetz, *The remedy*, New York, Gotham Books, 2014.
[175] Didier Raoult et al., "Hidroxichloroquine and azithromicyn as a treatment of covid-19: results of an open-label non randomized clinical trial", *Int. J. Antimicrob. Agents*, 20 March 2020.

BIBLIOGRAFIA

BRAY, R. S. *Armies of Pestilence*. Cambridge: The Lutterworth Press Cambridge, 1996.

FARRELL, Jeanette. *Invisible enemies*: stories of infectious diseases. New York: Farrar Straus Giroux, 1998.

KARLEN, Amo. *Man and microbes:* Disease and plagues in History and modem times. New York: Simon & Schuster, 1996.

KIPLE, Kenneth F. *Plague, pox and pestilence:* Disease in History, Cambridge: Cambridge University Press, 1999.

KOHN, George C.. *Encyclopedia of plague and pestilence.* New York: Facts on File, 1995.

LITSIOS, Socrates. *Plague Legends: from the miasmas of Hippocrates to the Microbes of Pasteur*. Chesterfield: Science & Humanities Press, 2001.

MCNEILL, William H. *Plagues and Peoples*. New York/ London/ Toronto: Anchor Books, 1997.

MARKEL, Howard. *When Germs Travel.* New York: Vintage Books – Division of Random House, Inc., 2005.

ROSEN, George. *Uma história da saúde pública.* 2. ed. São Paulo: Unesp,1994.

WATTS, Sheldon. *Epidemics and history;* Disease, power and imperialism. London: Yale University Press, 1997.

O AUTOR

Stefan Cunha Ujvari é médico infectologista do Hospital Alemão Oswaldo Cruz, graduado e pós-graduado pela Escola Paulista de Medicina – Universidade Federal de São Paulo. É autor de livros relacionados à História da infectologia. Pela Editora Contexto publicou *A História da humanidade contada pelos vírus*, *Pandemias: a humanidade em risco* e *A História do século XX pelas descobertas da Medicina*.

GRÁFICA PAYM
Tel. [11] 4392-3344
paym@graficapaym.com.br